V&Runipress

Pflegewissenschaft und Pflegebildung

Band 5

Herausgegeben von
Prof. Dr. Hartmut Remmers

Susanne Kreutzer (Hg.)

Transformationen pflegerischen Handelns

Institutionelle Kontexte und soziale Praxis
vom 19. bis 21. Jahrhundert

V&R unipress

Universitätsverlag Osnabrück

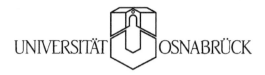

Gedruckt mit freundlicher Unterstützung der VolkswagenStiftung.

„Dieses Hardcover wurde
auf FSC-zertifiziertem
Papier gedruckt. FSC (Forest
Stewardship Council)
ist eine nichtstaatliche,
gemeinnützige
Organisation, die sich
für eine ökologische und
sozialverantwortliche
Nutzung der Wälder
unserer Erde einsetzt."

FSC
www.fsc.org
MIX
Papier aus ver-
antwortungsvollen
Quellen
FSC® C083411

Bibliografische Information der Deutschen Nationalbibliothek

Die Deutsche Nationalbibliothek verzeichnet diese Publikation in der Deutschen
Nationalbibliografie; detaillierte bibliografische Daten sind im Internet über
http://dnb.d-nb.de abrufbar.

ISBN 978-3-89971-784-6

**Veröffentlichungen des Universitätsverlags Osnabrück
erscheinen im Verlag V&R unipress GmbH.**

Lektorat: Petra Feil

Inhalt

Hartmut Remmers
Geleitwort 7

Susanne Kreutzer
Einleitung 9

I. Konzeptionelle Deutungen

Barbara Duden
Mit Kopf und Sinnen, mit Händen und Verstand. Ein Versuch zur
Bedeutsamkeit der Pflegenden im modernen Medizinsystem 19

Hartmut Remmers
Transformationen pflegerischen Handelns. Entwurf einer theoretischen
Erklärungsskizze 33

II. Historische Perspektiven

Gunnar Stollberg
Sozialer Wandel in der Krankenversorgung seit dem 19. Jahrhundert . . 67

Karen Nolte
Pflege von Sterbenden im 19. Jahrhundert. Eine ethikgeschichtliche
Annäherung 87

Susanne Kreutzer
Fragmentierung der Pflege. Umbrüche pflegerischen Handelns in den
1960er Jahren 109

III. Gegenwartsbezogene Analysen

Sabine Bartholomeyczik
Professionelle Pflege heute. Einige Thesen 133

Manfred Hülsken-Giesler
Modernisierungsparadoxien der beruflichen Pflege im 21. Jahrhundert . 155

Arne Manzeschke
Transformation der Pflege. Ethische Aspekte eines subtilen und zugleich
offenkundigen Wandels 175

Lukas Slotala
Gute Pflege trotz Ökonomisierung? Ambulante Pflegedienste im
Spannungsfeld zwischen wirtschaftlichen Zielvorgaben und
Versorgungsbedarf 195

Marianne Tolar
Computer und Pflege. Eine widersprüchliche Beziehung 215

Die Autorinnen und Autoren 231

Hartmut Remmers

Geleitwort

Die Schriftenreihe *Pflegewissenschaft und Pflegebildung* versteht sich als ein Forum insbesondere für die grundlagentheoretische Forschung und Weiterentwicklung einer in Deutschland noch jungen Disziplin. Es gehört zu den Überzeugungen des Herausgebers, dass zu diesem Zweck ein von externem Handlungs- und Verwertungsdruck entlasteter empirischer Beobachtungs- und theoretischer Denkfreiraum geschaffen werden muss. Dem Charakter eines Forums soll die Publikationsreihe auch dadurch genügen, dass sie einen Ort der systematischen Verarbeitung und Bündelung disziplinär vielfach weit verstreuter, jedoch pflegewissenschaftlich relevanter empirischer Befunde darstellt. Sie soll insoweit einer fächerübergreifenden Kommunikation mit anderen Wissenschaften dienen und diesen Dialog stärken.

Von seiner inhaltlichen Konzeption und seinen wissenschaftlichen Bezügen her fügt sich der vorliegende, von Susanne Kreutzer edierte Band 5 »Transformationen pflegerischen Handelns. Institutionelle Kontexte und soziale Praxis vom 19. bis 21. Jahrhundert« vorzüglich jenem Programm der Schriftenreihe ein. Ausgangspunkt sind weitreichende Transformationsprozesse im Gesundheits- und Sozialwesen mit gleichsam endemischen Krisenerscheinungen und tiefgreifenden Folgen sowohl für diverse Pflegeberufe als auch für die ihrer Hilfe und Fürsorge Anbefohlenen. Thematisiert werden diese über längere Zeiträume sich erstreckenden Umorganisations- und Neuformierungsprozesse aber nicht vornehmlich aus einer makroökonomischen bzw. makrosoziologischen Perspektive, sondern in einem eher auf feinstrukturelle Veränderungen, Verschleifungen und Neuformierungen mikrologisch-analytisch ausgerichteten Zugriff. Dieser Thematisierungsweise entsprechen auch die disziplinären Zugänge, unter denen eine (bestimmte) geschichtswissenschaftliche Forschungsperspektive aus guten Gründen hervorsticht.

Susanne Kreutzer ist es gelungen, Wissenschaftlerinnen und Wissenschaftler mit sehr unterschiedlichen Arbeits- und Forschungsschwerpunkten sowie methodischen Ausrichtungen zur Bearbeitung eines pflegewissenschaftlich hoch bedeutsamen Themas aus jeweils spezifischen Perspektiven zusammenzuführen und ihre Forschungsergebnisse miteinander kommunizieren zu lassen. Der Ertrag des hier dokumentierten Dialogs stimmt, die historische und gegenwartsdiagnostische Bilanz vor Augen, recht nachdenklich. Und es stellt sich die Frage, was den in der Gesamtheit aller Beiträge auf der einen Seite empirisch aufgewiesenen »Verlusten« im Prozess einer doppelgesichtigen Modernisierung auf der anderen Seite an »Gewinnen« entgegengestellt werden kann: nicht allein als Zuwachs von Freiheitsspielräumen und Selbstbestimmungsmöglichkeiten, nicht zu vergessen: an fachlicher Expertise, sondern auch an solidarischen Netzen gegenseitiger Verantwortung, persönlicher Zuwendung und menschlicher Fürsorge. Wenn sich Traditionsfundamente pflegerischer Arbeit offensichtlich durchgescheuert haben, dann erhebt sich – jenseits kulturkritischer Klagen – die Frage, welche sozialen und kulturellen Transformationseigenschaften geeignet sind, nicht nur Verluste zu kompensieren, vielmehr einem beruflichen Selbstverständnis auf die Sprünge zu helfen, das sich der einseitigen Indienstnahme für technisch-ökonomische Zwecke widersetzt. Damit lässt sich der Ertrag des vorliegenden Bandes auch so, wie die Herausgeberin notiert, verstehen: Weitere, erst jetzt präzise umreißbare Lücken einer historisch ausgerichteten, gegenwartsbezogenen Pflegeforschung in multidisziplinärer Anstrengung zu schließen.

Susanne Kreutzer

Einleitung

Das gesundheitliche Versorgungssystem unterliegt gegenwärtig nicht nur in
Deutschland, sondern auch anderen westlichen Staaten einem tiefgreifenden
Umbruch, der – je nach Perspektive – unter Begriffen wie Professionalisierung,
Ökonomisierung, Technisierung, Rationalisierung oder auch Modernisierung
diskutiert wird. Unbestritten ist, dass sich im Rahmen dieser Transformationsprozesse die Grundlagen pflegerischen Handelns tiefgreifend verändern.
Überraschend wenig ist jedoch bislang über die konkreten Konsequenzen für
das Selbstverständnis und die Praxis von Pflege nachgedacht worden; dies gilt
insbesondere für die Frage, wie sich der Kern pflegerischen Handelns, die Beziehung zu den Patienten, verändert. Dieser Mangel an Grundlagendiskussion
irritiert erheblich, nicht zuletzt da sich die aktuelle Pflegeorganisation und
-praxis aus einer historischen Perspektive hochgradig merkwürdig ausmachen.
Die Tatsache etwa, dass ambulante Pflege heute nach exakt definierten Zeit-
taktungen durchgeführt werden soll, erscheint als absurde, im Kern irrationale
Idee, wenn man sich das umfassende Pflegeverständnis und die enormen Ge-
staltungsspielräume von ambulant tätigen Gemeindeschwestern noch in den
1950er Jahren vor Augen hält.[1]
 Die Irritation über aktuelle Selbstverständlichkeiten in der Organisation
beruflicher Pflege bildet den Ausgangspunkt des Buches. Sein Interesse gilt
gleichermaßen den Umbrüchen in der Pflegepraxis als auch den Faktoren des
Wandels, die aus historischer, pflege-, gesundheits- und sozialwissenschaftlicher, theologischer ebenso wie medizinsoziologischer Perspektive diskutiert
werden. Das Buch spannt den Bogen von den Pflegetraditionen des 19. Jahr-

---

[1] Das Aufgabenspektrum von Gemeindeschwestern umfasste in den 1950er Jahren sowohl
kranken- und altenpflegerische, als auch sozialfürsorgerische und seelsorgerische Tätigkeiten. Je nach Bedarf erledigten die Gemeindeschwestern auch Einkäufe oder Reinigungsarbeiten, sie kochten für die Patienten, unterstützen Kinder bei Schulaufgaben, besuchten alte
oder vereinsamte Menschen, begleiteten sterbende Patienten, betreuten Angehörige und
hielten Kindergottesdienste ab. In ländlichen Gemeinden halfen die Schwestern mitunter
auch auf den Bauernhöfen aus, wenn die Not besonders groß war.

hunderts, die – noch weitgehend unberührt von einem naturwissenschaftlich-technischen Krankheitsverständnis – ihre Aufgabe wesentlich in der Seelen-pflege der Patienten sahen, bis zum beginnenden 21. Jahrhundert. Erst in dieser längeren historischen Perspektive, so die These des Buches, werden die aktuellen Umbrüche in ihrer Dramatik wirklich sichtbar. Der Sammelband ist damit gleichzeitig als Einladung zu verstehen, bislang unkritisch weitergereichte An-nahmen über die Entwicklung des eigenen Berufes als einer Geschichte konti-nuierlichen Fortschritts in Frage zu stellen. Das Programm sei kurz erläutert.

Das Buch eröffnet mit einem Beitrag von *Barbara Duden*, die aus körperge-schichtlicher Perspektive die Bedeutsamkeit pflegerischen Handelns im mo-dernen Medizinsystem analysiert. Ausgangspunkt ihrer Überlegungen bildet die »Krise der Medizin« seit den 1970er Jahren, die sie als Krise der persönlichen Beziehungen zum Patienten charakterisiert. Der Fokus ärztlichen Handelns verschob sich vom einzelnen Erkrankten zu »Fällen« aus einer statistischen Klasse. An die Stelle des Patienten trat ein selbstbestimmter Kunde, der Ent-scheidungen zu treffen hat, deren Konsequenzen er nicht einschätzen, aber dennoch tragen muss. In diesem neuartigen Medizinbetrieb fehlt es an einem konkreten Gegenüber, das sich den je individuellen Patienten verpflichtet weiß. An diese Gegenwartsanalyse knüpft Duden ihre Überlegungen zum Stellenwert von Pflegenden an: Da pflegerisches Handeln in hohem Maße leiblich, und das heißt konkret bezogen auf den einzelnen erkrankten Menschen ist, verkörpert das Pflegepersonal am ehesten die Überreste einer nicht-verwaltenden per-sönlichen Zuwendung zum Patienten. Duden regt an, der Bedeutsamkeit dieses spezifischen Handlungs- und Wissenstypus forschend genauer auf die Spur zu kommen, um so auch besser ermessen zu können, was es heißt, wenn die überkommene, gleichsam systemwidrig konzipierte Pflegepraxis durch eine fortgesetzte Ökonomisierung der Arbeitsorganisation zunehmend verunmög-licht wird.

Aus pflegewissenschaftlicher Perspektive schließt ein Beitrag von *Hartmut Remmers* an. Mit Rückgriff auf Max Weber und Jürgen Habermas analysiert er die Umbrüche pflegerischen Handelns als Teil eines umfassenden gesellschaft-lichen Rationalisierungsprozesses und fragt, welche Folgen die Übertragung moderner Konzepte von Zweckrationalität auf das Feld sozialer Beziehungen und eines auf gegenseitige Verständigung angewiesenen heilberuflichen Han-delns hat. Dabei unterscheidet er zwischen Organisations- und Patientenwelten. Die Transformationen auf der organisatorischen Ebene charakterisiert Rem-mers als einen Prozess der Kolonialisierung von Lebenswelten und professio-nellen Handlungssystemen. Pflegerisches Handeln, verstanden als Bezie-hungsarbeit, wird damit im Kern deformiert; die (Erlebnis-)Welt des Patienten, seine »innere Realität« und die seiner Angehörigen, rücken aus dem Blickfeld. Als Gegenbewegung »von unten« identifiziert Remmers die Bestrebungen zur

Stärkung von Patientenautonomie, deren Umsetzung jedoch gerade bei schwerkranken Patienten auf enge Grenzen stößt. Pflegerisches Handeln beinhaltet deshalb stets auch stellvertretendes Handeln; und die entscheidende Frage lautet, wie Pflegende diese Rolle der Advokation angemessen ausfüllen können. Remmers schließt mit dem Appell, eine historisch-sozialwissenschaftliche Anthropologie menschlicher Fürsorgeverhältnisse für die Pflegewissenschaft fruchtbar zu machen und auf dieser Basis eine Selbstverständigungsdebatte über das »Proprium der Pflege« und die unabdingbaren Voraussetzungen pflegerischen Handelns voranzutreiben.

An diese theoretische, soziologisch fundierte Erklärungsskizze schließen sich drei historisch argumentierende Beiträge an. Es beginnt *Gunnar Stollberg* mit einem medizinsoziologischen Überblick zum sozialen Wandel der Krankenversorgung seit dem 19. Jahrhundert. In seiner Analyse unterscheidet er zwischen der Ebene der Arzt-Patient-Interaktion, der Sozialen Bewegungen, der Organisation und der Gesellschaft. Im 19. Jahrhundert, so Stollberg, setzte sich die Ärzteschaft als dominante Profession im Krankenversorgungssystem durch, und die Medizin orientierte sich zunehmend an den Naturwissenschaften. Damit wurden laien- und volksmedizinische Praktiken sukzessive marginalisiert, und die bürgerliche Devise, sein »eigener Arzt« zu sein, wurde durch ein Experten-Laien-Verhältnis abgelöst, das bis in die 1960er Jahre weitgehend unangefochten blieb. Gegenentwicklungen zeichneten sich allerdings bereits seit den 1880er Jahren mit dem Aufkommen der Naturheilbewegung ab. Formen des *informed consent* lassen sich außerdem bereits für das 19. Jahrhundert nachweisen. Das Konzept eines grundsätzlich egalisierten Verhältnisses zwischen Arzt und »mündigem« Patienten setzte sich jedoch erst mit der Idee des *shared decision making* durch, die aus dem Kontext der Selbsthilfebewegung der 1970er und 1980er Jahre stammt. Die Implementierung dieses Konzeptes erweist sich jedoch, wie Stollberg betont, als problematischer Prozess, der sich keinesfalls per se mit den Wünschen von Patienten deckt. Stollbergs Beitrag lädt dazu ein, analog zur Geschichte des Arzt-Patienten-Verhältnisses zukünftig auch seitens der Pflegewissenschaft genauer über die Transformationen des Pflegende-Patienten-Verhältnisses nachzudenken und in dem Zusammenhang auch die pflegespezifischen Fragen von Patientenautonomie zu diskutieren.

Die gängigen Bilder von der Geschichte der Krankenpflege in Deutschland werden mit den Beiträgen von *Karen Nolte* und *Susanne Kreutzer* auf den Kopf gestellt. Sie zeigen deutlich, dass die Traditionen konfessioneller Krankenpflege einer dringenden Neubewertung bedürfen. Karen Nolte untersucht am Beispiel der Alltagspraxis von Sterbebegleitung das Selbstverständnis von Krankenschwestern und deren Verhältnis zur Ärzteschaft im 19. Jahrhundert. Dabei vergleicht sie die Schilderungen von Diakonissen mit Briefen von Agnes Karll – einer freiberuflichen Krankenschwester und prominenten Vorreiterin einer

Verberuflichung und Professionalisierung der Krankenpflege. Für die Diakonissen nahm die Seelenpflege der Sterbenden einen hervorragenden Stellenwert ein. Zudem stellte gerade die Seelenpflege einen von den Ärzten unabhängigen Kompetenzbereich der Schwestern dar. Nolte weist nach, dass die Diakonissen in der Sterbebegleitung und palliativen Schmerztherapie nicht nur beachtlich eigenständig, sondern mitunter auch entschieden entgegen ärztlicher Anordnung handelten. Mit der von Agnes Karll vertretenen Verberuflichung der Krankenpflege trat die Seelenpflege als eigenständiger pflegerischer Aufgabenbereich zunehmend in den Hintergrund. In der Leibespflege, die Ende des 19. Jahrhunderts bereits auf einem naturwissenschaftlichen Krankheitsverständnis basierte, waren Schwestern – anders als in der Seelenpflege – stärker an die Weisungen der Ärzte gebunden. Entgegen dem verbreiteten Bild erweist sich Agnes Karll in ihrem Denken und Handeln deshalb als erheblich »arztorientierter« als die evangelischen Schwestern, für die die Mutterhausleitung die zentrale Autorität bildete.

Dass sich die christliche Krankenpflege noch in den 1950er Jahren keinesfalls als ärztliche Hilfstätigkeit verstand, zeigt der Beitrag von Susanne Kreutzer. Die Einheit von Leibes- und Seelenpflege bildete nach wie vor den Kern des evangelischen Pflegeverständnisses, das sich in die Organisationslogik konfessioneller Krankenhäuser einfügte – wie Kreutzer am Beispiel eines Diakonissenmutterhauses belegt. Persönliche Zuwendung und seelenpflegerische Begleitung hatten einen festen und hoch anerkannten Platz im Stationsalltag. Dies trug maßgeblich dazu bei, dass die Diakonissen ihre Tätigkeit in der Regel als sehr befriedigend beschreiben. Trotz der immensen Belastungen berichten sie über keine Symptome, die heute unter dem Begriff des *Burnout* gefasst werden. Dies änderte sich erst in den 1960er Jahren, die Kreutzer als Phase tiefgreifender Fragmentierung der Pflege vorstellt. Erwerbs- und Privatleben wurden getrennt, und es setzte sich eine arbeitsteilige Versorgung der Patienten durch. Aus der Schwester als »Betreuerin der Kranken« wurde die »Gehilfin des Arztes«. Erst hier nahm die Pflege also die Gestalt eines medizinischen Hilfsberufs an. Insgesamt nahm die Kontinuität in der Versorgung der Patienten massiv ab. Dies beinhaltete nicht nur einen Verlust an Zuwendung, sondern auch an Krankenbeobachtungskompetenz, die letztlich nur im Kontakt mit Patienten entwickelt werden kann.

Der Themenschwerpunkt »Gegenwartsbezogene Analysen« eröffnet mit zwei kritischen pflegewissenschaftlichen Bestandsaufnahmen von *Sabine Bartholomeyczik* und *Manfred Hülsken-Giesler* zu den aktuellen Konfliktlagen beruflich-professioneller Pflege. Ihre Überlegungen basieren auf einem handlungstheoretischen Professionsverständnis, das – im Unterschied zu Merkmalstheorien, die den Status einer Profession an die Erfüllung bestimmter tätigkeitsunspezifischer Kriterien binden – die innere Logik pflegerischen Handelns fokussiert.

Professionelles Handeln beinhaltet demnach die gelungene Verknüpfung von allgemeinem wissenschaftlichen Regelwissen mit einer hermeneutischen Kompetenz des Fallverstehens, das um die Bedeutsamkeit subjektiv erlebter Krankheitserfahrungen der Betroffenen weiß und Pflege überhaupt erst als Beziehungsarbeit ermöglicht.

Wie sich das spezifisch pflegerische Handeln von ärztlicher Tätigkeit unterscheidet, untersucht Sabine Bartholomeyczik in ihrem Beitrag. Dabei knüpft sie an die seit dem 19. Jahrhundert geführten Debatten um das Wesen der Pflege an, die sich in einer Vielzahl von Pflegetheorien manifestieren. Bartholomeycziks Bilanz der aktuellen Gesundheitspolitik – bezogen auf die Anerkennung pflegerischer Professionalität – fällt überaus nüchtern aus, auch wenn sie bemerkenswerte Unterschiede in den Versorgungssektoren ausmachen kann. Im Krankenhausbereich ist das Konzept von Pflege als Arztassistenz über die Einführung von Fallpauschalen erneut festgeschrieben worden. Im Feld der Langzeitpflege hingegen brachte die Soziale Pflegeversicherung erstmals eine Anerkennung der Pflege als eigenständige Versorgungsart, die jedoch auf einem erheblich reduzierten und nicht professionell konzipierten Pflegeverständnis beruht. Mit dem Pflege-Weiterentwicklungsgesetz von 2008 wurde die bisher unabhängige Definitionsverantwortung der Pflege(wissenschaft) für die Formulierung von Expertenstandards wieder untergraben. Ursachen für die erhebliche Diskrepanz zwischen Professionsanspruch und gesellschaftlichem Stellenwert sieht Bartholomeyczik in der spezifischen historischen Entwicklung in Deutschland, die maßgeblich dazu beigetragen habe, dass Angehörige der Pflegeberufe nach wie vor erhebliche Probleme haben, ihren Versorgungsauftrag inhaltlich zu formulieren und gesundheitspolitisch zur Geltung zu bringen. Die Professionalisierung pflegerischen Handelns stößt deshalb nicht nur im Chor der akademischen Disziplinen, sondern auch in der Pflegepraxis auf beträchtlichen Widerstand.

Manfred Hülsken-Giesler schließt in seinem Beitrag an die Überlegungen von Remmers an und untersucht die Rückwirkungen aktueller gesellschaftlicher und gesundheitspolitischer Transformationsprozesse auf das pflegerische Handeln und Selbstverständnis beruflicher Pflege als einen Prozess paradoxer Modernisierung. Die Spezifik pflegerischen Handelns verortet er in dem besonderen, situativ gebundenen Körper- und Leibbezug zum erkrankten Gegenüber. Pflegerisches Handeln ist deshalb »leibliches Tun«, das einen besonderen Verstehenszugang erfordert. Implizite Wissensformen, nicht operationalisierbare Tätigkeiten spielen deshalb in der Pflege eine herausragende, professionstheoretisch hoch relevante Rolle. Ein entscheidendes Modernisierungsparadox liegt Hülsken-Giesler zufolge darin, dass die Pflege, um in das System moderner Gesundheitsversorgung integriert zu werden, eine systemkonforme, computerkompatible Fachsprache entwickeln und verwenden muss, die jedoch allenfalls in Ansätzen die Komplexität pflegerischen Handelns abzubilden vermag. Die Wirkungen dieser informationstechnischen Aufbereitung pflegerischer Arbeit beschreibt er als einen Prozess der äußeren und inneren Maschinisierung mit tiefgreifenden Folgen für die Wahrnehmungsfähigkeit von Pflegenden. Eine berufliche Pflege, die sich das Modernisierungsparadigma unreflektiert zu eigen macht, warnt Hülsken-Giesler, fördert letztlich einen Prozess der Deprofessionalisierung, in dem der »Gegenstand« der Versorgung – alte, kranke, notleidende Menschen und deren Angehörige – zum »blinden Fleck« werden.

Aus ethisch-theologischer Perspektive untersucht anschließend *Arne Manzeschke* die gegenwärtigen Umbrüche im Gesundheitswesen als einen Prozess fortschreitenden Verlustes an Zuwendung – eine Entwicklung, die auf organisatorischer Ebene mit einem Umbau von der Fürsorgeeinrichtung zum Dienstleistungsunternehmen korrespondiert. Indem die gegenwärtigen Managementkonzepte, kritisiert Manzeschke, vor allem auf die Effizienzsteigerung der Organisationen abstellen, wird die Belastbarkeit der Akteure sträflich vernachlässigt. Die Konsequenzen, die sich aus dieser Konstellation für die Gesundheitsberufe ergeben, analysiert er mit Rückgriff auf die ethische Kategorie der Supererogation – mehr zu tun, als billigerweise erwartet werden kann. Dieser christlich-moralische Imperativ, mit dem Idealtypus des barmherzigen Samariters, wirkt sich unter den Bedingungen der Ökonomisierung fatal aus. Die Beschäftigten des Gesundheitswesens sind mit einer permanenten Forderung nach Leistungssteigerung konfrontiert. Gleichzeitig schwinden im Zeichen der Effizienzoptimierung die Ermessens- und Handlungsspielräume der professionellen Akteure. Supererogatisches Handeln, verstanden als freiwillige und hoch anerkannte Mehrleistung, wird damit in der Praxis zunehmend verunmöglicht. Pflegende geraten deshalb zwischen die Mühlsteine permanenter Forderung nach technisch-ökonomischer und moralischer Mehrleistung, die immer weniger realisiert werden kann. Manzeschke spricht von einer umgekehrten, »pervertierten Supererogation« und erinnert an den dringenden Bedarf einer Diskussion um die Grenzen von Effizienzkonzepten.

Um die »Innenseite« des Ökonomisierungsprozesses geht es in dem Beitrag von *Lukas Slotala*, der nach den Auswirkungen des marktwirtschaftlichen Umbaus des Gesundheitswesens auf die Praxis und Qualität der Krankenversorgung fragt. Slotala arbeitet mit einem offenen Ökonomisierungsbegriff, der den Verlaufscharakter und die Vielschichtigkeit von Vermarktlichungsprozessen betont. Auf der Basis von Interviews mit Beschäftigten ambulanter Pflegedienste zeigt er, dass sich der Kostendruck vor allem in Gestalt einer Begrenzung von »Zeitbudgets« realisiert, die in tiefen Widerspruch zum Versorgungsauftrag treten. Pflegende erleben diese wachsende Diskrepanz zwischen zeit-ökonomischen und pflegerischen Zielen als erhebliche Belastung, die mit beträchtlichen Irritationen ihres beruflichen Selbstverständnisses einhergehen. Die Ergebnisse von Slotala zeichnen ein vielschichtiges Bild: Die Praxis ambulanter Pflegedienste wird zwar in einem hohen Maße von ökonomischen Effizienzkriterien beeinflusst, gleichwohl variiert der Grad betriebswirtschaftlicher Durchdringung zwischen den Pflegediensten – vor allem, weil nicht alle Leitungspersonen gleichermaßen bereit sind, sich den neuen ökonomischen Imperativen widerstandslos unterzuordnen, wenn sie ihren professionellen Versorgungsanspruch als ernsthaft gefährdet ansehen. Die Pflegenden ihrerseits versuchen, Einbußen in der Versorgungsqualität durch Mehrarbeit abzufedern. Auch wenn diese Abwehrstrategien stark defensive Züge tragen und perspektivisch nicht zuletzt an die Grenzen der eigenen Belastbarkeit stoßen werden, relativieren Slotalas Ergebnisse die Allmacht von Ökonomisierungsprozessen und verweisen auf die hohe Bedeutung der Aneignung durch die Akteure. So gesehen mögen seine Ergebnisse auch dazu anregen, die häufig beklagte Widerständigkeit der Pflegepraxis gegenüber Modernisierungs- und Professionalisierungsanforderungen zu überdenken und nach ihrem sozialen Sinn zu befragen.

Pflege – im Sinne einer Beziehungsarbeit – ist zwar vorwiegend lokal, am Krankenbett organisiert. Sie ist aber im modernen Krankenhaus auch in eine komplexe, hoch spezialisierte Institution eingebunden. Computer gewinnen dabei als Medien des Informationsaustauschs eine wachsende Bedeutung; sie sind außerdem integraler Bestandteil der meisten medizinischen Geräte. *Marianne Tolar* diskutiert auf der Basis ethnographischer Studien die facettenreichen Varianten, in denen Computersysteme Arbeitsroutinen verändern können. Zum einen wird die Zusammenarbeit mit dem technischen Personal intensiviert, mit dessen anders gearteter Denk- und Handlungslogik sich Pflegende auseinandersetzen müssen. Zum anderen können Computersysteme neue Arbeitsabläufe in einer Weise festschreiben, die nicht immer im Vorhinein geplant und abschätzbar ist. Mitunter werden vormals bewährte, »inoffizielle« Praktiken der Pflegeorganisation so unterbunden. Darüber hinaus entstehen dem Pflegepersonal mit der Einführung von Computersystemen neue Aufgaben wie die Dateneingabe. Da viele Daten jedoch vor allem zu Forschungs- und Managementzwecken gesammelt werden, erfordert deren Eingabe einen aufwändigen Prozess des »Übersetzens«. Einzelne Beobachtungen oder aufgezeichnete Werte müssen aus dem komplexen Sinnzusammenhang pflegerischer Tätigkeit herausgelöst, in Datensätze transformiert und an eine Wissensordnung angepasst werden, die nicht der Logik pflegerischer Arbeit entspricht. Der Computer ist damit auch ein Medium, mit dem die Perspektiven des Managements im Pflegealltag verankert werden. Tolar resümiert, dass die Auswirkungen des Computerisierungsprozesses jedoch kein einheitliches Muster aufweisen und der Technikeinsatz zudem nicht per se negative Effekte haben muss. Die Folgen sind vielmehr hochgradig abhängig von der konkreten Realisierung der einzelnen

Systeme und den zugrunde liegenden Designentscheidungen. Bei der Bewertung von Computersystemen gilt es deshalb zunächst danach zu fragen, auf wessen Initiative deren Einführung zurückgeht und welche Interessen jeweils dahinter stehen.

Das vorliegende Buch verknüpft historische und gegenwartsbezogene Analysen mit dem Ziel, die aktuellen Umbrüche im Pflegebereich in einer längeren historischen Zeitperspektive zu verorten und in ihrer Spezifik besser verstehen und charakterisieren zu können. Der Anspruch liegt nicht darin, eine umfassende Darstellung und Erklärung zu bieten. Die Beiträge verweisen vielmehr erneut auf die enormen Desiderata in der pflegewissenschaftlich-historischen Grundlagenforschung. Wir wissen viel zu wenig über die Genese der aktuellen Konfliktlagen – die Periodisierung von Umbrüchen, die Zusammenhänge von gesellschafts- bzw. gesundheitspolitischen Transformationen und Interessenlagen, Aneignungspraxen bzw. Widerständen seitens der Akteure, sowohl der Pflegenden als auch der Patienten und den Angehörigen anderer Gesundheitsberufe. Rationalisierung der Pflege als individueller, generationeller und gruppenspezifischer Lernprozess ist damit noch ein großes Forschungsdesiderat. Das Buch wirft außerdem ein scharfes Licht auf die aktuellen Umbrüche im Pflegebereich. Eine Pflegewissenschaft und -praxis, die ihren »Gegenstand« – die Welt der Patienten – aus dem Blick verliert, droht sich selbst ad absurdum zu führen und zudem eine dramatische Versorgungslücke zu hinterlassen. Die bisherige Geschichtsblindheit von Pflegewissenschaft und -praxis dürfte wohl eine der effektivsten Grundlagen dafür sein, dass Pflegende die neuen Imperative zweckrationell-instrumenteller Vernunft leicht als gleichsam natürliche Gegebenheit hinnehmen. Es lohnt daher, sich einer historischen Alltagspraxis fürsorgender Beziehungen zu erinnern, um eine kritische Distanz zu gegenwärtigen Selbstverständlichkeiten zu gewinnen und die längst überfällige Diskussion um die Bedingungen für die Möglichkeit bedürfnisorientierter Pflege voranzutreiben.

Die meisten Beiträge des Sammelbandes entstanden im Zusammenhang mit einer Tagung »Krankenpflege und religiöse Gemeinschaft. Transformationen vom 19. bis 21. Jahrhundert«, die vom 27. bis 29. Februar 2008 in der Henriettenstiftung in Hannover durchgeführt wurde. Die Tagung fand im Rahmen des von der VolkswagenStiftung geförderten Forschungsprojektes »Krankenpflege und religiöse Gemeinschaft. Das Beispiel der Henriettenstiftung seit 1944« statt. Sehr zu danken ist Prof. Dr. Hartmut Remmers, Dr. Manfred Hülsken-Giesler und Ulrike Tüpker für ihre tatkräftige Mitwirkung und allen Teilnehmenden an der Tagung für die lebhafte Diskussion. Ein besonderer Dank gilt der VolkswagenStiftung, die mit ihrer großzügigen Förderung das Forschungsprojekt, die Tagung und damit auch dieses Buch ermöglicht hat. Der Vorstand der Henriettenstiftung gewährte eine außergewöhnliche Unterstützung. Auch ihm sei an dieser Stelle herzlich gedankt.

I. Konzeptionelle Deutungen

Barbara Duden

Mit Kopf und Sinnen, mit Händen und Verstand. Ein Versuch zur Bedeutsamkeit der Pflegenden im modernen Medizinsystem

In meinem Leben war ich einmal im Krankenhaus, als mir, der damals Zwanzigjährigen, die abstehenden Ohren korrigiert wurden. Ein winziger Eingriff, der doch mit erheblichen Ängsten verbunden war, weil ich Schmerzen im Kopf hatte, hinderliche Verbände zu beiden Seiten des Gesichts und mir entsetzlich schlecht war. Sehr genau erinnere ich meine Erleichterung angesichts des freundlichen Gesichts der Schwester, die sich über mich beugte und fragte: »Na, wie geht es? Wie fühlen Sie sich?« Später hatte ich niemals wieder Bedarf an einem Krankenhausaufenthalt, wohnte aber Wochen mit auf der Station, als mein alter verwirrter Vater am Magen operiert wurde, als Tante Anki den Oberschenkel gebrochen hatte, meine Mutter mehrfach ein neues Hüftgelenk bekam und als ein lieber Freund mit akuter Pankreas-Entzündung ins Hospital Santa Maria in Florenz gebracht werden musste. Bei jedem dieser Krankenhausaufenthalte, bei denen ich mir liebste Personen begleitete und mich teils Wochen auf Station aufhielt, erinnere ich eine Schwester als wichtigste Person, weil sie der verzagten Mutter Mut einflößte, dem verängstigten Vater Trost spendete, Tante Ankis akute Unbequemlichkeiten linderte und nach der ärztlichen Visite das unverdauliche Vokabular eindeutschte. Nicht die Ärzte waren die Instanzen, an denen sich meine Kranken aufrichteten, sondern die Schwestern. Mittelspersonen in der Hierarchie am Krankenbett, fachkundige Sachverständige und doch Mitleidende – so schien es mir jedenfalls. Jede Einzelne von ihnen erinnere ich genau, und was von ihnen in meinem Herzen über Jahre nachhallte, war ihr Benehmen – sie wandten sich trotz Arbeitshetze dem Kranken zu, fragten freundlich nach, hörten geduldig hin und – in den Momenten, in denen sie am Bett standen – hatten sie offenbar Mitgefühl. Sie schienen intuitiv zu erfassen, was gerade not tat. Über die Bedeutung dieses Tuns und dieser Haltung, die heute durch die Ökonomisierung bedroht ist oder unmöglich gemacht wird, will ich im Folgenden nachdenken, und ich werde versuchen, diese Fähigkeit in Kontrast zu jenem sachrationalen Denkstil zu stellen, in dem Fragen und Entscheidungen im Krankenhaus heute verhandelt werden. Vorsichtig will ich vermeiden, das »Schwesterliche« der Pflegenden zu romantisieren, während

ich es zugleich als Urgrund, Basis und Motiv des pflegerischen Tuns und Be-
nehmens herausarbeiten will. Ich werde behaupten, dass dieses Können der
Krankenpflegerin, mit ihren Sinnen als mitfühlende Person anwesend zu sein, in
wachsend scharfem Kontrast zur Logik der effizienten Organisation der Abläufe
auf einer Station steht. Gleichfalls will ich zeigen, dass diese Haltung heute noch
wichtiger ist als im älteren hierarchischen Medizinbetrieb. Die »Schwestern«
repräsentieren für mich das völlig unterschätzte Gegengewicht zur medizinischen Behandlung von »Körpern« unter den Prämissen der Kosteneffizienz und
Verwaltungslogik, wenn ihnen dieser Raum nicht beschnitten wird.

Ich werde zunächst Eigenarten des Medizinsystems skizzieren, die seit den
1970er Jahren aufkamen und die es nötig machen, die Bedeutung der Krankenschwester in einem neuen Licht zu betrachten. Daran anschließend will ich
den Konflikt zwischen zwei Logiken des Handelns herausarbeiten, die simultan
und prekär im Medizin- und Gesundheitssystem koexistieren: einer Logik der
Kosten-Nutzen-Kalkulation bei der Behandlung eines Falles einerseits, andererseits jene schwer zu fassende »Anwesenheit«, jenes Dasein für das Gegenüber,
welches kranke, verängstigte, leidende Menschen brauchen, um gesund zu
werden oder ihr Leiden aushalten zu können. In einer Periode, in der die Pflegewissenschaft auf akademische Ausbildung drängt und die Qualität der Tätigkeiten objektivierend begründet und dokumentiert werden muss (Qualitätssicherung), scheint es mir nötig, die kaum objektivierbare Bedeutsamkeit
einer fachkundig-erfahrenen, persönlichen, anteilnehmenden Haltung zu un-
terstreichen.

1.   Die »Krise der Medizin«

Wir sind gewohnt, den Abstand zwischen Medizinern und Pflegenden im unterschiedlichen Grad ihrer akademischen Respektabilität zu suchen: Pflegende
gehören den, wie es in der DDR hieß, »mittleren medizinischen Berufen« an,
hierzulande gehören sie zu den Gesundheitsfachberufen, deren Ausbildung kein
vollgültiges Studium vorsieht. Diese Distanz, die durch die Kluft zwischen einem
vorrangig männlichen und einem weitgehend von Frauen ausgefüllten Beruf
verstärkt wird, hat sich in den letzten Jahrzehnten durch die Umstrukturierung
des Medizinbetriebs nochmals erheblich verstärkt. Damit meine ich ein Bündel
von Umbrüchen im Wissens- und Praxisfeld der Medizin. Ich denke an folgende
Verschiebungen: Die Therapien beruhen heute auf probabilistischen Kalkulationen, d. h. auf Statistiken; das klinische Wissen ist biomedizinisch-molekular
ausgerichtet; technisch vermittelte »Daten« über physiologische Prozesse haben
Vorrang vor situativen Beobachtungen am Krankenbett; der ärztlich-fachkun-
dige Doktor, der dem Patienten eine Behandlung anriet oder empfahl, wurde

ersetzt durch einen Mediziner, der dem Patienten die verfügbaren therapeutischen Optionen zur Entscheidungsfindung anheim stellt; die Praxis der verwaltenden Medizin fordert die Autonomie und Selbstbestimmung des Patienten, während die ältere Medizin den Kranken die Therapien anbefahl.

Gewiss ist es unmöglich, diese epochale Transformation des gesamten Medizinbetriebs hier angemessen auszuloten (Kühn 2003). Um diese Schwierigkeit zu umgehen, werde ich mich darauf konzentrieren, die Einsichten von Autoren und Autorinnen darzustellen, die diesen Umbruch auf schlüssige analytische Begriffe brachten, Autoren, die von einer »Krise der Medizin« sprechen.

1.1 Von der ärztlichen Behandlung des einzelnen Patienten zum gesichtslosen Fall

Medizin drehte sich in den 1970er Jahren noch um einzelne Patienten, die Biomedizin zehn Jahre später behandelt dagegen den Vertreter, den »Fall« aus einer Population, einer statistischen Grundgesamtheit. Die Ätiologie, die Krankheitslehre, wurde zunehmend durch probabilistische Kalkulationen, durch Risikokalkulationen ersetzt. Es lässt sich behaupten, dass die Medizin aufhörte, individuelle anatomisch-physiologische »Körper« zu therapieren, stattdessen steuert, korrigiert und optimiert sie Verläufe von Datenprofilen. Dieser Umbruch von einer Medizin, die den einzelnen Patienten nach bewährten Standards und Regeln behandelte und in der die Gegenwärtigkeit des Körperlichen das Handeln des Mediziners bestimmte, zu einer Medizin, die die Variablen eines Datenprofils steuert – wir meinen die statistische oder epidemiologische Wende der Medizin seit den 1970er Jahren – ist bisher erst ansatzweise untersucht worden.[1] In einem ersten Aufriss versuchte der Medizinsoziologie David Armstrong Mitte der 1990er Jahre den Umbruch von der klassischen ärztlichen Heilkunst zur Medizin der Überwachung (*surveillance*) und Steuerung (*monitoring*) von Risikofaktoren zu charakterisieren (Armstrong 1995). Entscheidend ist Armstrongs These, dass die Aussagekraft des einzelnen Menschen in der Diagnostik verblasste. Die ältere Medizin konzentrierte sich auf und behandelte Pathologien in einem streng begrenzten Objekt, nämlich dem »physischen Körper« dieses einen Patienten. In der Begegnung des Arztes mit dem Patienten suchte der Arzt die darunter liegende pathologische Ursache der Erkrankung zu finden. Die Symptome des Klagenden – Stiche in der Brust, Herzflattern – übersetzte der Arzt, indem er sie in einem Objekt verräumlichte –

---

1 In einem Gutachten für die Ethikkommission des Deutschen Bundestages haben Beate Zimmermann, eine Ärztin, und ich, als Historikerin des erlebten Körpers, diesen Umbau der Medizin beschrieben. Vgl. Duden/Zimmermann (2002).

dem dreidimensionalen »Körper«. Diesem Objekt galten alle ärztlichen Prozeduren bei der Anamnese, der Diagnose und der Therapie. Armstrong behauptet
nun, dass sich die Konturen und die Dichtigkeit dieses »Körpers« auflösten,
zugunsten eines erweiterten Raumes der Manipulation, in dem eine Vielzahl von
»Risikofaktoren« identifiziert und gesteuert werden. Gleichfalls stülpe die neue
Medizin die Zeitlichkeit um, in der sie agiert. Die ältere, klassische Medizin
behandelte die Gegenwart und bedachte die Vergangenheit der Krankengeschichte in einem opaken, also dichten Körper – hier ging es um die Verknüpfung von Oberfläche und anatomischer Tiefe – die neue, epidemiologische
Medizin bringt die Zeichen und Symptome in eine neue Zeitlichkeit, insofern die
Zeichen und Symptome in allgemeine Muster »prädiktiver«, also vorhersagen-
der Faktoren überführt werden. Die neue Kategorie des »Faktors« verweist auf
eine mögliche zukünftige Krankheit – und identifiziert doch nicht deren Ursache; denn die statistischen Berechnungen erlauben kein Urteil über Ursachen.
Sie identifizieren allein Korrelationen. »Diese inhärente Zufälligkeit wird durch
das neue, absolut zentrale medizinische Konzept des ›Risiko‹ aufgefangen«
(ebd., 400). Ich zitiere weiter Armstrong: »Symptom, Zeichen, Untersuchung
und Krankheit werden in eine unendliche Kette von Risiken überführt. Ein
Kopfschmerz kann ein Risiko-Faktor für hohen Blutdruck sein, aber hoher
Blutdruck ist ein Risiko-Faktor für eine andere Krankheit (Schlaganfall). Während vormals Symptome, Zeichen, Krankheiten im Körper steckten und einzig
auf ihn verwiesen, umfasst ein Risiko-Faktor jeden Zustand oder jedes Ereignis,
das probabilistisch mit Krankheit in Bezug gebracht werden kann. Das heißt: die
Medizin wendet sich einem Raum jenseits des Körpers zu« (ebd., 400–401).
David Armstrong betont, dass das medizinische Urteil sich nicht mehr auf er-
kennbare pathologische Ursächlichkeit im Körper stützen kann: »Der Risiko-
Faktor hat keine feste oder notwendige Beziehung zu einer zukünftigen
Krankheit, er eröffnet nur einen Raum des Möglichen. Der Risiko-Faktor hat
eine wechselnde Beziehung zu anderen Risiken, erscheint und verschwindet,
kumuliert, wechselt zwischen dem ›Körper‹ und Umwelt und Handeln« (ebd.,
401). Die ältere Medizin war davon ausgegangen, dass im Körper die Fähigkeit
zur Gesundung einverleibt ist. Sie hatte einen undefinierten, aber vorausge-
setzten Begriff vom gesunden Menschen. Dieses Vertrauen in die »Heilkraft der
Natur« wich in der neuen Medizin dem Konzept des immer von Risiken bedrohten Menschen. Nochmals Armstrong: »Pathologie in der klassischen Medizin war eine konkrete Läsion, in der Überwachungsmedizin wird Krankheit
ein Punkt in einem andauernden Prozess des Möglichen« (ebd., 402). Der
Mensch wird zum Krankheits-Potential mit einer immer durch Krankheit bedrohten Normalität. Der Übergang vom einen zum anderen ist fließend. Die
Berechnung von Risiko-Faktoren und ihrer Inter-Relationen mit anderen Risiken machen das Ich zum ›riskanten Selbst‹.

Der Arzt will nicht mehr wissen: »Wie geht es Ihnen?« oder »Wie fühlen Sie sich?«; denn die Antworten des Patienten auf diese Frage sind in dem neuen Rahmen und Raum der Medizin sinnlos, da ja nicht mehr die einzigartige Körperlichkeit dieses einen Patienten im Fokus steht, sondern die Steuerung und Optimierung von *Sets* von Indikatoren oder Faktoren, deren Relevanz in Bezug auf statistische Populationen beurteilt wird. Die synästhetische individuelle Wahrnehmung und Empfindung des Kranken hat hier kein Sagen mehr, da die Beurteilung des Zustandes von den Daten im Krankendossier abhängt. Der Kranke wird zum Datenlieferanten, und diese »Daten« werden nach den Parametern von statistischen Populationen bewertet. Der Patient wird im tiefen Sinne entkörpert und ist doch im eigentlichen Sinne körperlich erkrankt. Es ist nicht mehr die Abstraktheit oder Undurchschaubarkeit der klinischen Messwerte von seinem »Körper«, mit denen der Besitzer dieses »Körpers« konfrontiert wird, sondern seine Verwandlung in einen gesichtslosen Fall. Mit dieser ist der Patient konfrontiert, denn klinisch wird er zu einem Fall, für den die Probabilitäten gelten sollen, die für jene Daten-Population berechnet werden, zu der sein Risikoprofil gehört und aus deren Gesamtheit er oder sie einen »Fall« konstituiert. Nicht die Reduktion des Leidenden auf einen rein physischen, nicht-empfindungsfähigen »Körper« ist nun charakteristisch in der Medizin, sondern die Verdoppelung des Einzelnen in einen Fall aus einer statistischen Grundgesamtheit: Die Person wird zum Profil. Diese Verdoppelung macht die Begegnung zwischen Arzt und Patient undurchsichtig und verwirrend. Die ärztliche Informationsvergabe auf die Frage »Herr Doktor, wie geht es mir?« wird zwielichtig, doppeldeutig, weil der Mediziner die Person, die sich ihm gegenüber befindet und die sich sorgt, zwar konkret als Person anspricht – meine liebe Frau xy – aber die Informationen, die er ihr mitteilt, ebenso wie deren Bewertung betreffen nicht sie selbst, sondern die statistische Grundgesamtheit, aus der sie einen »Fall« konstituiert.[2] Das »Individuum« wird zum Dividuum, die »Diagnose« wird ersetzt durch die Identifikation und Klassifikation eines Falles aus einer statistischen Grundgesamtheit, die Vorsorge einer konkreten Gefahr gegenüber weicht dem probabilistischen »Risiko«-Management. All dies ist dem Patienten nicht bewusst, ich vermute aber, dass diese neuartige Ent-Körperung und Ent-Persönlichung unvermeidlich Verwirrung und Verängstigung, Verunsicherung und Desorientierung stiftet.

---

2 Silja Samerski hat diese Verdoppelung des Ratsuchenden in ein statistisches Doppel und die Zwielichtigkeit der Anrede ausgezeichnet herausgearbeitet. Vgl. Samerski (2009).

1.2   Vom untergeordneten Patienten zum selbstbestimmten Kunden

Eine andere Facette dieser Transformation des Medizinsystems scheint mir im
Umbruch von der »paternalistischen« Medizin zur Medizin als Institution von
Management zu liegen.[3] Der Mediziner handelt dem Patienten gegenüber nicht
mehr als eine authoritative, entscheidungsmächtige Instanz, sondern als Berater,
der dem Patienten die Informationen vermittelt, aufgrund derer dieser zu einer
informierten Entscheidungsfindung gezwungen ist. Der Kontext des Managements, der heute das medizinische Systems prägt, verlangt die Abkehr vom
»Paternalismus« zu einem »System, in dem individuelle Wahl und Autonomie«
der Klienten betont werden (Limentani 2002, 7). Die institutionelle Seite –
Übergang zur Systemsteuerung und zu Verfahren der Effizienz-Maximierung –
interessiert uns hier nicht, sondern die Ohnmacht, die diese »Befreiung« zum
informierten, selbstbestimmten Klienten oder Konsumenten im Patienten auslösen muss. Erstens ist die Bürde einer Entscheidung in einer Situation der
Schwäche und Abhängigkeit, in die die Klinik den Erkrankten unvermeidlich
bringt, eine mehr als zweischneidige Sache, ja eine Überforderung; zweitens
kommt das Verfahren dieser kalkulierten Entscheidungsfindung aus der Betriebswirtschaft und setzt den »*rational choice actor*« voraus, denn »Entscheidung« wird im Management definiert als »eine mathematisch modellierbare,
von Inhalten unabhängige Strategie zur Selektion von Optionen mit maximaler
Nutzenerwartung (oder minimaler Schadenserwartung)« (Samerski 2002, 87);
drittens läuft die »Wahl«, die dem Patienten freigestellt wird, auf die Entscheidung zwischen ungewissen, riskanten standardisierten Behandlungsoptionen
hinaus. Im Resultat heißt diese neue Entscheidung, dass die Patienten ihre
Einwilligung in Behandlungsoptionen geben, deren Folgen sie nicht abschätzen
können und doch tragen müssen. Der Mediziner kann nicht mehr dazu raten,
weil alle diese Optionen einen unsicheren Ausgang haben, schädliche Nebenwirkungen und Risiken. Wenn der Arzt als Vertrauensperson im Team und in
den anonymen Dienstleistungen verschwindet, verliert der Kranke im Verwal-
tungsbetrieb des komplexen arbeitsteiligen Systems den Ansprechpartner, an
dem er sich orientieren könnte. Statt auf das erfahrungsbegründete, umsichtige
Urteil des Arztes vertrauen zu können, müssen die Patienten weitere, un-
durchsichtige Prozeduren der Kontrolle und Evaluierung abwarten. Es fehlt das
konkrete, verlässliche Gegenüber des fachkundigen medizinischen Ratgebers,
der sich dem einzelnen Kranken gegenüber verantwortlich fühlt.

Beide Verschiebungen im Medizinsystem – von einzelnen verkörperten Er-

---

3 Hervorragend hat dies Samerski (2002, 76 ff.) herausgearbeitet: »von entschiedenen Ärzten zu
   entscheidenden Patienten: Entscheidung als standardisierte Einwilligung in Behandlungsoptionen.« Siehe auch Limentani (2002).

krankten zum gesichtslosen »Fall« aus einer statistischen Klasse; vom unter-
geordneten Patienten zum entscheidenden Kunden – topfen die vielsinnige
Betroffenheitslage des einzelnen Erkrankten in ein System der Verwaltung von
Daten, Informationen, Evaluationen aus und um (*disembedding*) und bürden
dem Kranken die Verantwortung dafür auf. Um gesund zu werden, brauchen
Menschen aber vor allem ein Gegenüber, durch das sie Halt finden können, jenes
persönliche Gegenüber, das in den Verfahren des Managements nicht mehr
vorgesehen ist oder sogar als übergriffig verdächtigt wird. Vor diesem Hintergrund können wir erste Hypothesen wagen zur Bedeutsamkeit der Pflegenden
im Medizinbetrieb heute. Mir scheint, dass es die Pflegenden sind, die am
ehesten die Überbleibsel der nicht-verwaltenden, persönlichen Zuwendung dem
Kranken gegenüber verkörpern, weil sie körperlich – und das ist immer konkret
und einzeln – aufrichten, umbetten, anpacken. Ihre Praxis, also die Handha-
bungen, Handgriffe, Berührungen und Gesten, die sie am einzelnen Kranken
verrichten, widerspricht dessen Entkörperung zum Fall und bestreitet das ver-
fahrensförmige Management. Mit jedem anteilnehmenden Handgriff führen die
Schwestern die Verwaltungspraxis des klinischen Betriebs ad absurdum. Dass
dem so ist, will ich nun an einer Studie zur Entscheidungsfindung in klinischen
Ethik-Kommissionen zeigen. Helen Kohlen, die Verfasserin, macht uns auf den
deklassierten Status jenes Wissens aufmerksam, das aus dem pflegerischen Tun
stammt und dem das »*case-management*« der Komitees weder Zeit noch Stimme
einräumen kann (Kohlen 2009).

1.3 Zur Heteronomie von institutionellen Entscheidungsprozessen und fürsorglicher Praxis

Zunächst muss die Bindung von »Ethik-Kommissionen« und einer Praxis von
»Ethik«, die uns selbstverständlich erscheint, gedanklich gelöst werden. Helen
Kohlen rekonstruierte die Entstehungsgeschichte dieser Kommissionen und
zeigt, dass es sich um neue Instanzen für die kollektive Entscheidungsfindung
durch institutionelle Gremien handelt, die den Schiedsspruch oder das Urteil
des einzelnen Arztes dem Patienten gegenüber ersetzten. In einer Revue der
verschiedenen Gremien – eugenische Beratungsgremien, Komitees zur Bewilligung von Sterilisationen, Komitees zur Bewilligung von Abtreibungen und
schließlich Komitees, die den Zugang oder Ausschluss zur knappen Nieren-
dialyse regeln – zeigt sie, dass diese neuen Instanzen kollektive Entscheidungen
über den Einsatz medizinischer Interventionen treffen, die jeweils und immer
einzelne Menschen betreffen. Die wohl wichtigste Funktion solcher Gremien war
es, das Krankenhaus vor späteren Rechtsklagen zu schützen und in der Öffentlichkeit umstrittene Vorgehensweisen zu legitimieren. Gleichfalls trat die

Medizin das persönlich verantwortliche und standesrechtliche Monopol des Arztes über sein Vorgehen an politische Instanzen ab. Die Kommissionen der »Bioethik« in den USA sahen es als ihre vorrangige Aufgabe an, Modelle für einen neuen Typus der Entscheidungsfindung zu entwickeln, nämlich eine Form der prozeduralen Entscheidungsfindung, die soziale und politische Widersprüche durch Formalisierung des Verfahrens selbst handhabbar machte, die also eine Technik aus der Betriebswirtschaft auf Fragen des medizinischen Handelns übertrug. Wir können den Kontrast zwischen direktem Beschließen oder mutigem Urteil gegenüber diesen prozeduralen und kalkulierten Verfahren nicht genug betonen, deren Leitlinie nicht ein menschliches Urteil, sondern die Anwendung einer »Prinzipien-Ethik« in einem Kosten-Nutzen kalkulierenden Verfahren ist. Der hippokratische Eid hatte den Arzt zur Verantwortung dem einzelnen Patienten gegenüber verpflichtet, die neue »Ethik« kollektiv organisierter Entscheidungsfindung verlangt klare und allgemeine Richtlinien für Verfahren der Entscheidungsfindung. Helen Kohlen ließ mich verstehen, dass diese Orientierung an allgemeinen »Prinzipien« es verlangt, von der einzelnen Geschichte des leidenden Menschen und von den sozialen Umständen abzusehen. Die Mediziner in den Komitees handeln als letztentscheidende *decisionmakers*, die über Leben und Tod verfahren. In solchen Komitees hatten die beteiligten Mitglieder der Pflegeberufe, die den Patienten betreuten, zuallermeist keine oder nur eine marginale Mitsprache. Ihr Wissen über die konkrete Situation des Kranken konnte in diesem verwaltenden Rahmen nicht zur Sprache kommen.

Wie das erfahrungs- und situationsgebundene Wissen in einer solchen Verhandlung unvermeidlich marginalisiert wird, auch wenn Krankenschwestern an den Gremien beteiligt sind, zeigt Helen Kohlen mit ihrer Forschung zu den Verhandlungen klinischer Ethikkommissionen. An einzelnen Gesprächssequenzen lässt sich verfolgen, weshalb und wie die Nöte der Kranken und die Erfahrungen der Pflegenden aus der Praxis unsagbar werden. Frau Kohlen zeigt an vielen Sequenzen, dass nicht eine primär medizinische Denkweise oder die Vormacht des Mediziners in der Hierarchie der Klinik die Verhandlungen und Entscheidungen in den Kommissionen prägen, sondern eine spezifische Sachlogik und deren technische Sprache. Die »ethischen« Fragen verschwinden unter dem technischen Vokabular und der Haltung, die sich von verfahrenstechnischen, also betriebswirtschaftlichen und institutionellen Sachzwängen leiten lässt. Die diskutierten »Fälle« betreffen allesamt totkranke, sterbende, alte, chronisch-kranke oder verwirrte Menschen, aber deren Belange können in diesem Rahmen nicht zur Sprache kommen. Ebenso nicht zur Sprache kommen die schwierige Lage auf den Stationen, der Raum-Mangel und der Pflegenotstand. Die konkreten Probleme des Pflegealltags werden nicht als ethisch bedeutsam anerkannt, teils sogar offen diskreditiert. Die sozialen Hintergründe

– Armut, Einsamkeit, Desorientierung – und die Konflikte zwischen den Professionen in der Klinik werden kaum jemals in den Verhandlungen als Gegenstand anerkannt. Die Dokumentation solcher »Verhandlungen« demonstriert die zwangsläufigen und unvermeidlichen Konsequenzen der herrschenden Verwaltungslogik, der dadurch installierten bürokratischen Verfahren und des *decision-making*. Ich verstand hier, wie diese in den Gesprächsstoff der ethischen Debatten so eingelagert sind, dass sie a-moralisch und an-ethisch sein müssen. Die Foren der Ethik-Experten segnen unter dem Mantel der »Ethik« die Kriterien einer sachrationalen, a-perspektivischen Verwaltung von hilflosen Menschen ab. Frau Kohlen fasst ihr Ergebnis so zusammen: »Die Sprache der Fürsorge kann nicht in das Vokabular der öffentlichen, rechtlichen und betriebswirtschaftlichen Systeme übersetzt werden, denn diese Systeme sind dazu gemacht, die ökonomischen Transaktionen zwischen Fremden zu ermöglichen. Doch Patienten sind für Ärzte und Krankenschwestern weder Klienten noch Fremde. Ihre Beziehung beruht auf Vertrauen, Verlässlichkeit und Berührung (*touch*).« (Kohlen 2009, 230)

Wenn wir das bisher Gesagte bündeln, können wir die folgenden Eigentümlichkeiten des Umbruchs festhalten: den Kontrast zwischen der Betreuung, Berührung und Pflege des einzelnen Patienten und seiner Entkörperung zu einem Datenprofil im Rahmen statistischer Grundgesamtheiten; den Kontrast zwischen dem verantwortlichen Arzt und dem Konstrukt des selbstbestimmten Entscheidungsfinders von medizinischen Dienstleistungen durch den Patienten; den Kontrast zwischen umsichtigem Bedacht auf die Situation des einzelnen Kranken und der Logik der Ökonomie, des Verwaltungsdenkens, der Statistik und des *decision-making* unter Effizienzdruck. Als Folge dieser Verschiebungen lässt sich die Tilgung des konkreten Subjekts beobachten, denn, wie Robert Castel schon vor bald zwanzig Jahren behauptete: Die neuen Strategien lösen den emphatischen Begriff des Subjektes, des konkreten Individuums auf, und setzen an dessen Stelle Fälle aus Populationen (Castel 1983). Das Risikomanagement[4], das standardisierte Verfahren der Entscheidungsfindung und die Gesetze des Verwaltungshandelns, die dem Primat der effizienten Kosten-Allokation des Betriebes verpflichtet sind, marginalisieren allesamt jene Figur, um die sich die ältere Medizin bekümmerte: den einzelnen erkrankten Menschen. Diese Krise der klinischen Medizin, die eine Krise der persönlichen Beziehung zum Patienten ist, führt zu der Frage, welche neue Bedeutsamkeit die Pflegenden in diesem Kontext haben oder haben müssten. Ich will behaupten, dass in diesem

---

4 Castel sah deutlich, dass die Risikotechnologien das Subjekt tilgen: »Die präventiven Politiken befassen sich nicht mehr in erster Linie mit Individuen, sondern mit Faktoren, mit statistischen Korrelationen heterogener Elemente… Das konkrete Subjekt… der Intervention wird aufgelöst… und zu einer Kombination aller risikoträchtigen Faktoren«. (Castel 1983, 61)

systemischen Rahmen die Krankenschwestern – die Mitglieder der Pflegeberufe – die letzte (einzige) Instanz sind, die die Reste der bedrohten, wenn nicht untergehenden Tradition heilkundlicher Praxis hüten müssen, weil sie aufgrund ihrer Tätigkeit vom leidenden Menschen und seiner gelebten Körperlichkeit, aber auch von Ohnmacht, Angst und dem Erleben der eigenen Sterblichkeit etwas wissen.

2.   Begreifendes Wissen und die Notwendigkeit seiner Kultivierung im Rahmen der »Krise der Klinik«

In einem zweiten Schritt will ich den Typus des Wissens besprechen, der traditionell in den pflegerischen und heilkundlichen Berufen vonnöten war und der, das ist meine These, in der Krise der Medizin eine grundsätzliche Aufwertung erfahren müsste: die Kunst des gekonnten Handanlegens, der genauen Beobachtung, des überlegten Urteils, des intuitiven Begreifens und der zuwendenden Anwesenheit. Alles dieses bezeichnen wir gewöhnlich als Erfahrungswissen oder Alltagswissen. Um die Bedeutsamkeit dieses Wissens einräumen zu können, muss die Fähigkeit des Zweifels vorausgesetzt werden: Zweifel an der Begrenztheit und/oder Unangemessenheit von technisch vermittelten Daten, Zweifel an der Autorität probabilistischer Faktoren, Zweifel an der universalen Bedeutung abstrakter Indikatoren. Dieser Zweifel ist nur möglich, wenn im konkreten Tun die eigenen Sinne als praxisleitend nicht gänzlich verleugnet werden.

Um den hier angesprochenen Konflikt zunächst sinnbildlich zu fassen, will ich das Zeugnis einer Hebamme sprechen lassen, das ich Marion Schumanns Studie zum Hebammenwesen in der zweiten Hälfte des 20. Jahrhunderts verdanke. Die Hebamme Maria Hipp erzählt nach vierzig Jahren von einer Szene, die sie so erregte, dass sie in ihrer Erinnerung haften blieb. Am Bett der Kreißenden stehen der Ehemann und der Arzt und unterhalten sich, während die Hebamme ins Zimmer kommt und bemerkt, dass die Frau an einem Symptom leidet, das dem Arzt offenbar entgangen war. Sie sagt:

»Ich komm zufällig rein, sehe das blasse Gesicht der Frau, geh hin und sag: Ist Ihnen schlecht? Ja, antwortet sie. Ich lagere sie auf die Seite und gleich wurde es besser. So ist es, wenn man nur auf die Kurve guckt. Und das war ja nachher die größte Schwierigkeit zwischen Arzt und Hebamme. Sie haben nur noch die Kurve gesehen, die Frau konnte daneben schwitzen, jammern oder sonst was tun. Sie merkten es nicht. Ich hab' mal zu ihnen gesagt: Sie brauchen bloß noch die Kurve, die Frau können Sie unters Bett legen, die merken Sie ja doch nicht.« (Schumann 2009, 197)

Ich gehe wohl nicht fehl in der Vermutung, dass auch die meisten Krankenschwestern von solchen Szenen erzählen können, wenn sie danach gefragt werden. Szenen, in denen der Konflikt, um den es uns hier geht, dramatisch erlebt wurde – der Konflikt zwischen zwei Wissensformen, zwei epistemischen Regimen, zwei praxisleitenden Orientierungen am Krankenbett. Ein Konflikt, der schon im 19. Jahrhundert in einem Geschlechterkonflikt zwischen männlicher Medizin und weiblichem Pflegepersonal angelegt war, der sich aber in der zweiten Hälfte des 20. Jahrhunderts enorm verschärfte, als die Medizin zur Biomedizin, der Kranke zum Datenlieferanten und das Krankenhaus zur betriebswirtschaftlichen Organisation mutierten.

Es ist nicht leicht, diesen Konflikt in der nötigen Strenge zu fassen und sich dabei nicht lächerlich zu machen, so intensiv sind die Selbstverständlichkeiten verschwunden, die noch um 1960 im Krankenhaus, aber auch in der Praxis eines erfahrenen Arztes handlungsleitend waren und die so rasch in Misskredit gerieten, wenn sie nicht im Betrieb ganz und gar unvorstellbar wurden. Deshalb werde ich den persönlichen Beginn meines Argumentes nochmals aufgreifen, also meine eigenen Erfahrungen im Krankenhaus und dazu mit einer Geschichte beginnen.

Im Jahr 2000 war ich verantwortlich für die Betreuung von 170 Studentinnen aus aller Herren Länder, die für drei Monate nach Hannover gekommen waren, um an der »Internationalen Frauenuniversität« teilzunehmen. Unter den jungen Frauen war eine Ärztin aus Bangladesh, eine praktizierende Muslimin, die noch niemals im Westen gewesen war. Unmittelbar nach ihrer Ankunft erkrankte sie und zwar so dramatisch, dass wir sie ins Krankenhaus einliefern mussten. Sie litt an heftigen Schwellungen der Arme und des Gesichts, einem hitzig roten Ausschlag, sie war verwirrt, desorientiert. Die Ärzte stritten sich über die zutreffende Diagnose und tappten offenbar im Dunkeln. Mit einer indischen Kollegin stand ich am Krankenbett. Dieser Kollegin, Veena Das, einer Ethnologin und Soziologin, verdanke ich die folgende bleibende Erfahrung: Sie schickte mich in die Stadt, um ein bestimmtes Reisgericht zu bringen. Mit dieser warmen, wohlriechenden Schüssel setzte sie sich auf den Bettrand und begann, der Kranken mit bloßer rechter Hand kleine Portionen des Reises einzuflössen. Der Duft der Speise, der vertraute Geschmack hatten eine für mich fast magische Wirkung, denn die Kranke, die vorher teilnahmslos und apathisch vor sich hingeguckt hatte, begann zu sich zu kommen. Veena Das erklärte mir, dass es in Krankenhäusern auf dem indischen Subkontinent barbarisch erscheinen würde, einen kranken Menschen ohne »Nächste« allein zu lassen. Es braucht vertraute Menschen, um in der desolaten Situation nicht zu verzweifeln. Die Studentin litt an akuter Desorientierung: Das Fehlen der gewohnten Stimmen der Gebetsrufer, der Gerüche des Essens, der Wäsche, der Stimmen, der Gesten und der Aura von »Familie«, die ihr vertraut waren, hatten diese sensitive junge Frau in einen

Zustand der Bodenlosigkeit gestürzt. Ihr »ich«, die erste Person Singular, hatte alle Anhaltspunkte verloren, um von sich zu wissen.

Die gleiche Erfahrung hatte ich Jahre vorher mit meinem alten Vater gemacht, den ich durch ungeschickte Verkettungen erst vier Tage nach seiner Verfrachtung auf die psychiatrische Station einer Universitätsklinik in einem total verwirrten Zustand vorfand. »Dekomposition der Zeit- und Raumorientierung« war die Diagnose des Professors. Und kaum wer hatte versucht, aus seinen Klagen einen Sinn herauszuhören: Der Einschluss im Krankenzimmer hatte sich mit der Erinnerung aus dem Lager im Krieg vermengt. Gegen das Diktum dieses diagnostischen Urteils hatte nur die Stationsschwester die Unabhängigkeit und Geduld aufgebracht, seiner Klage zuzuhören, deren Nebel sich im übrigen nach 24 Stunden völlig aufgelöst hatten, die ich an seinem Bett saß, seine Füße massierte, ihm zuhörte und mit ihm sprach.

Im Klinikbetrieb verblasst die geschichtlich überlieferte Tatsache, dass nicht Merkmalsbündel und auch nicht schiere »Körper« krank liegen, sondern Menschen in ihrer somatisch-seelischen Biologie im alten Sinne des Wortes. »Biologie« als Begriff für das *curriculum vitae*, die eigene Lebensgeschichte, in der die Fragen des Sinns der Erkrankung, ihrer Zeitlichkeit, der eigenen Schwäche und Sterblichkeit den roten Faden bilden. Die Diskrepanz zwischen den abstrakten, heute stark entkörperten Konstrukten der medizinischen Klassifikationen und diesem persönlichen Sinn trägt zu dem sozialen Leiden bei, das in der klinischen Medizin als arbeitsteiligem, spezialisiertem Betrieb eine objektivierte Form angenommen hat. Mit »sozialem Leiden« meine ich die Kluft zwischen dem immer einzigartigen persönlichen Erfahrungsgrund und den objektivierten, heute weitgehend statistischen Kategorien über seinen »Fall«. Das Pflegepersonal, die Krankenschwestern wirken in diesem Kontext, so meine ich, als Grenzgängerinnen oder Botinnen zwischen heteronomen Dimensionen: auf der einen Seite der Fall und das Dossier, auf der anderen Seite ihre Hände, mit denen sie betten und stützen und verabreichen und die mit dem Körper sprechen, ihre Ohren, die geübt sind, aus dem Atem, dem Schweigen oder Sprechen das Leiden des Kranken zu hören und ihre nüchtern-anteilnehmende Erfahrung, dass das Leid, mit dem sie beinahe täglich konfrontiert sind, »sich nicht nur durch das Verschreiben von Medikamenten in Ordnung bringen läßt« (Berger/ Mohr 1998, 120). John Berger, dessen Geschichte eines Landarztes ich diesen Satz entnahm, fragt danach, weshalb dieser von den Kranken als »guter Arzt« anerkannt wurde und erkennt als Mitte seiner Praxis das Bemühen, der ebenso tiefen wie unausgesprochenen Erwartung der Kranken nach Brüderlichkeit zu entsprechen (ebd., 70). Mit »Brüderlichkeit« meint John Berger die Anerkenntnis unter Gleichen, Vertrauen. Ich möchte gerne genauer verstehen, welche Bedeutsamkeit die Schwester hatte, wenn sie ins Zimmer kam und hören wollte, wie es dem Kranken heute geht, wenn sie also seiner beunruhigten Frage eine schwesterliche – und das heißt ebenso anteilnehmende wie nüchtern distanzierte Rückspiegelung ermöglicht. Dann können wir die Bedrohung ermessen, wenn dem Pflegepersonal heute dieses Tun durch die Ökonomisierung der Arbeitsorganisation verunmöglicht wird. Dazu würde ich gerne disziplinierte Forschungen anregen.

Literatur

Armstrong, David (1995): The Rise of Surveillance Medicine. In: Sociology of Health and Illness, 17. Jg., H. 3, 393–404.

Berger, John/Jean Mohr (1998): Geschichte eines Landarztes. München.

Castel, Robert (1983): Von der Gefährlichkeit zum Risiko. In: Wambach, Manfred Max (Hg.): Der Mensch als Risiko. Frankfurt a. M., 51–73.

Duden, Barbara/Beate Zimmermann (2002): Aspekte des Wandels des Verständnisses von Gesundheit/Krankheit/Behinderung als Folge der modernen Medizin. Berlin (ungedrucktes Manuskript).

Kohlen, Helen (2009): Conflicts of Care. Hospital Ethics Committees in the USA and Germany. Frankfurt a. M., New York.

Kühn, Hagen (2003): Ethische Probleme der Ökonomisierung von Krankenhausarbeit. In: Büssing, André/Jürgen Glaser: Dienstleistungsqualität und Qualität des Arbeitslebens im Krankenhaus. Göttingen, 77–98.

Limentani, Sandro (2002): From Paternalism to Managerialism. A Healing Shift? In: Reason in Practice, 2. Jg., H. 1, 3–9.

Samerski, Silja (2002): Die verrechnete Hoffnung. Von der selbstbestimmten Entscheidung durch genetische Beratung. Münster.

Samerski, Silja (2009): Epistemische Verwandlungen. Zur Angleichung von Fachwissen und Wissensadressaten am Beispiel der genetischen Beratung. (unveröffentlichtes Manuskript).

Schumann, Marion (2009): Vom Dienst an Mutter und Kind zum Dienst nach Plan. Hebammen in der Bundesrepublik 1950–1975. Göttingen.

Hartmut Remmers

Transformationen pflegerischen Handelns. Entwurf einer theoretischen Erklärungsskizze

1. Wissenschaftstheoretische Vorüberlegungen

Auch historische Forschungen lassen sich von erkenntnis- bzw. wissenschaftstheoretischen Fragen nicht dispensieren. Neben klassischen Fragen der Quel-
lenkritik und der systematisch geleiteten Interpretation von Dokumenten
handelt es sich dabei um Probleme, anhand welchen Kategoriensystems sich
überhaupt von historischen Wandlungsprozessen wird sprechen lassen dürfen
und anhand welcher Kriterien sich Transformationen werden bemessen lassen.
Dass geschichtliches Geschehen als ein Wandlungsprozess (Transformation)
kat' exochēn zu begreifen ist, leuchtet bereits mit Blick auf erste Versuche er-
eignisgeschichtlich orientierter historiografischer Rekonstruktion im Zeitalter
der griechisch-römischen Klassik unmittelbar ein. In dieser Hinsicht nimmt
bereits Thukydides' Geschichte des Peloponnesischen Krieges paradigmatische
Gestalt an, der im Zuge der späteren römischen Geschichtsschreibung nichts
wirklich Ebenbürtiges an die Seite gestellt werden konnte.

Freilich verdankt sich die systematische Engführung von Geschichte als
Transformationsprozess einem in der klassischen griechischen Lehre menschlichen Handelns angelegten Selbstverständnis von Praxis. Dieser Auffassung
nach handelt es sich bei Eingriffen in einen von Haus aus auf die Erreichung
eines höchsten Gutes teleologisch konzipierten und insoweit auch politisch
auszugestaltenden Lebenszusammenhangs lediglich um Veränderungen eines
ohnehin von Menschen nach Gesetzen der Vernunft erzeugten Ordnungszu-
sammenhangs der Polis. Dieses Selbstverständnis erweist sich jedoch als inkommensurabel mit einer Anschauung, der zufolge sich durch menschliche
Eingriffe im Sinne von *techne* das vermeintlich »Immer-so-Seiende und Be-
ständige« einer kosmologisch verstandenen Natur (als außermenschliches, nur
der reinen Anschauung sich öffnendes Universum, aber auch als natürliches
Substrat menschlichen Lebens) beliebig nach menschlichen Zwecksetzungen
werde verändern lassen (Löwith 1950, 287).

Der neuzeitliche Gedanke einer Instrumentalisierung zunehmend mathe-

matisierter Natur zu Zwecken, die durch eine übergreifende Ordnung von Natur-
und Menschenwelt nicht mehr gedeckt sind, ist nicht nur ein dem klassisch-
griechischen Weltverständnis vollkommen fremder Gedanke. Bezeichnend ist
vielmehr auch, dass mit dem Übergang von klassisch-antiken zu modernen
Weltbildstrukturen zwei weitere folgenreiche Veränderungen verbunden sind:
Der Einzug geschichtlichen Denkens im Sinne eines zielorientierten und insoweit auch sinngeladenen Progressus sowie die Transformation ontologischer
Gründe dessen, was wahr ist, in erkenntnistheoretische, die in gewisser Weise
auch historisiert werden. So postuliert Vico, etwa zeitgleich mit Descartes'
methodischer Konzeption moderner Naturwissenschaft, dieser aber diametral
entgegen gerichtet, ein neues Ideal wissenschaftlicher Erkenntnis, demzufolge
einzig das verlässlich als wahr erkannt werden kann, was durch Menschenhand
geschaffen worden ist (*verum factum esse*). Dieser Gedanke impliziert eine
Verzeitlichung des Gemachten, die von daher Perspektiven geschichtsphiloso-
phischen bzw. heilsgeschichtlichen Denkens eröffnet, dem eine geschichtliche
Relativierung alles dessen, was wahr ist, auf dem Fuße folgt (Löwith 1950;
ausführlicher: Löwith 1949/1953).

Mit der griechischen Kosmologie, dem Logos eines physischen Kosmos, war
noch ein »übergeschichtlicher Horizont« und ein »Maßstab für das rechte Verständnis des geschichtlichen Wandels« gegeben; die Erfahrungen der Relativität
haben sich noch nicht »verselbständigen« können (Löwith 1960, 335). So versteht sich auch die Geschichtsschreibung des Thukydides: Der Versuch beispielsweise, Erklärungen für den raschen Niedergang eines oligarchischen
Herrschaftssystems zu finden, mündet in Ausführungen darüber, wie und unter
welchen Voraussetzungen Herrschaftsformen zwangsläufig einander ablösen
bzw. auseinander hervorgehen. Geschichtsschreibung gewissermaßen als Ver-
fassungsvergleich, als Lehre über den Kreislauf von Regierungsformen wird
schließlich auch in der politischen Philosophie Platons aufgegriffen und bei
Aristoteles systematisch weitergeführt (vgl. auch Canfora 2004). Erst mit der
Auflösung vormodernen Denkens, der Verabschiedung eines ewigen göttlichen
Universums, entsteht der »Glaube an die Geschichte als solche«, erhebt sich »die
Möglichkeit einer ›geschichtlichen Existenz‹ ..., die keinen bestimmten Ort
mehr im Ganzen des von Natur aus Seienden hat ...« (Löwith 1960, 355).

So wird Geschichte überhaupt erst zukunftsoffen und, im neuzeitlich-mo-
dernen Fortschrittsgedanken, an Innovationen vorrangig technischer, aber auch
politischer und sozialer Entwicklungen gebunden. Insofern darf »Transformation« als ein Zentralbegriff geschichtlichen Denkens verstanden werden, wobei
die damit bezeichneten Veränderungen gemäß der seit der Verabschiedung
kosmologischen Denkens vollzogenen Trennung von Natur und Geschichte auf
kategorialer Ebene eine Unterscheidung zwischen der Natur als biologischer
Grundlage und zugleich Substrat menschlichen Lebens auf der einen Seite und

der sozialen Organisation der Entwicklung und Aufrechterhaltung menschlichen Lebens auf der anderen Seite vorzunehmen ist.

Generell wird von Transformationen berechtigterweise nur im Hinblick auf bestimmte Kriterien oder Merkmale gesprochen werden können, anhand derer sich Veränderungen feststellen, bemessen und bewerten lassen.[1] Im Falle der Transformation sozialer Handlungszusammenhänge handelt es sich, in Anbetracht eines rein deskriptiv nicht hinreichend gefassten Handlungsbegriffs, um regulative Merkmale der Sinn- und Zweckhaftigkeit sowie insbesondere der normativen Handlungskontrolle. Im Falle der Transformation von Beziehungsverhältnissen zwischen Pflegekräften und Patienten spielen solche regulativen Merkmale eine gleichermaßen *analytisch* zentrale Rolle. Welche Bedeutung dabei der oben postulierten kategorialen Unterscheidung zwischen natürlichem (biologischem) Substrat menschlichen Lebens und seiner sozialen Organisationsform zukommt, sei im Folgenden knapp erläutert:

Innerhalb der Geschichte der Medizin teilte mit dieser die Pflege nicht allein eine annähernd synchronisierte technische Aufrüstung. Adaptiert werden gegenwärtig auch auf breiter Front die Kriterien und Messmethoden, an Hand derer Verbesserungen des »*Outcomes*« festzustellen sind. Das kann bspw. der Rückgewinn subjektiver Beschwerdefreiheit, z.B. Schmerzfreiheit sein. Das neurobiologische bzw. -kognitive Datum muss aber noch lange nicht ein hinlänglicher Beweis für die Verbesserung der Leidenssituation des Patienten sein. Es kann auch mit einer sozialen Verschlechterung der pflegerischen Betreuung einhergehen, wenn bspw. die subjektive Beschwerdefreiheit einen Aufmerksamkeitsentzug mit sich bringt. Häufig verkannt wird, dass die Bekundungen subjektiven Schmerzes zugleich einen Wunsch nach stärkerer Zuwendung signalisieren sollen.

Jene kategoriale Unterscheidung ist also erforderlich, um Fragen des gebotenen Umgangs mit patientenspezifischen Leidensphänomenen perspektivisch im Hinblick sowohl auf eine technische Regel (der Eignung von Mitteln) als auch auf eine normativ-evaluative Regel (der ethisch gebotenen Aufmerksamkeit, Rücksicht oder Verständigung) beantworten zu können. (vgl. Remmers 2000, 168 ff.). Ohne eine explizite Berücksichtigung kontextueller Faktoren der Leidenssituation eines schwer erkrankten Menschen, welche seine Selbstdefinition evaluativ mit einschließt, wird sich die Sinnhaftigkeit einer, wenn auch biologisch hinreichend begründeten, Handlung nur sehr schwer vermitteln lassen.

---

1 Dass diese Kriterien oder Merkmale ihrerseits wiederum historisch generiert werden, führt in einen historischen Relativismus, mit dessen Problemen wir uns in diesem Zusammenhang aber nicht weiter befassen müssen.

2.   Theoretisch defizitärer Zustand der Pflegewissenschaft

Mit den folgenden Überlegungen wird der *Versuch* unternommen, die von den
Autorinnen und Autoren dieses Bandes in sehr unterschiedlicher Weise, unter
jeweils spezifischen Blickwinkeln und Erkenntnisinteressen thematisierten
Transformationsprozesse pflegerischen Handelns sowie die Resultate damit
verbundener Umbrüche in einen größeren theoretischen Zusammenhang ein-
zuordnen. Dabei ist nicht vorgesehen, auf die einzelnen Beiträge explizit einzugehen. Dennoch besteht die Hoffnung, auf diesem Wege einer Theoretisierung
bestimmter Befunde zu ebenso gehalt- wie auch anspruchsvollen Erklärungs-
ansätzen zu gelangen. Denn der gegenwärtig erreichte Stand der Theorie-Dis-
kussion insbesondere in der Pflegewissenschaft kann, von wenigen Ausnahmen
(Friesacher 2008, Hülsken-Giesler 2008, Stemmer 2001, 2003) abgesehen, nicht
anders denn als kümmerlich bezeichnet werden. Was vor mehr als einem
Jahrzehnt unter dem ominösen Titel »Pflegetheorien« noch Konjunktur zu
haben schien, doch auffällig rasch Interesse einbüßte und daher lediglich einem
Strohfeuer glich (man darf das wörtlich nehmen), war ja tatsächlich auch nicht
für die Bildung sozialwissenschaftlich als solide zu bezeichnender Erklärungshypothesen geeignet. Auch stellt sich die Frage, ob mit dem Programm empirisch generierter Theorien mittlerer Reichweite (Meleis 1999) überhaupt mehr
als die Verarbeitung bereits in den 1990er Jahren sich einstellender Desillusio-
nierungseffekte visiert wurde, ohne je den Status und den damit verknüpften
explikatorischen Anspruch solcher Theorien geklärt zu haben. Evident ist jedenfalls, dass es im Umkreis wenigstens der deutschen Pflegewissenschaft
theoretischer Ansätze ermangelt, mittels derer die in diesem Band auf phänomenaler Ebene vorgelegten wissenschaftlichen Beobachtungsergebnisse sich in
einem hier gar nicht verzichtbaren sozialhistorischen Zusammenhang plausibel
erklären ließen. Dieser Tatbestand irritiert freilich umso weniger, je mehr man
sich den bis dato zu verzeichnenden Mangel transdisziplinärer Kommunikation
insbesondere mit originär sozialwissenschaftlichen Theorien epochaler, gewissermaßen die kulturelle Moderne wie ein Schatten begleitender Transfor-
mationsphänomene klar macht.

3.   Transformationen – Probleme im Verhältnis von Statik und
Dynamik

Was veranlasst eine Gruppe von Wissenschaftlerinnen und Wissenschaftlern,
sich Fragen der Transformation eines, hinsichtlich von Aspekten der sozialen
Reproduktion auf der einen Seite sowie der ökonomischen Wertschöpfung auf

der anderen Seite, gesellschaftlich bedeutsamen Berufsfeldes (Pflege) vorzule-
gen? Nicht nur für die Beantwortung dieser Fragen, sondern bereits für die
Feststellung transformatorischer Tatbestände selbst bieten sich mehrere Perspektiven mit – wie eingangs bereits angesprochen – jeweils unterschiedlichen
normativen Justierungseffekten an. Dabei drängt sich der Sache nach zunächst
die Überlegung auf, dass Bemessungskriterien bestimmter Veränderungen von
Berufen im Verhältnis zur Gegenstandsspezifik dieser Berufe zu entwickeln sind.
Im Falle der auf höchst sensible Probleme gesundheitlicher Störungen, der Irritation und Verletzung psychophysischer Integrität, spezialisierten Berufe, wie
bspw. der Medizin und der mit ihr historisch sowie organisatorisch eng ver-
flochtenen (und insoweit in einigen Arbeitsbereichen nicht mehr klar zu un-
terscheidenden) Pflege, liegt es nahe, diese Kriterien als quasi-anthropologische
Voraussetzungen ihres Tätigwerdens zu fassen.[2]

3.1 Zum erkenntnis- resp. wissenschaftstheoretischen Status anthropologischer Aussagen

Dem gegenwärtig überschaubaren theoretischen Wissensbestand nach erscheint
es inakzeptabel, anthropologische Fundamente sozialen Handelns als etwas
ausschließlich Statisches, historisch variierenden sowie modifizierenden Bedingungen Entzogenes zu betrachten. Solche Annahmen schlössen, streng genommen, historische Entwicklungsprozesse, überhaupt Vorstellungen sozialen
Fortschritts, einer in bestimmten Formen soziokultureller Lebensprozesse sich
symbolisch darstellenden Humanität aus. Der Reflexionsgrad philosophisch
ausgelegter Anthropologien zeichnet sich daher auch durch deren historische
Informiertheit aus;[3] durch ein Bewusstsein des Ineinandergreifens von stati-

---

2 Auf dieser Traditionslinie bewegt sich bspw. die Begründung einer »anthropologischen Medizin« Victor von Weizsäckers (vgl. Weizsäcker 1927, 1944, 1948). – In der Rückbesinnung auf
   ihre anthropologischen Grundlagen ist ein verlässliches Zeichen der Krisis der modernen
   Medizin zu sehen, die bis in die Wende um 1900 (vgl. Naunyn 1909) zurückreicht und seither,
   durch schrille Entwicklungen in der Hochtechnologie übertönt, einen gleichsam stationären
   Zustand bildet (vgl. Koch 1926; dazu Wiesing 1997). Es verblüfft, wie wenig Einfluss gerade
   nach der Katastrophe der Medizin in Deutschland stete Bemühung um eine theoretisch
   fundierte Neuausrichtung der Heilkunst (vgl. z. B. Jores 1956) sowie kritische Auseinandersetzung mit ihrer vorbehaltlos technischen Indienstnahme und den daraus folgenden Zer-
   reißungen einer Einheit von therapeutischem Bemühen und Persönlichkeit besaßen (vgl.
   Regau 1961).
3 Zu verweisen ist hier auf eine besondere geschichtswissenschaftliche Forschungstradition der
   historischen Anthropologie. Susanne Kreutzer hat mich in diesem Zusammenhang auf die
   neuere Kulturgeschichte und Geschlechterforschung aufmerksam gemacht, die die herkömmliche Gegenüberstellung von Kultur – Natur grundlegend in Frage stellen, so z.B. im
   Umfeld der *queer theory*. Es kann an dieser Stelle offen bleiben, ob damit jener für die

schen und dynamischen Elementen. Denn was die »natürliche« Ausstattung des Menschen als eine anthropologische Konstante wesentlich kennzeichnet – darin dürften alle, inzwischen auch biologisch informierten neueren philosophischen Anthropologien seit Herder konvergieren – ist die *Zwiespältigkeit in der Natur des Menschen*, insofern er zu sich selbst (und seiner Welt) Abstand nehmen und nach seiner eigenen Natur fragen kann. In der seit Herder immer wieder hervorgehobenen Tatsache des nicht Festgestelltseins des Menschen und des damit zusammenhängenden Phänomens der Entfremdung von sich selbst und der Welt wird der Grund eines Bewusstseins der Reflexivität, der Einschaltung eines vorstellenden Willens gesehen. Das gewissermaßen naturgemäß in der Fähigkeit des Transzendieren angelegte Potenzial der Selbsthervorbringung des Menschen, damit zusammenhängend der Kultivierung der Natur durch Arbeit (*poiesis*) als Schaffung einer zweiten Natur, bleibt jedoch immer auf den nicht überschreitbaren Umkreis der Natur verwiesen. Insofern ist die von Menschen hervorgebrachte geschichtliche Welt durch Arbeit und Handeln zwar bedingt, jedoch in Ansehung nicht selbst zu erzeugender Bedingungen (natürliches Substrat menschlichen Lebens) unserer Disposition entzogen. Im historischen Bewusstsein weiß der Mensch um die Bedingtheit seiner eigenen Welt, die dadurch aber nicht selbst bedingt ist (Löwith 1957).[4]

Geschichte des Menschen charakteristische fundamentale Bruch in der Natur als Grundlage einer gewiss zwiespältigen Emanzipation in Frage gestellt wäre.

4 Löwith hat sich bekanntlich gegen eine geschichtsphilosophische Auslegung der menschlichen Geschichte als rückwärtsgewandte Theologie, als säkularisierter christlicher Schöpfungsglaube (entstanden aus dem verdrängten christlichen Zweifel an der Selbständigkeit der Natur) gestemmt (vgl. dazu: Löwith 1949/1953). Löwiths Insistieren auf einer Kontingenz menschlicher Geschichte als Naturgeschichte versteht sich als eine Warnung vor der Versuchung des Menschen, das Maß seiner Menschlichkeit aus sich selbst zu nehmen (Löwith 1957, 273). Einholen ließe sich die Kontingenz von Geschichte aber durch selbstkritische Kontrollen eines ziellosen technischen Fortschritts, durch praktische Beherrschung der Geschichte. Das Problem besteht darin, dass Löwith die philosophische Reflexion praktischer Folgen des modernen technischen Fortschritts durch eine geistesgeschichtliche Rekonstruktion (und Kritik) der säkularisierten theologischen Voraussetzungen eines eigendynamisch verselbständigten Fortschritts ersetzt (vgl. Löwith 1950). – Zum problematischen Status anthropologischer Aussagen vgl. auch die für die Erneuerung einer kritischen Soziologie und Sozialphilosophie in den 1960er Jahren wegweisende Arbeit von Adorno (1961) über Statik und Dynamik, die sich vordergründig mit A. Comte und seiner am positivistischen Ideal der um 1800 aufsprießenden Naturwissenschaft orientierten Soziologie auseinandersetzt. »Die Kategorien Dynamik und Statik sind abstrakt: nicht nur im Hegelschen Verstande, als voneinander isolierte, durcheinander nicht ›vermittelte‹, sondern auch schlicht derart, daß ihre Bedeutungen, transponiert aus der Naturwissenschaft der Ära um 1800, zu allgemein bleiben. Konkreter heißt Dynamik, in der Geschichte bis heute, zunehmende Beherrschung äußerer und innerer Natur. Ihr Zug ist eindimensional, geht zu Lasten der Möglichkeiten, die der Naturbeherrschung zuliebe nicht entwickelt werden; stur, manisch das Eine verfolgend, verschlingt die losgelassene Dynamik alles andere. Indem sie das Viele reduziert, potentiell

3.2   Historische Variabilität sozialer Institutionen elementarer Funktionen
      menschlicher Reproduktion

Aus den vorstehenden Überlegungen lässt sich zunächst folgendes Zwischen-
ergebnis ableiten: Im Traditionszusammenhang der klassischen Philosophie
war das Denken über den Menschen einem kosmologischen Weltbild verklam-
mert, innerhalb dessen der Mensch eine Sonderstellung als *zoon politikon echon*
für sich beanspruchen konnte. Die Sprache ist es, durch die sich der Mensch aus
der Unmittelbarkeit eines Verhältnisses zu sich und zu seiner Welt als Umwelt
heraushebt. Auf der Schwelle zur Neuzeit vollziehen sich Veränderungen dieses
Selbstverständnisses, ohne dass sich damit aber auch die Natur des Menschen
verändert bzw. verändern müsste. Diesen Umstand gilt es hinsichtlich der bereits formulierten These zu berücksichtigen, der zufolge Pflege an quasi-anthropologische Voraussetzungen gebunden ist.
   Der Zwiespalt in der menschlichen Natur (Fähigkeit der Selbsttranszendie-
rung und ein damit assoziiertes ursprüngliches Ungenügen an sich und der
Welt) nötigt den Menschen zu kulturellen Produktionen, vermöge derer er sein
Leben sichert. In diesem existenziellen Verhältnis einer auf technische Artefakte
angewiesenen Sicherung des Lebens als pures Überleben lässt sich menschliches
Dasein allerdings weder hinreichend verstehen noch darauf reduzieren. Auch
die technisch vermittelte Sicherung und Reproduktion menschlichen Lebens,
bei der Pflege und Medizin eine jeweils spezifische, beruflich geformte Funktion
erfüllen, bleibt auf bestimmte Sozialformen angewiesen, deren lebensdienliche
Zwecke sich von Fragen ihres Sinngehalts nicht lösen lassen. Die historische
Variabilität eigens für die soziale Reproduktion menschlichen Lebens geschaf-
fener Institutionen ist zugleich ein Hinweis nicht allein auf die Entwicklungs-
fähigkeit der für die biologische Reproduktion notwendigen technisch-organi-
satorischen Unterstützungssysteme, sondern auch auf die jederzeit nicht aus-
zuschließende Möglichkeit ihrer Unangemessenheit oder auch ihres Versagens.
Von einem Versagen ist nicht nur dann zu sprechen, wenn unmittelbare Funktionen des Schutzes und der Aufrechterhaltung menschlichen Lebens nicht
mehr gewährleistet werden können, sondern auch dann, wenn bestimmte kulturelle Voraussetzungen der Gewährleistung vitaler Funktionen (insbesondere
persönliche Sinnzuschreibungen jeglicher Formen helfender Arbeit) nicht mehr
gegeben sind. Dabei handelt es sich um Tatbestände, die – zumindest dem Trend
nach – auf ein sozialen Anomien vergleichbares Phänomen der Krisis, das heißt

---

dem beherrschenden Subjekt gleichmacht und dem, was ihm an gesellschaftlichen Instanzen
entspringt, verkehrt Dynamik sich selbst ins Immergleiche, in Statik.« (Adorno 1961, 235)

der Zerbröselung einer moralischen Ordnung durch Nicht-Anerkennung, verweisen.[5]

Es ist eine triviale Erkenntnis, dass der Wandel von Institutionen des sozialen Lebens gerade auch jener zwiespältigen Natur des Menschen und der damit begründeten Fähigkeit der Selbsttranszendenz geschuldet ist. Die spätestens seit den Entdeckungen und Aufbrüchen der frühneuzeitlichen Moderne sich aufdrängenden Fragen bestehen nun allerdings nicht bloß darin, inwieweit sich geschichtlich-dynamische Veränderungsfaktoren als Auslöser epochaler Transformationsprozesse identifizieren lassen[6], sondern inwieweit sie gewissermaßen anthropologisch tief sitzende Strukturen sozialen Handelns möglicherweise (zumindest der Tendenz nach) von Grund auf umformen. Daraus ergibt sich die sehr konkrete Frage, ob für biologische ebenso wie für soziale Reproduktionsprozesse unverzichtbare Strukturen (also bspw. alles, was *Care*-Beziehungen fundamental auszeichnet) durch bestimmte Transformationen umgreifender Rahmenbedingungen in ihrem Kern funktionell beschädigt werden.

Dass bestandswichtige Strukturen der gesellschaftlichen Versorgung mit lebenswichtigen Gütern durch einschneidend modifizierte Rahmenbedingungen nicht unangetastet bleiben, wird gegenwärtig immer deutlicher: ablesbar daran, dass dynamisierte Globalisierungsprozesse seit Jahrzehnten in ihren Auswirkungen (Zwang zur Ökonomisierung sämtlicher Lebensbereiche) auch vor höchst sensiblen sozialen resp. gesundheitlichen Versorgungssystemen (insbesondere der Kindererziehung, Pflege, Medizin) nicht Halt machen. Solche Trends legen auf der einen Seite den Eindruck nahe, als sei das Gesundheitswesen in seinen elementaren Funktionen nicht mehr finanzierbar, während es auf der anderen Seite zu einer »Quelle neuen wirtschaftlichen Reichtums umfunktioniert« werden soll (Hontschik 2006, 14 ff.). Die Effekte einschneidender Umstrukturierungsprozesse werden immer spürbarer und auch in der wissenschaftlichen Öffentlichkeit thematisiert (Gerlinger 2004).[7] Es sind insbesondere Einbußen in der Versorgungsqualität (Verschlechterung von Versorgungsleis-

---

5 Eine Charakteristik sozialer Anomien findet sich bei Durkheim (1973, 273–318). Die Einleitung zur Neuauflage dieses soziologischen Klassikers hat Klaus Dörner geschrieben.

6 Man denke in diesem Zusammenhang bspw. an die Erfindung des Schießpulvers, die zur Entwicklung neuer (Distanz-)Waffen führte und auf diesem Wege zu einer von Grund auf veränderten Kriegsführung und zu Transformationen auch der Kampfmoral (schleichende Auflösung des Tapferkeitsideals).

7 Gerlinger zeigt, dass das Gesundheitswesen, verstärkt durch Steuerungsmaßnahmen der Gesundheitsreformgesetzgebung, einen Trend zunehmender Ökonomisierung im Sinne der Vermarktung aufweist, der in vielen Bereichen zu Deprivationen in der Versorgungsqualität sowie zu einer Verschärfung bereits bestehender sozialer Ungleichheit von Gesundheitschancen und Krankheitsrisiken führen wird.

tungen, Entpersönlichung therapeutischer Beziehungen)[8] sowie wachsende Probleme der Verteilungsgerechtigkeit von Versorgungsleistungen (Schöne-Seifert/Buyx/Ach 2006, Remmers 2009), die ein (noch) diffuses Unbehagen sowie Skepsis und Misstrauen gegenüber Entwicklungen des Medizinsystems insgesamt erzeugen.[9]

Für eine Untersuchung historischer Transformationsprozesse und ihrer Auswirkungen auf pflegerisches Handeln, beschränkt auf die Zeit des 19. bis zu Beginn des 21. Jahrhunderts, bieten sich mehrere analytische Ebenen an: Auf einer eher mikro- sowie mesostrukturell ausgerichteten Untersuchungsebene wird insbesondere das sich verändernde Verhältnis zwischen Pflegefachkräften und Patienten/Klienten/Bewohnern zu thematisieren sein. Auf dieser Ebene sind daher auch die Beiträge von Nolte und Kreutzer angesiedelt, aber auch die Arbeiten von Manzeschke und Tolar. Dagegen werden stärker auf Rahmenbedingungen epochaler Transformationsprozesse ausgerichtete Problemstellungen plausiblerweise auf einer meso- sowie makrostrukturell ausgerichteten Untersuchungsebene zu verorten sein, wofür die Beiträge von Stollberg und Bartholomeyczik stehen. Die Beiträge von Hülsken-Giesler und Slotala sind eher dadurch charakterisiert, dass sie zwischen verschiedenen Strukturebenen analytisch changieren.

Eine solche, man könnte sagen idealtypische Differenzierung legt sich insbesondere aus Gründen empirischer Analyse nahe. Gleichwohl stellt sich die Frage, inwieweit beim Versuch einer übergreifenden Theoretisierung historischer bzw. gegenwartsanalytischer Befunde sich eine auf Abschottungen von Diskursebenen ausgerichtete Differenzierung eigentlich verbieten sollte. Diese Überlegung legt sich aus empirischen Gründen nahe, die besagen, dass makrostrukturell identifizierbare Veränderungsdynamiken mit Trend-Charakter ihre Wirkung erst dadurch entfalten, dass sie gewissermaßen durch die auf mikrostruktureller Ebene analytisch aufweisbaren Formationen (einschließlich subjektiver Einstellungen, Haltungen usw.) unauffällig hindurchgreifen und nur so ihre Struktur bildende, reorganisierende Kraft zu entwickeln vermögen.

---

8 Aus pflegerischer Perspektive werden Probleme der sozialen Ungleichheit thematisiert bei: Bauer/Büscher 2008. Zur Verschlechterung der Versorgungsqualität und der persönlichen Zuwendung vgl. beispielsweise: Slotala/Bauer 2009, Pracht/Bauer 2009.

9 Verwiesen wird auf einige repräsentative Zeitungsberichte: P. U. Unschuld: Produkt Mensch. Das Ende der klassischen Medizin. Gesundheit wird zur Ware, Patienten werden zu Kunden, Südd. Zeitung, 27./28.12.2008. H. Kamps: Der Kranke als Störfaktor. Wo bleiben vor lauter Reformen im Gesundheitswesen die Patienten, Südd. Zeitung, 19.02.2009. W. Bartens: Das kranke System, Südd. Zeitung, 10.03.2009.

3.3   Systemveränderungen und Professionalisierungsstrategien

Aus Gründen systemischer Intransparenz wissen wir nicht sehr viel darüber, wie
berufliche Akteure in pflegerischen Szenarien auf System-Veränderungen reagieren (vgl. den Beitrag von Slotala in diesem Band); eher wenig wissen wir auch
historisch über Antworten von Patienten auf strukturelle Umbrüche. Das können, wie Stollberg auf der Ebene der »sozialen Bewegung« zeigt (vgl. seinen
Beitrag in diesem Band), seit 1900 Reaktionen einer stärkeren Hinwendung zu
Naturheilverfahren oder sich seit etlichen Jahrzehnten formierende Selbsthil-
febewegungen sein oder auch ein – aus haftungsrechtlichen Gründen inzwischen von allen Seiten eingeforderter – *informed consent*.[10] Dessen ungeachtet
gilt es gerade auch in theoretischer Hinsicht zu beachten, dass Transformati-
onsphänomene im Bereich der pflegerischen Versorgung (Analoges, jedoch mit
völlig anderen Effekten, könnte auch für den Arztberuf behauptet werden) in
teils vertrackter Weise mit Bestrebungen zunächst der Verberuflichung, sodann
der *Professionalisierung* verknüpft sind. In historischer und soziologischer
Rekonstruktion zeigt sich, dass Fragen der Professionalisierung des Pflegeberufs
von stets wiederkehrenden Fragen nach seinen Kernaufgaben, das heißt nach
seinem Proprium, nicht zu trennen sind. Diese Kernaufgaben können freilich
eine gewisse Variabilität aufweisen, und zwar zum einen in Abhängigkeit von
bestimmten Mustern interprofessioneller Beziehungen. Es kann z. B. aus Sicht
der Ärzteschaft sinnvoll sein, einen Teil vorbehaltener Aufgaben aus Erwägungen eines dadurch zu erzielenden Rationalisierungsgewinns an subordinierte
Berufe zu delegieren und ihnen auf diese Weise einen autonomen Bereich ei-
genverantwortlicher Tätigkeiten zuzuweisen, wodurch allerdings die »Bindun-
gen an die dominante Profession« sich eher verengen (Döhler 1997, 67). Der
Professionalisierungsprozess ist dabei nicht allein durch die bereits etablierte
Profession (der Ärzte) festgelegt, sondern bleibt strukturell auch deren Definitionsmacht unterworfen. Zum anderen können Kernaufgaben in Abhängigkeit
von bestimmten Marktregulierungsmechanismen variieren, die in Deutschland
durch staatlich gestützte Traditionen der Marktschließung der Ärzteschaft gegenüber konkurrierenden Gesundheitsberufen gekennzeichnet sind und auf
diese Weise Professionalisierungsprozesse etwa der Pflegeberufe gewissermaßen von einem »Arztvorbehalt« abhängig machen (Döhler 1997 passim). Jenseits dieses machtstrukturellen analytischen Befundes stellt sich allerdings die
Frage, inwieweit die Professionalisierung eines Berufs nicht zugleich auf kul-

---

10 In Anknüpfung an Parsons (1968) könnte man sagen: In wachsender Mündigkeit und
   Selbstverantwortlichkeit des Patienten drückt sich ein effektiveres Niveau anzustrebender
   Fügsamkeit, *Compliance*, aus. – Veränderungen im Patientenverhalten können sich bis hin
   zu einer ihnen, genauer: der Versichertengemeinschaft angesonnenen »Pflicht zur Gesundheit« reichen. Vgl. Herzlich/Pierret 1991, 251 ff.; Neubeck-Fischer 1994.

turelle Grundlagen angewiesen ist, die von wesentlicher, nämlich beruflich Identität stiftender Bedeutung sind. Im Falle des Pflegeberufs wären dabei — unabhängig von ihrer historischen Variabilität — jene beruflichen Kernaufgaben ins Auge zu fassen, die sich auf dem Wege einer phänomenologisch-anthropologischen Analyse erschließen lassen.

4. Zwei theoriengeleitete analytische Horizonte

Für eine historisch informierte Interpretation von Transformationsphänomenen pflegerischen Handelns bieten sich *zwei theoriengeleitete analytische Horizonte* an:

zum einen (1) eine phänomenologische Rekonstruktion elementarer Eigenschaften pflegerischen Handelns auf dem quasi-anthropologischen Hintergrund einer gegenseitigen Angewiesenheit des Menschen (Pflege als Beziehungsarbeit);

zum anderen (2) soziologisch informierte Erklärungsangebote hinsichtlich historisch variierender gesellschaftlicher Modernisierungs- resp. Rationalisierungsphänomene im Bereich des Gesundheitssystems (modernisierungstheoretische Erklärungshypothesen).

4.1 Pflege als Beziehungsarbeit – eine phänomenologisch-anthropologische Skizze[11]

Pflege versteht sich als eine Dienstleistung der Hilfe für Menschen, die bedingt durch Erkrankungen, Behinderungen, Leiden oder Gebrechen Einschränkungen erleben, die bis hin zum Verlust ihrer bio-psycho-sozialen Integrität reichen können. Aus diesen sich häufig krisenhaft zuspitzenden Erfahrungen resultieren Bedürfnisse nach Sicherheit und erfolgreicher Bewältigung von Spannungs- und Stresssituationen mit dem Ziel der Rückgewinnung eines Autonomiegefühls (Wedekind 2000). Ihren originären Merkmalen nach versteht sich daher auch Pflege als unterstützende Arbeit beim Erwerb, bei der Aufrechterhaltung oder Wiederherstellung körperlich-seelischer Integrität. Auf diesen in starkem Maße mit Zugriffen der Psychosomatik verschwisterten »therapeutischen Faktor« von Pflege stellt jüngst auch Kreutzer (vgl. ihren Beitrag in diesem Band) ab. Daraus ergibt sich wiederum ein elementares Strukturmerkmal von Pflege, und zwar als eine an den Grundbedürfnissen hilfebedürftiger Menschen ansetzende Bezie-

---

11 Ich verweise in diesem Zusammenhang auf Ausführungen in: Remmers/Busch/Hülsken-Giesler (2004).

hungsarbeit. Auf dieses Charakteristikum stellen im Übrigen so genannte »interaktionistische« Pflegetheorien ab (Meleis 1999). Beziehungsarbeit folgt einer eigenen »Grammatik« bei der Unterstützung und Begleitung von Bewältigungsprozessen mit spezifisch emotionalen Anforderungen eines psychophysischen Engagements.

Nicht unterschlagen werden darf hierbei jenes physisch-körperliche Substrat helfender Beziehungen. Solchen Beziehungen wesentlich ist eine spezifisch sinnlich-leibliche Anschaulichkeit und eine genau darin fundierte affektuelle Komponente (Ciompi 1997). Eine unverzichtbare Voraussetzung von Beziehungsarbeit besteht daher auch in der emotionalen Beteiligung professioneller Akteure (Morse/Mitcham 1997, Motyka/Motyka/Wsolek 1997). Eine innerlich distanzierte Haltung würde nicht ausreichen; sie würde die Beziehungsszene zusammenbrechen lassen. Dabei kommt professioneller Beziehungsarbeit die im Privatbereich beruflicher Akteure persönlich erfahrene Bedürftigkeit als affektueller Hintergrund gewiss entgegen, birgt allerdings auch mehrere Probleme, die hier etwas genauer betrachtet werden sollen.

Generell handelt es sich um Probleme, die immer dann entstehen, wenn sich der professionelle Rahmen helfender Beziehungen und der Privatbereich mit seinen eigenen Bedürftigkeiten und Interessen unentwirrbar vermengen. Daraus ergeben sich zum einen Gefahren einer Symbiose ohne Schutz vor grenzenloser Verausgabung, zum anderen – sofern im professionellen Kontakt zum Patienten stets Möglichkeiten des Distanzverlustes gegeben sind – potentielle Gefahren des Missbrauchs. Beide Gefahren gehören zum Phänomenbereich des Helfersyndroms (Enzmann/Kleiber 1989).[12]

Als Korrektiv bedarf es daher auch Fähigkeiten sowohl der Abgrenzung als auch des Ausbalancierens, ohne jedoch in eine Job-Mentalität mit den für sie charakteristischen Eigenschaften wie innere Teilnahmslosigkeit und Entfremdung zu verfallen. Prozesse des Ausbalancierens sind dabei abhängig von jeweils zur Verfügung stehenden Ressourcen: einerseits von *subjektiven Ressourcen* wie: persönliche Belastbarkeit, Kontrollbewusstsein, Möglichkeiten der Selbsterfahrung und des Erfolgserlebens; andererseits von *institutionellen Ressourcen* bezüglich der Sinnproduktion und Loyalitätsbeschaffung (Wedekind 2000). Wie

---

12 Es wird angenommen, dass es sich beim »Helfersyndrom« um eine Manifestation labiler Strukturen der Persönlichkeit handelt. Entwicklungspsychologisch erklärt sich das Helfersyndrom als Resultat eines psychodynamischen Prozesses, in dem die in einer frühkindlichen Entwicklungsphase erlebten Gefühle einer narzistischen Kränkung (Zurückweisung, Ablehnung) durch Identifizierung mit einem phantasierten Idealbild des allmächtigen Helfers abgewehrt werden. An die Übernahme der Rolle des Helfers knüpft sich die Hoffnung, einen Mangel ursprünglicher Zuwendung nachträglich kompensieren und sie bspw. in Form symbolischer, immaterieller Gratifikationen zurückerhalten zu können. Diese Hoffnung kann im Übrigen jederzeit, zum Beispiel durch angstauslösende Situationen, dementiert werden. Vgl. Grahmann/Gutwetter (1996, 46).

später noch eingehender gezeigt wird, können die durch restriktive Rahmenbedingungen der Arbeitssituation eingeschränkten institutionellen Ressourcen (z. B. mangelnde Teamkulturen) eine sinnstiftende, befriedigende Beziehungsarbeit erheblich erschweren. Zu den Folgen gehören: Verlust von Plausibilität in der Arbeit, wachsende Unzufriedenheit, Gefühle der Überforderung bis hin zu den vielfach beschriebenen Syndromen des *Burnout* (Büssing 1990, Aries/ Zuppiger Ritter 1999, Pracht/Bauer 2009).

Ein weiteres, wahrscheinlich eher jüngeres strukturelles Problem von Pflegearbeit ergibt sich aus der widersprüchlichen Einheit professioneller Pflege als Beziehungsarbeit einerseits und Erwerbsarbeit andererseits mit jeweils unterschiedlichen Anforderungen: Beziehungsarbeit folgt einer ihr eigenen »Grammatik« bei der Unterstützung und Begleitung von Bewältigungsprozessen mit spezifisch emotionalen Anforderungen eines psychophysischen Engagements; Erwerbsarbeit definiert sich dagegen durch den Arbeitnehmerstatus[13] mit spezifischen Anforderungen der Selbstschonung (Reproduktion von Arbeitskraft) und der Dienstbarkeit (Weisungsgebundenheit). Zusätzlich müssen diese Anforderungen noch mit dem Privatleben vermittelt werden.

Auf eine weitere Schwierigkeit professioneller Beziehungsarbeit ist an dieser Stelle ebenso zu sprechen zu kommen. Dabei handelt es sich um Probleme (a) der Diffusität sowie (b) der Kontrolle.

(a) Diffusität zeigt sich darin, dass sich Beziehungsarbeit in einem breiten Spektrum alltäglicher, quasi naturwüchsig ineinander verschränkter, von der zeitlichen Struktur her synchroner Tätigkeiten, bspw. der Organisation von Versorgung, der leiblichen Zuwendung und der affektiven Balance, bewegt. Charakteristisch für diese Tätigkeiten ist, dass sie in ihrer primären Bedürfnisorientierung zyklisch wiederkehrenden und deshalb zeitlich nur schwer planbaren Rhythmen unterliegen.

(b) Hinzu kommt, dass die jeweils erbrachten Leistungen einen ausgesprochen »flüchtigen« Charakter besitzen: sie werden gleichzeitig produziert und konsumiert und diffundieren in ihren Resultaten (Mischo-Kelling 1992). Auf Grund dieser »Flüchtigkeit« entziehen sich die Ergebnisse weitgehend einer formal standardisierten Kontrolle. Auch besitzt das an eine »Grammatik« der Beziehungsarbeit gebundene Erfolgserleben einen weitgehend immateriellen Charakter (z. B. als symbolischer Dank, Vertrauenszuschuss usw.); ebenso fehlt ihr sehr häufig eine materielle Anschaulichkeit (v. a. bei therapeutischer Aussichtslosigkeit, Siechtum, Verfall) – allesamt Ursachen für den außergewöhnlich hohen Belastungsgrad einer »Arbeit in Ungewissheit« (Rabe-Kleberg 1993).

---

13 Bartholomeyczik (1993) hat schon früh darauf hingewiesen, dass auf Grund von Arbeitszeitsonderregelungen für den Pflegeberuf nicht von einem »normalen« Arbeitnehmerstatus gesprochen werden könne.

Auf strukturelle Affinitäten zwischen professioneller Beziehungsarbeit und dem Typus der Haus- und Familienarbeit (»weibliches Arbeitsvermögen«) ist vielfach hingewiesen worden (Ostner/Beck-Gernsheim 1979; weiterführend: Piechotta 2000). Diffusität und mangelnde Kontrolle sind im Übrigen auch ein Grund, warum professionelle Beziehungsarbeit in der (gegenwärtigen) Statushierarchie therapeutischer Berufe eher niedrig rangiert, gemessen an charakteristischen Merkmalen wie: lineare Zeitstruktur, methodische Verfahrensweisen bei Diagnostik, gezielter Intervention und Effizienzprüfung (Wedekind 2000).

4.2   Transformatorische Eigenschaften und Prozesse pflegerischen Handelns

Die folgenden Überlegungen bewegen sich auf einer eher makrostrukturellen Ebene der Explikation und Deutung gesellschaftlicher Modernisierungs- resp. Rationalisierungsphänomene im Bereich des Gesundheitssystems im Allgemeinen, speziell aber der uns hier in besonderer Weise interessierenden *Transformationsprozesse pflegerischen Handelns* auf dem Hintergrund der für diese berufliche Sphäre charakteristischen Traditionsmerkmale und Überhänge.

Ein wichtiges Ergebnis der Untersuchungen von Susanne Kreutzer (2005; vgl. auch ihren Beitrag in diesem Band) besteht darin, dass im Zuge struktureller Veränderungen sowie damit korrespondierender, politisch flankierter, aber wenig kritisch reflektierter Eingriffe das ursprüngliche, in Traditionslinien kirchlicher Krankenpflege verankerte, sozusagen *ad personam* ausgerichtete Konzept einer »Seelenpflege« (der ganze Mensch) zugunsten eines stärker am Selbstverständnis der modernen Schulmedizin (Ausdehnung biologischer Interventionstiefe bei zunehmendem Grad der Abstraktion vom persönlichen Selbst-Empfinden/Selbst-Konzept) ausgerichteten Konzepts der »Körperpflege« (der Mensch als biophysikalische Einheit) in den Hintergrund tritt. Was sich hier gewissermaßen als ein Prozess paradigmatischer Umorientierungen zu erkennen gibt, ist im Lichte einer quasi-universalgeschichtlich ausgerichteten Analyse mit Prozessen einer spätestens seit der frühen Neuzeit sich einstellenden Modernisierung als Rationalisierung verschränkt. Was hat es damit auf sich?

Eine seit ihrer Einführung nicht mehr abreißende soziologische Kontroverse bestand darin, inwieweit es die von *Max Weber inaugurierte Modernisierungshypothese* erlaubt, einen universalgeschichtlich rekonstruierbaren Prozess der Rationalisierung vorrangig als solchen einer Bürokratisierung sämtlicher Lebens- und Arbeitsbereiche zu fassen. Dabei war es Weber vor allem darum gegangen, Phänomene einer Bürokratisierung im Zusammenhang mit Prozessen fortschreitenden, irreversiblen Freiheitsverlustes (»stahlhartes Gehäuse der

Hörigkeit«) zu explizieren. Dabei war seine Diagnose gewissermaßen einer, in bildungshumanistischer Tradition gar nicht anders zu erwartenden, kulturkritischen Optik geschuldet. Demgegenüber stellt sich aus einer anderen, nämlich soziologisch-kritischen Optik die Frage, inwieweit Bürokratisierung, beispielsweise in Gestalt einer zunehmenden Verrechtlichung von Haus aus auf andere Steuerungsmedien zugeschnittener Lebensbereiche, als das eigentlich Problematische anzusehen ist; inwieweit ein einseitig, nämlich ausschließlich auf technische Problemlösungen zugeschnittenes Rationalisierungsprofil zu pathologischen Folgen dergestalt führt, dass es die soziokulturelle Reproduktion lebensweltlicher Fundamente eines Gesellschaftssystems, insbesondere funktionswichtiger Institutionen, mit schwerwiegend desintegrativen Effekten stört.

Gegenüber dem bei Max Weber (1920, 536 ff.) einseitigen Blickwinkel auf Rationalisierungsphänomene mit totalisierenden (und auf diese Weise zugleich entmutigenden) Konsequenzen hat Jürgen Habermas (1981) bekanntlich ein zweistufiges Konzept gesellschaftlicher Modernisierung entwickelt. Dieses Konzept halte ich für unsere analytischen Zwecke deshalb für brauchbar, weil es Störungen einer irreduziblen lebensweltlichen Basis pflegerischen (aber auch ärztlichen) Handelns als Folgen einer einseitig kanalisierten Dialektik moderner Rationalisierungsprozesse, man könnte auch sagen: eines ausschließlich auf Zuwachs technischer bzw. ökonomischer (Zweck-)Rationalität ausgerichteten kognitiven Lernprozesses begreift. Es gibt Entwicklungen innerhalb der Pflegeberufe, gestützt überdies durch wissenschaftspolitische Steuerungen, die dieses Rationalisierungsprofil als Unterpfand einer Professionalisierung bzw. als Muster interprofessioneller Anerkennung missverstehen. Wir werden dies auf dem Wege einer speziellen Kritik gesundheitlicher Organisationen bzw. Institutionen zu verdeutlichen suchen, die im Grunde eine Kritik der in ihnen verkörperten Rationalitätsstrukturen ist.

5. Organisationsentwicklung im Spannungsverhältnis von Organisations- und Patientenwelten

Soziologisch erklären sich Entstehung und Entwicklung von Organisationen als das Resultat einer Ausdifferenzierung und Freisetzung gesellschaftlicher Subsysteme der materiellen Produktion und sozialen Reproduktion. Ihre arbeitsteilig hochspezialisierten Funktionen können Organisationen (Wirtschaftsbetriebe, öffentliche Anstalten der Verwaltung, der Krankenversorgung usw.) erfolgreich nur dadurch erbringen, dass sie sich aus dem traditionalen Funktionskreis lebensweltlich integrierter Sozialzusammenhänge – zunächst nur partiell – abkoppeln und auf hochformalisierte Steuerungsmechanismen (z. B.

Recht, Ökonomie) umgestellt werden. Damit sind allerdings auch Voraussetzungen für ihre eigendynamische Verselbständigung gegeben, die – allein mit
Blick auf das gesellschaftliche Subsystem der Gesundheitsversorgung – zu
schwerwiegenden Problemen mit ethisch relevanten Folgen führen. Zu solchen
Problemen gehören vor allem zunehmende »Systemungleichgewichte« zwischen der »äußeren«, versachlichten *Organisations*welt gesundheitlicher Versorgungseinrichtungen und der »inneren« *Erlebnis*welt von Patienten (krank-
heitsbedingte psychophysische Leidenserfahrungen).

5.1   Organisationswelten

Organisationsentwicklung als Lernprozess: Rationalisierung
Tiefgreifende Veränderungen in den strukturellen Rahmenbedingungen der
Gesundheitsversorgung haben ebenso zu einem Wandel ihrer Institutionen
geführt. Institutionenwandel stellt gewissermaßen den Regelfall gesellschaftlicher Modernisierungen dar, der freilich mit dem Verlust an Sicherheit, Stabilität
und Integration verbunden sein kann (Gukenbiehl 1998). Managerielle Strategien der Organisationsentwicklung versuchen diese externen Herausforderungen konstruktiv beispielsweise durch das Konzept einer »lernenden Organisation« zu beantworten (vgl. Schmidt/Riehle 2000, 46 ff., Borsi 1994). Dem institutionellen Verständnis nach bilden lernende Organisationen die kulturelle
Basis, auf der extern erzeugte Veränderungszwänge auf dem Wege organisati-
onsinterner Gestaltungsprozesse aufgegriffen werden können. Gestaltungsprozesse vollziehen sich auf indirektem Wege von Lernprozessen, in denen das
kognitiv-motivationale Potential von Organisationsmitgliedern (persönliche
Überzeugungen, Wertkonzepte, Kompetenzen) aktiviert und in eigens zu
schaffende Kommunikations- und Kooperationsstrukturen eingeschleust wird.
Von daher kommt dem Konzept einer lernenden Organisation auch eine Mo-
dellfunktion für Personalentwicklungsstrategien zu.

In mehreren Aspekten erscheint die theoretische Begründungsbasis des
Konzepts einer lernenden Organisation indessen unterkomplex; zum einen
hinsichtlich dessen, wodurch sich Lernprozesse evolutionär auszeichnen, zum
anderen hinsichtlich dessen, dass kulturelle Lernprozesse bei der Entwicklung
von Organisationen zwar eine zentrale Rolle spielen, allerdings der Gefahr einer
einseitigen Kanalisierung unterliegen.

Im Anschluss an Habermas (1981, Bd. 1, 72 f.) kann man sich Typik und
Struktur von Lernprozessen sowohl im Hinblick auf M. Webers universalhis-
torische Analysen externer Faktoren wie auch auf Piagets entwicklungspsy-
chologische Untersuchungen interner Faktoren klarmachen. Beiden Erklä-
rungsansätzen zufolge handelt es sich bei Lernprozessen um einen evolutionä-

ren Vorgang der Ausdifferenzierung kognitiver Strukturen und Deutungssysteme dessen, was in der objektiven Welt des Faktischen als wahr, in der praktisch-sozialen Welt als normativ richtig und gerecht und in der subjektiven Welt des Ästhetischen als authentisch und schön gilt. Lernprozesse sind ferner charakterisiert durch einen zunehmenden Grad an Reflexivität. Dies besagt, dass Geltungsansprüche eines Wissens nicht mehr qua Tradition gesichert sind, sondern dass sie begründet werden müssen und kritisch überprüft werden können. Gesellschaftlich institutionalisiert werden Lernprozesse in Form spezialisierter und zugleich segmentierter Expertenkulturen. Lernprozesse vollziehen sich schließlich in einer arbeitsteiligen Ausdifferenzierung von Funktionen der materiellen Produktion und sozialen Reproduktion in entsprechenden Subsystemen mit jeweils auf bestimmte Teilfunktionen spezialisierten Organisationsgebilden. Sie führen zu einer Effektivitätssteigerung organisierten Handelns nicht nur in Institutionen der materiellen Produktion, sondern auch der sozialen Sicherung des Lebens (ebd., 109).

Rationalisierung: Formalisierung und Versachlichung
Evolutionstheoretischen Ansätzen zufolge wird in Lernprozessen das kognitive Potential einer gleichermaßen kulturellen wie gesellschaftlichen Rationalisierung entbunden. Probleme ergeben sich freilich dann, wenn dieses kognitive Potential einer Rationalisierung auf lediglich instrumentelle Aspekte begrenzt, das gesellschaftliche Rationalisierungsprofil damit einseitig auf abgespaltene Funktionen einer technischen bzw. ökonomischen Rationalisierung beschränkt wird. Solchermaßen funktional spezialisierte moderne Organisationssysteme tragen zwar zu einer erheblichen Leistungssteigerung gesellschaftlicher Arbeit bei – offensichtlich aber nur dadurch, dass die Koordinationsprinzipien organisierten Handelns gegenüber den moralisch-praktischen Orientierungshorizonten einer auf wechselseitige Verständigung angelegten kommunikativen Alltagspraxis abgespalten und auf rechtlich verankerte, zweckrationale Steuerungsimperative (ökonomisches Wachstum, private Wertschöpfung, technische Innovation, rationale Planung und Steuerung privater/öffentlicher Leistungen) umgestellt werden. Dies wiederum ist der Grund, warum hochgradig versachlichte Organisationen dahin tendieren, sich gegenüber den sittlichen Motiven ihrer Mitglieder eigentümlich indifferent zu verhalten, indem sie ihre Angehörigen zu bloßen Leistungs- und Rollenträgern neutralisieren. Eindrucksvoll lässt sich dieser Prozess am Schicksal diakonischer Krankenhäuser in den 1950er und 1960er Jahren des letzten Jahrhunderts ablesen (vgl. dazu den Beitrag von Kreutzer in diesem Band).

Strukturell erfolgt damit Rationalisierung zum einen als *Formalisierung*, indem Organisationszwecke und die durch sie definierten Handlungsimperative von den kompakten Sinngehalten kultureller Umwelten abgekoppelt werden;

zum anderen als *Versachlichung*, indem kulturell überlieferte Sinngehalte im Bezugssystem organisatorischer Zwecke gleichsam zu Ideologien neutralisiert und auf diese Weise wiederum in Organisationsprogramme überführt bzw. mitorganisiert werden. Auf diesem Wege werden systemische Bedingungen geschaffen, die es erlauben, Organisationsziele rational zu realisieren und den Systembestand je nach Umweltveränderungen durch Modifikation von Organisationszwecken zu sichern (vgl. Gabriel 1979, 99 ff.).

Diesen Vorgang kann man sich an augenblicklichen selbstläufigen Entwicklungstrends der Organisation Krankenhaus etwa so klarmachen: Im Zuge fortschreitender technisch-ökonomischer Rationalisierungen bleiben die auf Erhalt bzw. Wiederherstellung von Gesundheit ausgerichteten Organisationszwecke als zentrale Legitimationsgrundlage zwar bestehen. Gleichzeitig gehen aber durch Veränderungen struktureller Rahmenbedingungen privatwirtschaftliche Prinzipien ökonomischer Wertschöpfung in der Weise in Führung, dass sie das in den Sinnwelten der Organisationsmitglieder kulturell verankerte heilkundliche Ethos zu einer motivationsbeschaffenden Hintergrundideologie der Institution (z. B. als Leitbild) neutralisieren. Auf die mit einem solchen bürokratisch-technischen Rationalisierungsprofil von Medizin und Pflege häufig verbundenen habituellen Deformationen ist mehrfach hingewiesen worden (vgl. die Beiträge von Hülsken-Giesler, Manzeschke und Slotala in diesem Band)[14].

Bürokratisierung: Kolonialisierung von Expertenkulturen
Dem oben beschriebenen einseitigen Rationalisierungsprofil nach scheinen moderne Organisationsgebilde auf eine eigengesetzliche Entwicklungslogik festgelegt zu sein. Probleme stellen sich v. a. dann ein, wenn hochformalisierte Organisationswelten in die sensiblen Bereiche einer von Haus aus auf gegenseitige Verständigung ausgerichteten lebensweltlichen Alltagspraxis eindringen und diese auf technisch-ökonomische bzw. rechtliche Steuerungsimperative umpolen. Es handelt sich hierbei um Phänomene einer »Kolonialisierung der Lebenswelt« (Habermas 1981, Bd. 2, 489 ff.), die sich im Übrigen auch im System gesundheitlicher Versorgungseinrichtungen als *Deformation* eines auf kommunikative Verständigung angewiesenen professionellen Handelns auffinden lassen (Stichwort: »Therapeutokratie«).

---

14 Manzei (2009) konnte in ihrer Untersuchung bestimmter Auswirkungen informationstechnischer Vernetzungen ärztlichen und pflegerischen Handelns in der Intensivmedizin zeigen, dass »durch das Zusammenspiel von Technisierung (in diesem Fall der Computerisierung der stationären Arbeit), Standardisierung (medizinische Scores) und Ökonomisierung (neue betriebswirtschaftliche Kennzahlensysteme) in der stationären Praxis Sachzwänge entstehen, die das Entscheidungsverhalten der Pflegenden und Ärzte nachhaltig beeinflussen und verändern.« (Manzei 2009, 50).

Im Zuge eines mindestens 200-jährigen Modernisierungsprozesses (vgl. den Beitrag von Stollberg in diesem Band) haben sich Einrichtungen des Gesundheitswesens zu einem funktional spezialisierten und professionalisierten Teilsystem wissenschaftlich-praktischer *Expertenkulturen* entwickelt. Diese werden nochmals auf höherer, politisch-administrativer Ebene einer wissenschaftlichen Beobachtung unterzogen, bspw. durch Expertisen einer »Konzertierten Aktion« zur Kostendämpfung im Gesundheitswesen, des heutigen Sachverständigenrates zur Begutachtung der Entwicklung im Gesundheitswesen (vgl. Raphael 1998). Dabei folgen Expertenkulturen einem charakteristischen Trend der zunehmenden Abkapselung eines hoch spezialisierten Wissens gegenüber den lebensweltlichen Deutungshorizonten einer Alltagspraxis. Von einer Kolonialisierung wissenschaftlicher Expertenkulturen im Gesundheitswesen kann allerdings erst dann gesprochen werden, wenn *zwei Prämissen* erfüllt sind: (a) Unter krisenhaft verschärften Umweltbedingungen (das können z. B. wachsende Probleme gegenwärtiger Finanzierungsgrundlagen sein) kommt es zu einer modifizierenden Angleichung von Organisationszwecken an Steuerungsimperative von Ökonomie und planender Verwaltung. (b) Es werden gesundheitliche Problembestände vorrangig, möglicherweise sogar ausschließlich unter instrumentellen Aspekten eines technischen Verfügungswissen bearbeitet und auf diesem Wege zugleich kommunikativ strukturierte *professional-client*-Beziehungen zusehends verdinglicht. Das heißt: nicht mehr die Begegnung zwischen Arzt resp. Pflegefachkraft und Patient steht im Mittelpunkt einer wesentlich der Kommunikation persönlicher Anliegen dienenden Beziehung, sondern lediglich der Austausch medizinisch-technisch abstrakter Informationen: »Der Arztkontakt war bis weit in das 19. Jahrhundert hinein Bestandteil einer komplexen sozialen Szenerie, die gleichermaßen von Ärzten, Patient und umstehendem ›Publikum‹ bestimmt wurde, und er lässt sich daher mit der modernen Kategorie der ›Arzt-Patient-Beziehung‹ auch nur unzureichend charakterisieren.« Dies ändert sich erst mit der Hospitalisierung des Kranken und der Medikalisierung der Gesellschaft. »Erst jetzt entwickelt sich eine auf die polare Kerndyade von Arzt und Patient zentrierte therapeutische Beziehung. Sowohl im Krankenhaus als auch in der ambulanten Sprechstundenpraxis ist der Patient aus seinen alltäglichen Handlungsbezügen herausgelöst. Das hat unmittelbare Folgen für die Machtverhältnisse zwischen Arzt und Patient. In diesen primär medizinischen Handlungskontexten ist der Patient institutionellen Regulierungen unterworfen und verliert die umfassende Kontrolle, die ihm – zusammen mit den ›Umstehenden‹ – um 1800 noch zukam.« (Lachmund/Stollberg 1995, 222 f.).

Phänomene einer Kolonialisierung professioneller Handlungssysteme zeigen sich momentan in einer wachsenden *Bürokratisierung* heilberuflichen Handelns auf der Grundlage eines technischen Objektbegriffs des Patienten, und zwar

nach dem prototypischen Vorbild mechanischer Regelgesetzlichkeiten reibungslos arbeitender Maschinen mit entsprechend distanzierten Wahrneh-
mungs- und Verhaltensmodellen (vgl. Hülsken-Giesler 2008). In den Hand-
lungsbereichen von Medizin und Pflege drückt sich ein wachsender Bürokra-
tismus v. a. mit zwei strukturbildenden Effekten aus: im feinmaschigen Werk
konditionaler Verhaltensprogramme und Richtlinien mit der ihnen eigentüm-
lichen Dialektik von Sicherheit und Entmündigung sowie in Komplementär-
phänomenen eines zunehmenden Grads der *Industrialisierung:* der Typisierung
des Leibes als biochemische Maschine, der Standardisierung von Krankheiten
zu »Fällen«, der Entkopplung der Einheit von Persönlichkeit und systemati-
siertem Wissen (so bereits die kritischen Beobachtungen von Ridder 1988).
Konditionale Verhaltensprogramme erzeugen Illusionen einer durchgängigen
Manipulierbarkeit und Beherrschbarkeit von Naturprozessen, sie untergraben
dabei jedoch gleichzeitig das klassische, im wesentlichen vorindustriell im
Horizont einer *bedside medicine* geprägte Verständnis als Profession.

5.2   Patientenwelten

Welche Wirkungen haben nun die vorstehend beschriebenen Transformationen
der Organisationswelt auf die Welt des Patienten, auf die Wahrnehmung und das
subjektive Erleben einer Krankheit als »innere« Welt? Zur Erklärung dessen
werden wir uns im Folgenden bestimmter systemtheoretischer Annahmen,
freilich in einer kritischen Wendung, bedienen.

Krankheit und Krankheitserleben als »innere« Welt
Knüpft man an eine bereits oben aufgegriffene evolutionstheoretische Einsicht
von Habermas an, so besteht ein Charakteristikum bürokratischer Organisationen darin, dass sie ihr Rationalitätspotential nur einseitig ausschöpfen. Dies
ist vor allem einem funktionellen Schematismus von Organisationen geschuldet,
der darin besteht, die in der Regel vorzufindende Komplexität eines Sachver-
haltes (beispielsweise eines klinischen »Falles«) auf ein für die Organisation
relevantes Teilproblem zu reduzieren (z. B. in Form einer diagnostischen Klassifikation) und dieses wiederum durch Anwendung einer für genau dieses
Teilproblem vorgesehenen Regel (das kann ein detailliertes Behandlungspro-
gramm, aber auch eine einfache Rechtsvorschrift sein, beides abgeleitet bspw.
aus einem globalen »Versorgungsauftrag«[15]) zu schematisieren. Diesen hoch-

---

15 Auf das Fehlen eines sozialrechtlich eindeutig und dezidiert formulierten pflegerischen
   Versorgungsauftrags – mit Ausnahme des SGB XI, dessen pflegerische Aufgaben- und

abstrakten Problemlösungsmechanismen korrespondieren auf kognitiv-emotionaler Ebene ärztlicher Behandler, aber oftmals auch des pflegerischen Betreuungspersonals, Formen einer – wie Luhmann (1975) sagt – »selektiven Nichtbeachtung«. Aus der bürokratischen Perspektive eines Organisationssystems, wie beispielsweise des Krankenhauses, lässt sich die Welt des Patienten nur mehr als ein Subsystem seiner organisatorischen Umwelt betrachten. Anders verhält es sich aus der Binnenperspektive der (Erlebnis-)Welt des Patienten, die ihrerseits eine irreduzible Komplexität dynamisch ineinander greifender biopsychosozialer Einflussfaktoren bildet, deren Bearbeitung bekanntlich nur unter Inkaufnahme zusätzlicher pathologisierender Wirkungen auf ein bürokratisch formalisiertes Regelsystem umgestellt werden kann.

Auf diesem Hintergrund erweist sich bereits das auf Parsons (1968) zurückgehende medizinische Konzept als inkommensurabel. Ihm zufolge ist der Status des Patienten funktionalistisch durch eingeschränkte Arbeits- und Leistungsfähigkeit infolge einer körperlichen oder auch psychischen Krankheit definiert, für deren Behandlung entsprechend ausgearbeitete Programme zur Verfügung stehen und in Anspruch genommen werden sollen. Zu kurz greift dieses Konzept insofern, als Krankheiten, Leiden, Behinderungen, überhaupt Phänomene körperlicher und geistiger Störungen oder Abbauprozesse, zu tiefgreifenden Veränderungen in der subjektiven Erlebniswelt der Betroffenen führen und in nicht seltenen Fällen von schwerwiegenden lebensgeschichtlichen Krisen begleitet werden, von denen das soziale Umfeld in unterschiedlichem Grade mitbetroffen ist.

Bei Krankheiten, Behinderungen oder Gebrechen handelt es sich nicht nur um objektivierbare, durch jeweils ausgearbeitete Klassifikationssysteme und Behandlungsprogramme schematisierbare Sachverhalte. Sie gehen vielmehr, auf phänomenaler Ebene, mit Dekompositionen einer leiblich-seelischen Einheit einher, die ihrerseits sich ontogenetisch über eine wechselseitig Verschränkung des Menschen mit seiner Mit- und Umwelt aufbaut. Mit dem Erleben von Krankheiten sind daher zumeist auch elementare psychophysische Veränderungen assoziiert: Verfremdungen des eigenen Leibes und des Selbst, perspektivisches Zusammenschrumpfen des Wahrnehmungsfelds und Einengungen zielgerichteten Handelns auf die Existenzmitte (Plessner 1928, 288 ff.). Empfindungen körperlicher Verletzbarkeit und seelischer Schutzlosigkeit gehören zu den am stärksten bedrängenden Erfahrungen des Krankseins.

Überdies können Kranke zu sich selbst, zu ihren (nicht nur körperlichen) Krankheiten in keinem vergleichbaren Maße, wie etwa Gesundheitsexperten, eine distanziert-objektivierende Einstellung einnehmen. Das Selbstempfinden

---

Funktionszuschreibungen »janusköpfigen« Charakter haben – macht Bartholomeyczik in ihrem Beitrag für diesen Band aufmerksam.

oftmals zunächst nur diffuser Krankheitsanzeichen (Unwohlsein, Schmerzen) ist vermittelt und unmittelbar zugleich, an den empfindenden Leib elementar gebunden, weshalb der psychophysische Dualismus sich diesen Phänomenen gegenüber als völlig inadäquat erweist. Diese Tatsache gilt es im Übrigen nicht nur bei der Erörterung des Freiheitsproblems des Kranken zu berücksichtigen (vgl. Mitscherlich 1968, Benner u. a. 1994), sondern auch bei der Achtung autonomer Ansprüche des Willens und der Selbstvertretung (vgl. Illhard 2008).

Auf Grund der Tatsache, dass Krankheiten stets mit einer je individuellen Erlebnisqualität assoziiert sind, ergeben sich Grenzen ihrer medizinisch-naturwissenschaftlichen Objektivierbarkeit. Sie sind vielmehr auch eine »innere Realität«: Der Kranke fühlt sich situativ betroffen; die Krankheit hat für sein biographisch entwickeltes Selbst, sein Lebens- und Wertkonzept, eine subjektive Bedeutsamkeit. Die individuelle Totalität eines sich vielschichtig auf psychosozialer und kognitiv-emotionaler Ebene differenzierenden Krankheitserlebens lässt sich deshalb nur begrenzt in distanzierter Einstellung einer Außenperspektive, sondern zureichend nur durch Perspektivenverschränkungen auf dem Wege einer existenziellen Teilnahme interpretativ erschließen (vgl. Benner/ Wrubel 1997, 25 ff.; jetzt auch den Beitrag von Hülsken-Giesler in diesem Band). Daraus ergibt sich die Notwendigkeit, die durch institutionell vorgefertigte Problemdefinitionen und Problemlösungsprogramme festgelegten professionellen Wahrnehmungshorizonte zu öffnen; Kommunikationsmedien im Horizont einer alltagssprachlich vermittelten Lebenswelt zu erweitern. Denn allein im Interpretationshorizont der Welt des Patienten lässt sich der je individuelle Sinn- und Bedeutungsgehalt eines Krankheitsereignisses und seines Erlebens kommunizieren (vgl. Remmers 2000, 309).

Macht- und Abhängigkeitsverhältnisse
Zum Problem einer Inkommensurabilität hoch formalisierter Organisationswelten und der subjektiven Erlebniswelt von Patienten tritt eine weitere strukturbedingte Schwierigkeit hinzu. Alle Formen sozialer oder therapeutischer Hilfe sind durch asymmetrische Beziehungen zwischen Hilfeempfängern und denen, die Hilfe anbieten, gekennzeichnet. Sie stellen sowohl von den gegenständlichen Voraussetzungen (Leiden, Hilfsbedürftigkeit) als auch von den strukturellen Bedingungen (fachliche, institutionell hierarchisierte Expertenmacht) her ein Ungleichheitsverhältnis dar, das im Rahmen rechtlicher Ordnungen und ethischer Normen kontrolliert werden soll. Im Bereich der medizinischen Versorgung werden *professional-client*-Beziehungen durch einen Behandlungsvertrag zwischen niedergelassenem Arzt und Patienten oder, im Falle der stationären Aufnahme, durch einen Krankenhausbehandlungsvertrag geregelt, mit dem Leistungen sichergestellt und persönliche Ansprüche des Patienten garantiert werden (Oltmanns 1995). Diese vertraglichen Regelungen

werden wiederum, was insbesondere die zivil- und strafrechtlichen Implikationen sämtlicher ärztlicher und nichtärztlicher Behandlungsmaßnahmen betrifft,[16] in den Einrichtungen des medizinischen Versorgungssystems durch arbeits- bzw. dienstrechtliche Vorschriften ergänzt. Diese Vorschriften bilden das formale Regulativ eines professionellen Dienstleistungsverhältnisses.

Freilich lässt sich das im Dienstleistungsverhältnis angelegte machtstrukturelle Ungleichgewicht noch nicht hinreichend durch Beachtung zivil- und strafrechtlicher Normen ausgleichen. Zunächst stellt jedes Dienstleistungsverhältnis ein in der fachlichen Wissens- und Definitionsmacht des Experten fundiertes Abhängigkeitsverhältnis dar. Dieses Abhängigkeitsverhältnis kann nur dadurch *legitimiert* werden, dass der *Bereitschaft* des Patienten, an der »professionellen Enklave« teilzunehmen, selbst kein Machtgefälle zugrunde liegt, sondern ein Vertrag. Durch die Vertragsform wird ein zeitlich befristetes, grundsätzlich jederzeit auflösbares Abhängigkeitsverhältnis eingegangen. Die allen Vertragsverhältnissen eigentümliche Dialektik von Rechten und Pflichten, Schutz und Gehorsam relativiert sich hier in der Weise, dass die im Kontext des Vertragsverhältnisses ausgeübte legitime Macht an den Willen des Patienten gebunden bleibt. Der Patient bleibt also grundsätzlich autonom; er akzeptiert die Definitionsmacht des Experten und unterwirft sich dem professionellen Regelsystem zum Zwecke der Einschränkung oder Behandlung seines Leidens *nicht vorbehalt- oder grenzenlos.*

Um diese Voraussetzung zu erfüllen, muss das der »natürlichen Einstellung« einer unmittelbaren Lebenspraxis enthobene Expertenwissen resp. Expertenhandeln grundsätzlich mit alltagsweltlichen Deutungszusammenhängen vermittelt, der Sinn von Interventionen in genau diesem Medium transparent gemacht werden. Ferner gebietet es der Respekt vor der Autonomie des Patienten, dass der Zweck therapeutischer Maßnahmen mit einem im lebensweltlichen Horizont verankerten Verständnis von Gesundheit/Lebensqualität zur Deckung gebracht wird. Ist diese Sinnhaftigkeit für das Alltagsleben nicht mehr gegeben, reagieren Patienten bzw. Klienten in der Regel mit *Legitimationsentzug* (vgl. Müller 1991, 34 ff.). Im Hinblick auf diesen latenten Widerspruch unterschiedlicher (professioneller, alltagsweltlicher) Sinnprovinzen erweist sich die konstitutive Schwäche formalrechtlicher Steuerungs- und Kontrollnormen. Sie bergen die Gefahr bürokratischer Orientierungen und bedürfen daher einer Ergänzung ethischer, intersubjektiv anerkannter, im jeweiligen Einzelfall auf ihre Angemessenheit zu überprüfender Normierungen.

Im Gegensatz zum Medium abstrakten Rechts, innerhalb dessen sich das

---

16 Zum Beispiel: Aufklärungsanspruch und Einwilligungsvorbehalt des Patienten, *lex artis* im Sinne von Verhaltensmaßstäben »kunstgerechten Bemühens« (vgl. Laufs 1988, 193 ff., Oltmanns 1995).

machtstrukturelle Ungleichheitsverhältnis zwischen professionellen Akteuren und Patienten nur unzureichend kontrollieren lässt, bietet das Medium kommunikativer Verständigung erst die Chance, Abhängigkeitsverhältnisse nach Maßgabe wechselseitig konsentierter Handlungsziele zu regulieren. Dieser Koordinationstypus setzt zweierlei voraus: die im Rahmen eines neuzeitlichen moralischen Universalismus geltend gemachte Selbstbestimmung von Individuen (Patienten) muss als ethische Norm faktisch Anerkennung finden. Ihren Sinn erfüllen ethische Normen freilich nur dann, wenn sie, wie in denjenigen Fällen, in denen legitime Ansprüche von Individuen mit abstrakten rechtlichen Normen konfligieren, in prozedurale Normen einer situativen Abstimmung überführt werden können; wenn also anstelle abstrakter Lösungen konkrete Lösungen unter Berücksichtigung besonderer Umstände des Einzelfalls gesucht werden. Zu den vertragsrechtlich fundierten Kontrollnormen eines von Natur aus ungleichen sozialen Dienstleistungsverhältnisses müssen deshalb verantwortungsethische Normen der Angemessenheit und Vertretbarkeit konkreter Handlungen hinzutreten. Als wegweisend haben sich inzwischen die von Beauchamp und Childress (1979) entwickelten »Principles of Biomedical Ethics« wie: (1) *respect for autonomy*, (2) *nonmaleficence*, (3) *beneficence* und (4) *justice* erwiesen. In jedem konkreten Fall sind diese allgemein als gültig anerkannten Normen daraufhin zu prüfen, inwieweit die mit ihrer Realisierung verbundenen *Handlungsfolgen* gerechtfertigt werden können. Zu berücksichtigen ist dieses Prinzip der Kontextualität v. a. im Hinblick auf spezifische Phänomene des Krankseins: des nicht seltenen Verlusts von Selbstkontrollen sowie der Einengungen des Wahrnehmungs- und Handlungsradius. Schränken sich mit dem Kranksein und dem Krankheitserleben Spielräume der Selbstvertretung und der Eigenverantwortlichkeit ein, so ergeben sich daraus Folgeprobleme, in welcher Weise sich dem persönlichen Willen des Patienten (auch als gemutmaßtem) zum Ausdruck verhelfen lässt. Dazu bedarf es interpretatorischer Deutungskompetenzen und dazugehörender Empathiefähigkeiten unter Verzicht auf eine dem Experten herkömmlich zugesprochene Definitionsmacht.

Die fortschreitende Institutionalisierung vertragsrechtlicher, zudem zivil- und strafrechtlich bewehrter Autonomie-Ansprüche des Patienten kann als ein Gegengewicht gegenüber manifesten Verselbständigungstendenzen therapeutischer Praktiken im Rahmen hochabstrakter Organisationslogiken verstanden werden. Dabei stellt sich allerdings die Frage, wie einem von Krankheit oder erheblichen Beeinträchtigungen Betroffenen bei reduzierter Kapazität der Selbstvertretung zur Wahrnehmung seiner individuellen Interessen, mithin seines persönlichen Willens verholfen werden kann. Gewiss können gegenwärtig v. a. in Aus- und Weiterbildungsprogrammen zu verzeichnende Bemühungen um eine Stärkung ethischer Kompetenz und damit verbundener Sensibilisierungen professioneller Akteure im Gesundheitswesen als ein Ausdruck der

»Humanisierung« der Krankenversorgung auf dem Hintergrund offensichtlich
schwer einhegbarer Bürokratisierungstendenzen interpretiert werden. Es stellt
sich aber eine bislang empirisch noch nicht beantwortete Frage, inwieweit
professionelle Akteure von der ihnen ohnehin seit jeher und sozusagen von Haus
aus zugeschriebenen Rolle der Advokation auch tatsächlich Gebrauch machen
können.

6. Zusammenfassung und Fazit

Die vorstehenden Überlegungen stellen den Versuch dar, neuere ökonomisch
sowie technisch induzierte Transformationsprozesse im Gesundheitssystem,
hier insbesondere im Bereich der pflegerischen Versorgung, im Rückgriff auf
soziologische Theoriebildung gehaltvoll zu erklären. Die Adoption analytischer
Begriffe aus dem Fundus insbesondere der soziologischen Klassik legt sich
schon aus dem Grunde nahe, dass für sie an der Schwelle zur gesellschaftlichen
Moderne und der durch sie entbundenen eigengesetzlichen Kräfte von Ökonomie und industrieller Technik das Verhältnis von Statik und Dynamik als
dialektisches Spannungsverhältnis konstitutiv ist. Hinsichtlich dieses Spannungsverhältnisses haben in der Geschichte soziologischer Theorie wiederum
anthropologische Theoreme stets besonderes Interesse auf sich gezogen, weil
mit ihnen jenes vermeintlich Statische, dem Mahlstrom gesellschaftlich ent-
grenzter Kräfte Entzogene repräsentiert zu sein schien. Transponiert in einen
analytischen Kontext der Pflegewissenschaft, stellt sich die Frage nach jenen
irreduziblen Bedingungen pflegerischen Handelns, die einzig um den Preis eines
vitalen, sowohl biologischen als auch sozialen Funktionsverlustes der Dynamik
technisch-ökonomischer Zentrifugalkräfte ausgeliefert werden können. Dabei
ist zugleich zu befürchten, dass auch die sozialpsychologischen Fundamente
beruflicher Motivation ausgewaschen werden.

Innerhalb einer geschichts- sowie sozialwissenschaftlich informierten Pflegewissenschaft in Deutschland sind erste Ansätze erkennbar, die sich mit Problemen sowohl der Ökonomisierung als auch der Technifizierung als zwei Ma-
nifestationsformen eines bereits mit der Neuzeit einsetzenden Prozesses der
Rationalisierung beschäftigen. Außer einer zwar wachsenden Anzahl deskrip-
tiver Untersuchungen und allenthalben vernehmbarer Klagen über Einschränkungen von Pflegeleistungen (usw.) als Folge des Ökonomisierungsdrucks und
einer Technifizierung bspw. in Gestalt der Digitalisierung von Versorgungsprozessen und -dokumenten mit dem Effekt, dass Therapie-Entscheidungen
zunehmend von professioneller Expertise abgelöst werden (verbunden mit einer
Entwertung hoch differenzierter Wahrnehmungs- und Urteilskapazitäten), sind
keine theoretisch weiterführenden und damit auch interdisziplinär anschluss-

fähigen Ansätze der Explikation erkennbar. Dieser defizitäre Sachverhalt schlägt sich auch in einem Mangel an profunden Deutungen von Effekten der Ökonomisierung wie auch der Technifizierung nieder.

Die entscheidende Frage zukünftiger empirischer Forschung und Theoriebildung wird sicher darin bestehen, sowohl theoretisch voraussetzungsvolle Annahmen als auch daraus ableitbare analytische Einstellungen und Perspektiven zu klären, unter denen sich Transformationsprozesse, deren Eigenschaften und Effekte präzise beobachten und erläutern lassen. Eine weitere Frage wird darin bestehen, auf welche normativen Prämissen sich das Beurteilungssystem gründet, vermittels dessen Transformationseffekte bewertet werden. Eine gegenwärtig offensichtlich vorherrschende Option lautet, Veränderungen an rein technischen Kriterien eines Zuwachses von Kontroll- und Manipulationsmöglichkeiten biologischer wie auch organisatorischer Prozesse zu bemessen. In der Medizingeschichte haben solche Optionen – zumindest auf den ersten Blick – zu wissenschaftlichen Imprägnierungen einer in der Vergangenheit zumeist heroisch aufgeladenen Erfolgsgeschichte des eigenen Faches geführt. Davon heben sich kritische Ansätze ab, die gewissermaßen die *faux frais* eines eindimensionalen, ausschließlich auf ökonomische sowie organisatorische Rationalisierungsgewinne geeichten Modernisierungsprofils akzentuieren.

Ein Anknüpfen an Traditionen soziologischer Theoriebildung legt sich hier auch aus Gründen des in solchen Theorien thematisierten disparaten Verhältnisses von Individuum und Gesellschaft als *contrainte sociale* (E. Durkheim) nahe. Dies gilt vor allem in Hinblick auf manifeste Phänomene einer Auszehrung der für pures menschliches Überleben wie auch für die Reproduktion sozialen Lebens bestandswichtigen Strukturen (kommunikative Substanz eines auf Gegenseitigkeit und wechselseitiger Hilfe fundamental angewiesenen menschlichen Lebens). Für die Theoriebildung im Kontext der Pflegewissenschaft könnte sich das Anknüpfen an eine soziologisch wie auch geschichtswissenschaftlich informierte Anthropologie menschlicher Fürsorgeverhältnisse als wegweisend herausstellen, vor allem für eine Selbstverständigung über das »Proprium der Pflege« und ein daraus systematisch unter Einschluss kontingenter, historisch variierender (auch materieller) Kontextbedingungen zu begründendes Professionalisierungsprofil. (So wird man auch den Beitrag von Bartholomeyczik in diesem Band verstehen dürfen).

Ein wesentliches, in Zukunft erheblich zunehmendes Problem für die pflegewissenschaftliche Theoriebildung stellen Fragen einer ökonomischen Rationalisierung sämtlicher Felder pflegerischer Tätigkeiten und damit zusammenhängende Probleme der subjektiven Bewältigung ihrer Folgen dar. Mit Habermas' ›Theorie des kommunikativen Handelns‹ beispielsweise steht uns ein theoriegeschichtlich rekonstruierter kategorialer Ansatz zur Verfügung, vermittels dessen sich das strukturelle Eindringen der über Geld und Macht gesteuerten Systemimperative in hochsensible Bereiche der sozialen Integration und Reproduktion als ein Prozess der Funktionalisierung elementarer Lebensbereiche (bspw. in Form zunehmender Gewinnorientierung) und schließlich auch ihrer »Kolonialisierung« (bspw. in Form einer überbordenden, dysfunktionalen Verrechtlichung) mit erheblichen desintegrierenden Effekten genauer analysieren und in größere Trenddiagnosen moderner gesellschaftlicher Entwicklungen einordnen ließe.[17] So kommt auf empirischer Ebene Slotala (vgl. seinen Beitrag in diesem Band) bei seinen Untersuchungen zum verstärkten Eindringen betriebswirtschaftlichen Denkens und Handelns bei ambulanten Pflegediensten zu recht vielschichtigen Ergebnissen, die darauf hindeuten, dass Pflegefachkräfte bei zunehmenden Arbeitsbelastungen, zeitlichen Einschränkungen und Qualitätseinbußen ihr berufliches Selbstverständnis in Frage gestellt sehen, darauf aber nicht nur mit habituellen oder kognitiven Anpassungsleistungen reagieren, sondern – vereinzelt – auch zu subtilen Gegenstrategien greifen, die allerdings stark defensive Züge tragen. Die Befunde geben keinen Hinweis darauf, inwieweit sich in den teilweise »konfliktträchtigen« Reaktionsweisen bereits so etwas wie eine Dialektik der Rationalisierung als beruflicher Lernprozess anzukündigen scheint.

Schaut man sich dagegen die in dem Beitrag von Bartholomeyczik (in diesem Band) vorgenommene historische Zwischenbilanz genau an, so drückt sich darin in gewisser Weise sogar eine entmutigende Diagnose aus. Der nunmehr bald zweihundertjährige Prozess der beruflichen Ausdifferenzierung der Pflege wird wie ein Schatten von medizinisch-naturwissenschaftlichen, technischen sowie ökonomischen Modernisierungen und Rationalisierungen begleitet, auf die die Berufsorganisationen fachlich und professionspolitisch keine zukunftsweisenden Antworten haben finden können. Werden die Professionalisierungschancen ausschließlich in der Adaption an ein einseitiges, vorrangig (informations-)technisches und ökonomisches Modernisierungsprofil gesucht, so können damit vielleicht Prestigegewinne ohnehin kleiner, hoch spezialisierter Gruppen erzeugt werden. Damit wird aber das gerade an den Konfliktlinien zwischen zunehmender Systemrationalisierung (Monetarisierung und Bürokratisierung aller Institutionen der Gesundheitsversorgung) und einer Objektivierung und »Entweltlichung« der von Haus aus auf stabilisierende, sozial integrative Funktionen (einschließlich ihrer professionellen Übernahme) angewiesenen Lebensbereiche zu erwartende Lernpotential nur selektiv ausgeschöpft.

Im Grunde scheint es doch so zu sein, dass die Pflegeberufe von der Spezifik ihres Gegenstands und damit von den Voraussetzungen und den Formen ihrer

---

17 Vgl. dazu jüngst Friesacher 2009, der am Beispiel des Pflegemanagements vorschlägt, weitere theoretisch explanatorische Ansätze heranzuziehen.

Arbeit her (siehe oben Abschn. 4.1) an Strukturen einer sozialen Lebenswelt gekoppelt sind, mit der sie zugleich auch die für sie charakteristischen gegenwärtigen Desintegrations- und Erosionsprobleme (Überlastungserscheinungen, Sinnverlust usw.) teilen. Dabei handelt es sich um Störungen, die aus hartnäckigen Systemungleichgewichten, aber auch aus zugespitzten, zumal gesundheitspolitisch bedeutsamen Verteilungskonflikten erwachsen. Weil diese Probleme auf dem Wege einer weiteren Rationalisierungsspirale weder zu bearbeiten noch zu lösen sind, werden sie auf die Lebenswelt mit entsprechenden pathologisierenden Wirkungen abgewälzt (vgl. Habermas 1981, Bd. 2, 564 f.). Die Strukturen der Lebenswelt mitsamt ihren reproduktiven Funktionen sind aber zu fragil und folgen einer anderen Logik, als dass sie der in sie einbrechenden strukturellen Gewalt gesellschaftlich entbundener Systemimperative standhalten könnten. Damit stellt sich die Frage, in welchem Maße sich die lebensweltlich irreduzible Substanz pflegerischer Arbeit mediatisieren, instrumentalisieren und aushöhlen lassen kann, ohne selbst zu zerbrechen.

Unabweisbar drängt sich im Zeichen einer nunmehr seit Jahrzehnten bestehenden Dauerkrise des Gesundheitswesens der Gedanke auf, als seien Statik und Dynamik, nicht als ein verdinglichtes Kategorienpaar, sondern in ihrer wechselseitigen Beziehung und gegenseitigen Durchdringung, mehr denn je ein Thema auch der Pflegewissenschaft, gerade in historischer Perspektive. Die Transformation von Dynamik in Statik als das immer gleiche, dem Leben sich entfremdende Gesetz hatte Nietzsche in seiner Kritik sowohl der monumentalischen als auch der antiquarischen Geschichtsschreibung im Auge, an die es zu erinnern gilt: »Wer aber erst gelernt hat, vor der ›Macht der Geschichte‹ den Rücken zu krümmen und den Kopf zu beugen, der nickt zuletzt chinesenhaftmechanisch sein ›Ja‹ zu jeder Macht, sei dies nun die Regierung oder eine öffentliche Meinung oder eine Zahlen-Majorität, und bewegt seine Glieder genau in dem Takte, in dem irgend eine ›Macht‹ am Faden zieht.« (Nietzsche 1874, 168).

Literatur

Adorno, Th. W. (1961): Über Statik und Dynamik als soziologische Kategorien. In: Ders.: Soziologische Schriften I. Gesammelte Schriften, Bd. 8, Frankfurt a. M., 1972, 217 – 237.

Aries, M./I. Zuppiger Ritter (1999): Pflegende mit und ohne Burnout. Ein Vergleich. In: Pflege, 12. Jg., 83 – 88.

Bartholomeyczik, S. (1993): Berufliche Belastungen des Pflegepersonals. In: Neander, K.D./G. Meyer/H. Friesacher (Hg.): Handbuch der Intensivpflege, Landsberg/Lech, Kap. III-2.2, 1 – 10.

Bauer, U./A. Büscher (Hg.) (2008): Soziale Ungleichheit und Pflege. Befunde sozialwissenschaftlich orientierter Pflegeforschung. Wiesbaden.

Beauchamp, T. L./J. F. Childress (1979): Principles of Biomedical Ethics. New York, Oxford.

Benner, P. u. a. (1994): Moral Dimensions of Living with a Chronic Illness. Autonomy, Responsibility, and the Limits of Control. In: Benner, P. (Hg.): Interpretive Phenomenology. Embodiment, Caring and Ethics in Health and Illness. Thousand Oaks, London, New Delhi, 225–254.

Benner, P./J. Wrubel (1997): Pflege, Streß und Bewältigung. Gelebte Erfahrung von Gesundheit und Krankheit. Amerikanische Original-Ausgabe v. 1989. Bern u. a.

Borsi, G. M. (1994): Das Krankenhaus als lernende Organisation. Zum Management von individuellen, teambezogenen und organisatorischen Lernprozessen. Heidelberg.

Büssing, A. (1990): Streß und Streßbewältigung in der Krankenpflege. In: Pflege, 3. Jg., H. 2., 105–118.

Canfora, L. (2004): Der Bürger. In: Vernant, J.-P. (Hg.): Der Mensch der griechischen Antike. Essen, 140–179.

Ciompi, L. (1997): Zu den affektiven Grundlagen des Denkens. Fraktale Affektlogik und affektive Kommunikation. In: System Familie, 10. Jg., 128–134.

Döhler, M. (1997): Die Regulierung von Professionsgrenzen. Struktur und Entwicklungsdynamik von Gesundheitsberufen im internationalen Vergleich (Schriften des Max-Planck-Instituts für Gesellschaftsforschung, Köln; Bd. 30). Frankfurt a. M., New York.

Durkheim, E. (1973): Der Selbstmord. Original »Le Suicide« 1897 erschienen. Hg. v. H. Maus/F. Fürstenberg/F. Benseler. Neuwied und Berlin.

Enzmann. D./D. Kleiber (1989): Helfer-Leiden. Streß und Burnout in psychosozialen Berufen. Heidelberg.

Friesacher, H. (2008): Theorie und Praxis pflegerischen Handelns. Begründung und Entwurf einer kritischen Theorie der Pflegewissenschaft. Bd. 2 der Schriftenreihe Pflegewissenschaft und Pflegebildung, hg. v. H. Remmers. Göttingen.

Friesacher, H. (2009): Ethik und Ökonomie. Zur kritisch-normativen Grundlegung des Pflegemanagements und der Qualitätsentwicklung. In: Pflege & Gesellschaft, 14. Jg., H. 1, S. 5–23.

Gabriel, K. (1979): Analysen der Organisationsgesellschaft. Ein kritischer Vergleich der Gesellschaftstheorien Max Webers, Niklas Luhmanns und der phänomenologischen Soziologie. Frankfurt a. M., New York.

Gerlinger, Th. (2004): Entwicklung und Perspektiven der Gesundheitspolitik. In: Pflege und Gesellschaft, 9. Jg., H. 4, 133–137.

Grahmann, R./A. Gutwetter (1996): Konflikte im Krankenhaus. Ihre Ursachen und ihre Bewältigung im pflegerischen und ärztlichen Bereich. Bern u. a.

Gukenbiehl, H. L. (1998): Institution und Organisation. In: Korte, H./B. Schäfer (Hg.): Einführung in die Hauptbegriffe der Soziologie. 4. Aufl. Opladen, 97–113.

Habermas, J. (1981): Theorie des kommunikativen Handelns, Bd. 1: Handlungsrationalität und gesellschaftliche Rationalisierung; Bd. 2: Zur Kritik der funktionalistischen Vernunft. Frankfurt a. M.

Herzlich, C./J. Pierret (1991): Kranke gestern, Kranke heute. Die Gesellschaft und das Leiden. München.

Hontschik, B. (2006): Körper, Seele, Mensch. Versuch über die Kunst des Heilens. Frankfurt a. M.

Hülsken-Giesler, M. (2008): Der Zugang zum Anderen. Zur theoretischen Rekonstruktion von Professionalisierungsstrategien pflegerischen Handelns im Spannungsfeld von Mimesis und Maschinenlogik. Bd. 3 der Schriftenreihe Pflegewissenschaft und Pflegebildung, hg. v. H. Remmers. Göttingen.

Illhard, F. J. (Hg.) (2008): Die ausgeblendete Seite der Autonomie. Kritik eines bioethischen Prinzips. Berlin.

Jores, A. (1956): Der Mensch und seine Krankheit. Grundlagen einer anthropologischen Medizin. Stuttgart.

Koch, R. (1926): Der Anteil der Geisteswissenschaften an den Grundlagen der Medizin. In: Archiv für Geschichte der Medizin, 18. Jg., 273–301.

Kreutzer, S. (2005): Vom »Liebesdienst« zum modernen Frauenberuf. Die Reform der Krankenpflege nach 1945. Frankfurt a. M., New York.

Lachmund, J./G. Stollberg (1995): Patientenwelten. Krankheit und Medizin vom späten 18. bis zum frühen 20. Jahrhundert im Spiegel von Autobiographien. Opladen.

Laufs, A. (1988): Arztrecht. Schriftenreihe der NJW. 4. erw. Aufl. München.

Löwith, K. (1949/1953): Weltgeschichte und Heilsgeschehen. Die theologischen Voraussetzungen der Geschichtsphilosophie. In: Ders. (1983): Sämtliche Schriften, Bd. 2: Weltgeschichte und Heilsgeschehen. Zur Kritik der Geschichtsphilosophie. Stuttgart, 9–239.

Löwith, K. (1950): Natur und Geschichte. In: Ders. (1983): Sämtliche Schriften, Bd. 2: Weltgeschichte und Heilsgeschehen. Zur Kritik der Geschichtsphilosophie. Stuttgart, 280–295.

Löwith, K. (1957): Natur und Humanität des Menschen. In: Ders. (1981): Sämtliche Schriften, Bd. 1: Mensch und Menschenwelt. Beiträge zur Anthropologie. Stuttgart, 259–294.

Löwith. K. (1960): Mensch und Geschichte. In: Ders. (1983): Sämtliche Schriften, Bd. 2: Weltgeschichte und Heilsgeschehen. Zur Kritik der Geschichtsphilosophie. Stuttgart, 346–376.

Luhmann, N. (1975): Formen des Helfens im Wandel gesellschaftlicher Bedingungen. In: Otto, H.-U./S. Schneider (Hg.): Gesellschaftliche Perspektiven der Sozialarbeit. Erster Halbband. 3. Aufl. Neuwied, Darmstadt, 21–44.

Manzei, A. (2009): Neue betriebswirtschaftliche Steuerungsformen im Krankenhaus. Wie durch die Digitalisierung der Medizin ökonomische Sachzwänge in der Pflegepraxis entstehen. In: Pflege und Gesellschaft, 14. Jg., H. 1, 38–53.

Meleis, A. I. (1999): Pflegetheorie. Gegenstand, Entwicklung und Perspektiven des theoretischen Denkens in der Pflege. Bern u. a.

Mischo-Kelling, M. (1992): Eigenständige und gemeinsame Aufgaben im therapeutischen Prozeß aus pflegerischer und ärztlicher Sicht. In: Scharffenorth, G./K.-M. Schönhals (Hg.): Klinische Arbeit als kooperatives Handeln. Neuorientierungen im Krankenhaus. Arnoldshainer Protokolle 3/92, 39–57.

Mitscherlich, A. (1968): Über etablierte Unfreiheiten im Denken der unbewußten Freiheit. In: Ders.: Krankheit als Konflikt. Studien zur psychosomatischen Medizin I. 3. Aufl. Frankfurt a. M., 100–127.

Morse, J./C. Mitcham (1997): Compathy. The contagion of physical distress. In: Journal of Advanced Nursing, 26. Bd., 649–657.

Motyka, M./H. Motyka/R. Wsolek (1997): Elements of psychological support in nursing care. In: Journal of Advanced Nursing, 26. Bd., 909–912.

Müller, B. (1991): Die Last der großen Hoffnungen. Methodisches Handeln und Selbstkontrolle in sozialen Berufen. Weinheim, München.

Naunyn, B. (1909): Ärzte und Laien. In: Ders.: Gesammelte Abhandlungen, Bd. II. Würzburg, 1327 – 1355.

Neubeck-Fischer, H. (1994): Gesundheit als Pflicht. In: Rudolph, G. (Hg.): Medizin und Menschenbild. Eine selbstkritische Bestandsaufnahme. Tübingen, 86 – 97.

Nietzsche, F. (1874): Vom Nutzen und Nachteil der Historie für das Leben. Unzeitgemäße Betrachtungen II. In: Ders. (1964): Sämtliche Werke, Bd. 2. Stuttgart.

Oltmanns, M. (1995): Patientenrechte und Arzthaftung. Rechtliche Grundlagen und prozessuale Durchsetzung. In: Damkowski, W./S. Görres/K. Luckey (Hg.): Patienten im Gesundheitssystem. Patientenunterstützung und -beratung. Augsburg, 46 – 67.

Ostner, I./E. Beck-Gernsheim (1979): Mitmenschlichkeit als Beruf. Eine Analyse des Alltags in der Krankenpflege. Frankfurt a. M., New York.

Parsons, T. (1968): Definitionen von Gesundheit und Krankheit im Lichte der amerikanischen Werte und der Sozialstruktur Amerikas. In: Ders.: Sozialstruktur und Persönlichkeit. Frankfurt a. M., 323 – 366.

Piechotta, G. (2000): Weiblich oder kompetent? Der Pflegeberuf im Spannungsfeld von Geschlecht, Bildung und gesellschaftlicher Anerkennung. Bern u. a.

Plessner, H. (1928): Die Stufen des Organischen und der Mensch. Einleitung in die philosophische Anthropologie. 3. unv. Aufl. Berlin, New York 1975.

Pracht, G./U. Bauer (2009): Burnout im Klinikalltag. Empirische Erkenntnisse zur Emotionsarbeit, Stressbelastung und Klientenaversion in der pflegerischen und ärztlichen Tätigkeit. In: Pflege und Gesellschaft, 14. Jg., H. 1, 67 – 85.

Rabe-Kleberg, U. (1993): Verantwortlichkeit und Macht. Ein Beitrag zum Verhältnis von Geschlecht und Beruf angesichts der Krise traditioneller Frauenberufe. Bielefeld.

Raphael, L. (1998): Experten im Sozialstaat. In: Hockerts, H. G. (Hg.): Drei Wege deutscher Sozialstaatlichkeit. NS-Diktatur, Bundesrepublik und DDR im Vergleich. München, 231 – 258.

Regau, Th. (1961): Medizin auf Abwegen. Der Einbruch der Technik in die Heilkunst. 3. Auflage, München.

Remmers, H. (2000): Pflegerisches Handeln. Wissenschafts- und Ethikdiskurse zur Konturierung der Pflegewissenschaft. Bern u. a.

Remmers, H. (2009): Ethische Aspekte der Verteilungsgerechtigkeit gesundheitlicher Versorgungsleistungen. In: Bittlingmayer, H./D. Sahrai/P.-E. Schnabel (Hg.): Normativität und Public Health. Dimensionen gesundheitlicher Ungleichheit. Reihe ›Gesundheit und Gesellschaft‹. Wiesbaden, 111 – 133.

Remmers, H./J. Busch/M. Hülsken-Giesler (2004): Berufliche Belastungen in der onkologischen Pflege. In: Henze, K.-H./G. Piechotta (Hg.): Brennpunkt Pflege. Beschreibung und Analyse von Belastungen des pflegerischen Alltags. Frankfurt a. M., 16 – 47.

Ridder, P. (1988): Einführung in die Medizinische Soziologie. Teubner Studienskripte zur Soziologie, hg. von E. K. Scheuch und H. Sahner. Stuttgart.

Schmidt, H.-U./M. E. Riehle (2000): Pflege im Wandel. Ein Praxishandbuch für Führungskräfte im Krankenhaus. Berlin, Köln.

Schöne-Seifert, B./A. Buyx/J. S. Ach (Hg.) (2006): Gerecht behandelt? Rationierung und Priorisierung im Gesundheitswesen. Paderborn.

Slotala, L./U. Bauer (2009): »Das sind bloß manchmal die fünf Minuten, die fehlen.« Pflege zwischen Kostendruck, Gewinninteressen und Qualitätsstandards. In: Pflege & Gesellschaft, 14. Jg., H. 1, 54 – 66.

Stemmer, R. (2001): Anmerkungen zu wissenschaftstheoretischen Fragestellungen in Pflegewissenschaft und -forschung. In: Pflege & Gesellschaft, 6. Jg., H. 1, 1 – 7.

Stemmer, R. (2003): Pflegetheorien und Klassifikationen. In: Pflege & Gesellschaft, 8. Jg., H. 2, 51 – 58.

Weber, M. (1920): Religionssoziologie, Bd. 1. Tübingen.

Wedekind, E. (2000): Grammatik der Beziehungsarbeit. Zur systemischen Vernetzung von Pflege, Sozialpädagogik und Psychotherapie. In: Forum Supervision, 8. Jg., H. 16, 82 – 99.

Weizsäcker, V. von (1927): Über medizinische Anthropologie. In: Ders. (1987): Gesammelte Schriften, Bd. 5. Frankfurt a. M., 177 – 194.

Weizsäcker, V. von (1944): Grundlagen der Medizin. In: Ders. (1987): Gesammelte Schriften, Bd. 7. Frankfurt a. M., 7 – 28.

Weizsäcker, V. von (1948): Grundfragen Medizinischer Anthropologie. In: Ders. (1987): Gesammelte Schriften, Bd. 7, Frankfurt a. M., 255 – 282.

Wiesing, U. (1997): Medizin und Moral bei Richard Koch. In: Ethik in der Medizin, Bd. 9, H. 3. 134 – 150.

II. Historische Perspektiven

Gunnar Stollberg

Sozialer Wandel in der Krankenversorgung seit dem 19. Jahrhundert

Mit diesem Beitrag will ich keine neuen Forschungsergebnisse präsentieren, sondern einen breit angelegten Überblick über den Stand der Forschung zur Krankenversorgung im Deutschland der Moderne geben. Ich unterscheide dabei zwischen vier Beobachtungsebenen der Gesellschaft, wie sie in der Systemtheorie Luhmanns (1997) ausgearbeitet wurden und in der aktuellen Soziologie üblich sind: den Ebenen der Interaktion, der Sozialen Bewegung, der Organisation und der Gesellschaft.

1. Ebene: Interaktion

Im gebildeten Bürgertum war um 1800 die Devise weit verbreitet, sein eigener Arzt oder seine eigene Ärztin zu sein (Lachmund/Stollberg 1995, 60 ff.). Die Formulierung diätetischer Regeln und die Selbstmedikation bildeten einen Teil dieser Devise. Die Arzt-Patient-Interaktion war gegenüber anderen Formen sozialen Verkehrs nicht differenziert, sondern in eine Krankenbettgesellschaft (ebd. 1995, 124) integriert. Zu ihr gehörten Familienangehörige, Nachbarn, Freunde usw. Diese Gesellschaft fand im Hause des Kranken statt; der Arzt war nicht ihr Kommunikations- und Machtzentrum. Im Extremfall operierten Kranke mit zustimmender Beratung von Ärzten ihr Auge selbst. Auch waren die Grenzen der Nutzung akademischer Ärzte und populärer Heilerinnen und Heiler fließend. Die Pflege adliger und bürgerlicher Patienten oder Patientinnen fand, soweit möglich, in der Familie und im Hause des Kranken statt. Die bürgerliche Rollenteilung der Geschlechter fand hier insofern Bewährung, als vorrangig, wenn auch nicht ausschließlich, die Frauen pflegerisch tätig waren. Diese Verhältnisse wurden spätestens Ende des 19. Jahrhunderts auch in bildungsbürgerlichen Kreisen durch ein Arzt-Patient-Verhältnis abgelöst, das eine spezifische Interaktionsform repräsentiert. Der Arzt agiert nicht mehr im Haus des Patienten, vielmehr wird Letzterer in das medikalisierte Milieu der Arztpraxis geladen. Kranke entwickeln Vertrauen in die spezifischen Kenntnisse und Fertigkeiten akademischer Ärzte. Daraus resultiert die Bereitschaft, den Anordnungen der Ärzte Folge zu leisten. In so unterschiedlichen sozialen *Settings* wie der Praxis des Begründers der Naturheilverfahren, Vinzenz Prießnitz, für Bürgertum und Adel sowie der Krankenhausmedizin für die Unterschichten wurden diese modernen Verhältnisse vorbereitet. Die Arzt-Patient-Interaktion rückte ins Zentrum medizinischer Kommunikation. Parsons (1958) sollte diese Verhältnisse später als Rollengefüge vorstellen: Die Situation des Patienten sei durch Hilfsbedürftigkeit und Hilflosigkeit gekennzeichnet; persönliche Betroffenheit erschwere ein rationales Urteil. Dagegen könne der Arzt aufgrund seiner medizinischen Ausbildung helfen; eine universalistisch orientierte professionelle Ethik schütze Patientinnen und Patienten vor finanzieller und sexueller Ausbeutung von Seiten des Arztes.

Parsons' Systematisierung ist seit den 1970er Jahren als unrealistisch und paternalistisch kritisiert worden. Erstere Kritik (vgl. etwa Freidson 1970/1979) scheint allenfalls teilweise berechtigt, da Parsons ein Rollengefüge schildert, also komplementäre soziale Erwartungen, und nicht »die« Realität. Aktuelle Skandale bzw. Skandalisierungen ärztlichen Profitstrebens zeigen die Fortexistenz dieser Rollenerwartungen.

Die Paternalismus-Kritik hat zur Entwicklung zweier neuer Devisen zur Gestaltung des Arzt-Patient-Verhältnisses geführt: *Informed consent* und *shared decision making*. Beim *informed consent* bleibt die Expertenrolle des Arztes erhalten: Er benennt die therapeutischen Handlungsmöglichkeiten, spricht Empfehlungen aus, vergewissert sich aber der Zustimmung des Patienten. *Informed consent* als ethisches Konzept wurde nach den Nürnberger Ärzteprozessen entwickelt und ging als formalisierte verrechtlichte Praxis in den ärztlichen, vor allem den chirurgischen Alltag ein, was auch mit der Absicherung vor Kunstfehlerprozessen zusammenhängt (vgl. Marckmann/Bormuth 2000).[1]

Im Konzept des *shared decision making* sind die Arzt- und die Patientenrolle grundsätzlich egalisiert. Die therapeutische Entscheidung soll gemeinsam getroffen werden. Vorbild ist die partizipative Rolle des mündigen Staatsbürgers. Allerdings ist zu beachten, dass der einzelne Bürger an politischen Entscheidungen allenfalls mitwirkt und deren Ergebnisse ihn allenfalls als Mitglied einer größeren Gruppe mit betreffen, während der Patient an Entscheidungen mitwirkt oder mitwirken soll, die ihn persönlich und unmittelbar betreffen.

Die Idee des *shared decision making* kommt aus dem Kontext der gesund-

---

1 In der Historiographie ist die These vertreten worden (vgl. insbes. Katz 2002), bis in die zweite Hälfte des 20. Jahrhunderts habe zwischen Arzt und Patient hinsichtlich Diagnose und therapeutischen Maßnahmen ein Schweigen geherrscht, das Ausdruck paternalistischer Verhältnisse gewesen sei. Dagegen hatte bereits Pernick (1982) auf eine lange Tradition des *informed consent* verwiesen. Die deutsche Rechtstradition hatte seit 1894 chirurgische Eingriffe an eine Zustimmung der Patienten gebunden (vgl. Sauerteig 2000, Nolte 2006).

heitlichen Selbsthilfebewegung in den USA und Großbritannien. In den 1980er Jahren entwickelte die Medizinprofessorin Kate Lorig/Stanford University ein *Chronic Disease Self-Management Programme* (vgl. Lorig/Holman 1989, Lorig/Mazonson/Holman 1993). Es enthielt Techniken, mit Müdigkeit, Frustration, Schmerz umzugehen, mit Freunden effektiv zu kommunizieren etc. und fand viel Beachtung. In Großbritannien wurde 1983 das *College of Health*, das mit der *Consumers' Association* verbunden war, mit dem Ziel gegründet, die Interessen der Patientinnen und Patienten zu vertreten und sie stärker in die Belange der Gesundheitsversorgung einzubinden. Diese Konsumententerminologie erfuhr in den späten 1980er Jahren eine Thatcheristische Wendung: Medizinische Dienstleistungen werden dabei zu einer Ware, die – wie jede andere auch – effizient produziert und unter Wettbewerbsbedingungen eines freien Marktes konsumiert werden kann (Logan/Green/Woodfield 1989). Somit treten also auch Patientinnen und Patienten als *homines oeconomici* in Erscheinung, die sich als rationale Evaluatoren des Gesundheitssystems verhalten sollen (Meredith 1996). Die Idee, eine entsprechende Orientierung der Patienten und Patientinnen voranzutreiben, wurde 2001 vom *Department of Health* in einer Denkschrift »The Expert Patient« aufgenommen.[2] Dort lesen wir:

»Research and practical experience in North America and Britain are showing that today's patients with chronic diseases need not be mere recipients of care. They can become key decision-makers in the treatment process. By ensuring that knowledge of their condition is developed to a point where they are empowered to take some responsibility for its management and work in partnership with their health and social care providers, patients can be given greater control over their lives. Self-management programmes can be specifically designed to reduce the severity of symptoms and improve confidence, resourcefulness and self-efficacy.« (ebd., 5)[3]

In der angelsächsischen Entwicklung können wir einige Aspekte beobachten, die in der deutschen verstärkt werden: In der akademischen Diskussion werden Lösungsmöglichkeiten für Probleme chronisch Kranker entwickelt, die teils in der Gesundheitsselbsthilfebewegung zuvor thematisiert worden waren. Die Gesundheitspolitik (*health policy*) nimmt wiederum die akademische Diskussion und teils auch die Themen der sozialen Bewegung auf und transformiert sie in advokatorische Strukturen. Es erfolgt ein Übergang von akademischer Diskussion und sozialer Bewegung zu korporativ strukturierter *advocacy*: Nicht die

---

2 Ähnliche Gedanken verfolgt der *King's Fund* mit dem Programm *Promoting Patient Choice* (vgl. Richards 1998). In den USA propagiert die *United States Preventive Services Task Force* das *shared medical decision making* (vgl. Kaplan 2004).

3 Entsprechend wurden *self-management*-Programme für Arthritis, manische Depression und multiple Sklerose empfohlen.

Betroffenen agieren, sondern aus sozialer Bewegung hervorgehende sowie staatliche oder parastaatliche Organisationen handeln in deren Interesse.

Um das Jahr 2000 wurden die Impulse des *shared decision making* in Deutschland aufgenommen. In das die Belange der Krankenkassen regelnde Sozialgesetzbuch V wurde mit der Gesundheitsreform des Jahres 2000 eine Bestimmung eingefügt, die die Spitzenverbände der Krankenkassen verpflichtete, »im Rahmen von Modellvorhaben ... Einrichtungen zur Verbraucher- und Patientenberatung« einzurichten, »die sich die gesundheitliche Information, Beratung und Aufklärung von Versicherten zum Ziel« (§ 65 b) setzen. Eine Arbeitsgruppe der Stuttgarter Akademie für Technikfolgenabschätzung (vgl. Dierks u. a. 2001) vereinte Gesundheitswissenschaftler, Vertreter der Selbsthilfegruppen und Kommunalpolitiker unter der Programmatik »Gesundheitliche Kompetenz erhöhen, Patientensouveränität stärken«. Dieses Motto ist von vielen Gesundheitsämtern und zum Beispiel von der »Gesellschaft für Versicherungswissenschaft und -gestaltung« (2007) aufgenommen worden. Der Evaluationsbeirat im »Forum gesundheitsziele.de« hat 2006 das Konzept von Patientensouveränität näher zu umreißen versucht.

Diese und viele weitere Bestrebungen zur Implementation des *shared decision making* sind auf verbandlicher und politischer Ebene zu beobachten. Das zunächst auf der Mikroebene von Arzt/Ärztin und Patient/Patientin angesiedelte Konzept wurde um Aktivitäten auf der Meso- und der Makroebene ergänzt, die miteinander in einem korporativen Geflecht verbunden sind. Seit 2003 sind Patientenverbände im »Gemeinsamen Bundesausschuss«[4] vertreten. Dieser gesundheitspolitische Spitzen-Ausschuss ist eine eigenständige juristische Person des öffentlichen Rechts unter der Rechtsaufsicht des Bundesministeriums für Gesundheit. Zu seinen Hauptaufgaben gehört der Erlass von Richtlinien vor allem zur Qualitätssicherung in verschiedenen Sektoren des Gesundheitswesens. Die von ihm beschlossenen Richtlinien sind für alle Akteure der Gesetzlichen Krankenversicherung bindend. Der Gemeinsame Bundesausschuss besteht aus 21 Mitgliedern:

- neun Vertretern der Spitzenverbände der gesetzliche Krankenkassen,
- neun Vertretern der ärztlichen Spitzenverbände und
- drei »unparteiischen« Mitgliedern, häufig Wissenschaftlern.

Dazu kommen Patientenvertreter, die mit Antrags- und Beratungs-, nicht jedoch mit Stimmrecht ausgestattet sind. Gegenwärtig werden sie von folgenden Dachverbänden benannt:

---

4 Der Gemeinsamen Bundesausschuss ist Nachfolger der »Konzertierten Aktion im Gesundheitswesen«, deren korporatistischer Charakter bereits im Namen aufschien. Vgl. auch www.g-ba.de.

- dem Deutschen Behindertenrat,
- der BundesArbeitsGemeinschaft der PatientInnenstellen,
- der Deutschen Arbeitsgemeinschaft Selbsthilfegruppen e. V. und
- der Verbraucherzentrale Bundesverband e. V.

Diese Organisationen, so heißt es auf der entsprechenden Website, »bilden mit den in ihnen vertretenen Mitgliedern die Vielschichtigkeit der Patientenorganisationen und der Selbsthilfe ab« (Gemeinsamer Bundesausschuss 2008). Eine solche Aussage ist charakteristisch für korporatistische Politik, in der hoch aggregierte Verbände mit staatlichen Organisationen kooperieren. Dieses Politikmodell, das klassisch mit sozialdemokratischer Politikgestaltung verbunden war, wird häufig als immobil und die Betroffenen mediatisierend, jedenfalls als in der Krise befindlich bezeichnet (vgl. Streeck 2005, Weßels 2000).[5] In der Gesundheitspolitik scheint es jedoch auch nach dem Ende der sozialdemokratisch geführten Bundesregierung im Jahre 2005 dominant. Mit der gesundheitspolitischen Patientenbeteiligung wird jedenfalls ein Politikstil verbunden, der sich von den Welten der Betroffenen deutlich entfernen und organisatorisch ein Eigenleben gewinnen kann. *Empowerment*-Politiken gehen oft mit Zwang[6] Arm in Arm (vgl. Dingeldey 2006), und es entstehen neue Verwaltungseliten. Dass dieser Politikstil die Betroffenen – das sind tendenziell alle Bürger als Patienten, insbesondere aber Angehörige unterer sozialer Schichten, Arbeitslose etc. – mediatisiert und immobilisiert, kann insofern erwartet werden, als er ein *top-down*-Modell von Organisationen produziert und zugleich ärztliches Handeln normalisierende Politikinteressen einschließt: 2004 wurde das Amt einer Beauftragten der Bundesregierung für die Belange der Patientinnen und Patienten eingeführt.[7] Sie sieht ihre Aufgabe u. a. darin, für die Patienten und Patientinnen mehr Transparenz und Qualität(ssicherung) im Gesundheitswesen zu erreichen.

Die Richtlinien-Politik des »Gemeinsamen Bundesausschusses« wird im »Programm für Nationale VersorgungsLeitlinien« fortgeführt, das die ärztlichen Spitzenverbände tragen und an dem sich die Selbsthilfedachverbände beteiligen. In diesem Programm geht es speziell um die Erarbeitung von »PatientenLeitlinien«, das heißt um die Bereitstellung einer »Entscheidungshilfe über die angemessene ärztliche Vorgehensweise bei speziellen gesundheitlichen Problemen«, die auf evidenzbasierter Medizin beruht (Programm für Nationale Versorgungsleitlinien 2007).[8]

---

5 Jessop (1990, 124–126) schrieb bereits 1990 über Grenzen des Korporatismus und deutete ihn später als *workfare*-Strategie, d. h. als Übergang zu einer rigiden Form von Sozialpolitik.
6 Ein Beispiel ist der Arbeitszwang für Arbeitslose.
7 Das Amt hat seit 2004 die SPD-Politikerin Dipl.-Psych. Helga Kühn-Mengel inne.
8 Vgl. Vogd (2002, 306) zur *evidence based medicine*.

Diese korporatistisch strukturierte *advocacy* kann sich nur begrenzt auf empirische Studien zu Patientenwünschen berufen. Coulter/Magee (2003) zeigen, dass Klagen über das Kommunikationsverhalten der Ärzte und Ärztinnen europaweit verbreitet sind, diese aber dem Vertrauen in die medizinische Sach- und Entscheidungskompetenz keinen Abbruch tun. Von den Ärzten unabhängige Informationsquellen werden vergleichsweise selten genutzt. Auch wenn *shared decision making* von einer knappen Mehrheit der befragten Patienten befürwortet wird, bleibt der kritische Impetus dieser Meinung aus, denn die Hälfte der Befürworter sieht das Konzept als im Verhältnis zu ihren Ärzten realisiert an. Zwischen dem Informationsbedürfnis vieler Patienten und der weniger ausgeprägten Bereitschaft zu *shared decision making* besteht ein Spannungsverhältnis. Empirische Studien lassen sich dahingehend resümieren, dass die meisten Patienten ein hohes Informations-, jedoch ein geringeres Teilhabebedürfnis an Entscheidungen ausprägen (vgl. Stollberg 2008).[9] Patienten beziehen Informationen insbesondere bei chronischen oder bedrohlichen Erkrankungen zwar zunehmend aus dem Internet. Dennoch will der »informierte Patient« vor allem durch (seine jeweiligen) Ärzte informiert werden und holt auch deren Meinung zum andernorts (z. B. im Internet) erworbenen Wissen ein. Er hält es für die Aufgabe der Experten, Handlungsempfehlungen auszusprechen und letztlich Therapieentscheidungen zu fällen und zu verantworten. Die therapeutische Entscheidung wird von den Ärzten erwartet. Sie sollen als Experten auch die Verantwortung tragen.

2. Ebene: Soziale Bewegung

Auf die Selbsthilfe-Bewegung bin ich im vorigen Abschnitt bereits eingegangen. Sie gerierte sich in den 1970er und 1980er Jahren alternativ und anti-professionell, kooperiert aber seit den 1980er Jahren zunehmend in komplementärer Weise mit der Ärzteschaft bei der Bewältigung insbesondere chronischer Krankheiten (Kickbusch/Trojan 1981). In jeder Arztpraxis gibt es zumindest Kontaktadressen zu Selbsthilfegruppen. Diese sind inzwischen korporativ in das Krankenversorgungssystem einbezogen.

Eine historisch frühere weit verbreitete soziale Gesundheitsbewegung stellte die Naturheilbewegung dar, die sich seit den 1880er Jahren in Vereinsform organisierte. Der »Deutsche Bund der Vereine für naturgemäße Lebens- und

---

9 Dagegen fassen Loh u. a. (2007, A 1483) diese Studie dahingehend lapidar zusammen, »dass Patienten mehrheitlich bei Behandlungsentscheidungen im ärztlichen Gespräch explizit beteiligt werden wollen«. Diese Schlussfolgerung ist jedoch unsinnig. Man muss schon beachten, wie dieser Wunsch näher ausgeprägt ist.

Heilweise« stand in der wasserheilkundlichen Tradition des aus bäuerlicher Familie stammenden Vinzenz Prießnitz. Der Bund erreichte 1913 seine maximale Mitgliederzahl: 148.000 Mitglieder waren in 885 Lokalvereinen organisiert. Deren Aktivitäten bestanden überwiegend in Vorträgen zur naturheilkundlichen Therapie, häufig auch zur allgemeinen Hygiene und zu Problemen der Sexualität. Sie betrieben Licht- und Luftbäder etc. (vgl. Stollberg 1988, Regin 1995, Barlösius 1997). Die genannte Mitgliederzahl wurde von den Kneipp-Vereinen, ihren feindlichen Brüdern, in den 1980er und 1990er Jahren wieder erreicht. Seither ist dort ein Rückgang auf knapp 120.000 Mitglieder und eine Ausdehnung der naturheilkundlichen Aktivitäten zum Beispiel auf die Akupunktur zu verzeichnen.

Worin liegen Gemeinsamkeiten, worin Unterschiede dieser beiden Gesundheitsbewegungen? Die Naturheilbewegung bezog sich auf ein medizinisches Konzept, das von medizinischen Laien als Praxis vorbereitet und von Ärzten wie Rausse und Gleich konzeptualisiert worden war. Sie organisierte sich mehr als ein Jahrhundert lang erfolgreich in Vereinen. Das Konzept wurde als Hydrotherapie in die medizinische Wissenschaft aufgenommen. Trotz seiner Popularität waren Auswirkungen auf staatliche Politik kaum zu verzeichnen.

Die Selbsthilfebewegung verfügt über kein spezielles medizinisches Konzept. Ihre Organisationsformen blieben auf der Vereinsebene schwach ausgeprägt und eher auf die Verbandsebene ausgerichtet, jedoch entwickelte sich eine von beiden Seiten gepflegte Symbiose mit der medizinischen Profession. Gegenwärtig ist eine Aufnahme in staatliche Gesundheitspolitik zu beobachten.

3. Ebene: Organisation

Organisationen des Gesundheitswesens haben spätestens seit dem Mittelalter in deutschen Territorien existiert. Die mittelalterlichen Universitäten bargen medizinische Fakultäten, die von Absolventen der Artistenfakultät[10] besucht werden konnten. Sie produzierten einen gelehrten Stand und keine Angehörigen einer Profession (vgl. Huerkamp 1985).[11] Die Hospitäler, die in fast allen Städten zu finden waren, befanden sich in religiöser oder städtischer Trägerschaft und

---

10 Dies war die niedrigste Fakultät. An ihr wurden sprachliche, logische und naturwissenschaftliche Studien, eben die *artes liberales*, betrieben, wie sie etwa dem modernen Gymnasium entsprechen.

11 Professionen sind durch einen spezifischen Wissenskanon mit einer Verbindung zu einer wissenschaftlichen Disziplin, durch Verbandsbildung mit einer Selbstkontrolle der Berufsausübung und durch die gesellschaftlich allgemein anerkannte Expertenrolle in einem speziellen gesellschaftlichen Bereich gekennzeichnet (dazu s. u.). Der gelehrte Stand verfügte nur über den Wissenskanon.

waren oft multifunktional: Pfründner[12], Schwache, Hilfsbedürftige, Waisen, Findlinge, Alleinstehende, arme Durchreisende fanden Aufnahme nicht nur während ihrer Krankheiten. Doch gab es auch funktionsspezifische Häuser: Leprosorien etwa und Syphilishospitäler.

Der Pauperismus veranlasste um 1800 die Obrigkeiten insbesondere im süddeutschen Raum, Allgemeine Krankenhäuser mit dem Ziel zu gründen, die Arbeitsfähigkeit erkrankter *labouring poor* wiederherzustellen (vgl. Labisch/ Spree 1995, Stollberg/Tamm 2001). Sie waren von den multifunktionalen Hospitälern deutlich darin unterschieden, dass sie auf heilbare Kranke sozialer Unterschichten ausgerichtet waren. Die Funktion von Armen-, Arbeits-, Waisen- und Irrenhäusern etc. erfüllten andere Organisationen, die mit den Allgemeinen Krankenhäusern locker vernetzt waren. Zugleich waren die Allgemeinen Krankenhäuser multireferenzielle Organisationen (vgl. Stollberg 2007). Das heißt, sie dienten nicht nur dem medizinischen System, sondern auch zum Beispiel als Universitätskrankenhäuser dem Wissenschaftssystem; als ärztliche und faktisch auch pflegerische Ausbildungsstätten[13] dem Erziehungs- und Ausbildungssystem; als Stätten, an denen für oder von Patienten und Patientinnen Zahlungen geleistet wurden, dem ökonomischen System.

Mit zunehmender Ausdifferenzierung medizinischer Spezialgebiete entstand im Rahmen der anfänglichen Differenzierung internistischer und chirurgischer Abteilungen, Stationen etc. eine weitere Binnendifferenzierung der Krankenhäuser, die mit einer weiteren Spezialisierung und Fragmentierung der Krankenversorgung einherging. Seit den 1970er Jahren wird in den USA die Entwicklung organisationaler Felder von *hospitals, health maintenance organisations, home health agencies, end-stage renal disease centers* und *multi-hospital systems* beobachtet.[14] Die Situation deutscher Krankenhäuser ist seit dem Gesundheitsstrukturgesetz 1993 von einem deutlichen Anstieg der Patienten- bei deutlich sinkender Bettenzahl, einer entsprechenden Verkürzung der Liegezeiten, einer Budgetierung der Haushalte, einer Übernahme finanzieller Risiken

---

12 Sie hatten sich aus Versorgungsgründen in das Spital eingekauft.
13 Die seit Beginn des 19. Jahrhunderts vielerorts neu gegründeten Pflegekongregationen bzw. später die Diakonissen wurden mit der Pflege in den Allgemeinen Häusern beauftragt. Ihre Mitglieder erhielten damit die pflegerisch-praktische Ausbildung »vor Ort«. Vgl. Stollberg/ Tamm 2001 zu den einzelnen Häusern.
14 Vgl. Scott u. a. (2000) für das Gebiet der San Francisco Bay. *Health maintenance organizations* sind Ambulanzen, in denen Ärzte verschiedener Fachrichtungen kooperieren und mit denen größere Unternehmen oder Unternehmensverbünde Versorgungsvereinbarungen für ihr Personal geschlossen haben. *Home health agencies* sind ambulante Pflegeorganisationen. In *renal disease centers* werden terminal Nierenkranke versorgt. *Multi-hospital systems* sind Klinikverbünde.

durch die Träger,[15] von betriebswirtschaftlichen Vergleichen, Qualitätsmanagement, dem Anstieg computerisierter Verwaltungstätigkeiten seitens der Pflegekräfte[16] etc. gekennzeichnet. Die Gesamtheit dieser Transformationsprozesse stellt die größte Veränderung der Krankenhäuser seit dem frühen 19. Jahrhundert dar.

Komplementär zu den Krankenhäusern für die stationäre Versorgung verbreiteten sich seit dem späten 19. Jahrhundert die Praxen niedergelassener Ärzte als Kassenärzte (vgl. Huerkamp 1985, Göckenjan 1985). Diese organisatorische Trennung ambulanter und stationärer Versorgung ist eine Besonderheit der historischen Entwicklung im kontinentaleuropäischen Raum.[17] Angelsächsisch ist dagegen die Versorgung von *in-* und *outpatients* in Krankenhäusern neben der ambulanten durch *general practitioners* zu beobachten. Das heißt, dass Patienten und Patientinnen in Krankenhäusern regelmäßig ambulant versorgt werden, was in Deutschland nur in Universitätskrankenhäusern geschieht. Gegenwärtig entsteht in Deutschland eine Vernetzung von Arztpraxen und Krankenhäusern für ambulante Operationen, Nachsorge, integrierte Versorgung etc. (Strodtholz 2005).

Damit bin ich bei der Professionalisierung als Moment medizinischer Organisation angelangt. Profession ist die strukturelle Kopplung des Erziehungsmit einem anderen sozialen Funktionssystem, insbesondere dem Religions-, dem Rechts- und eben dem Medizinsystem (vgl. Stichweh 1994, Kurtz 2002). Die Kennzeichen einer Profession sind ein spezifischer Wissenskanon mit einer Verbindung zu einer wissenschaftlichen Disziplin, die Verbandsbildung mit einer Selbstkontrolle der Berufsausübung und die gesellschaftlich allgemein anerkannte Expertenrolle in einem speziellen gesellschaftlichen Bereich.[18] Neben den klassischen Professionen gibt es Berufe, die in unterstützend-arbeitsteiliger Beziehung insbesondere zur ärztlichen Profession arbeiten. Sie werden Semi-[19] oder Paraprofessionen[20] genannt.

Zur Professionalisierung im medizinischen Bereich seien einige markante Daten genannt: 1852 erließ Preußen ein Gesetz über den »Ärztlichen Einheitsstand«. Es folgten bald die meisten anderen deutschen Staaten dahingehend, dass Ärzte innere Medizin, Chirurgie und Geburtshilfe erlernt haben mussten.

---

15 Dies beinhaltet die Finanzierung nach *diagnosis related groups* (Fallpauschalen) statt nach Bedarf.
16 Vgl. den Beitrag von Tolar in diesem Band.
17 Für Frankreich wird diese Struktur als Ausfluss der *médecine liberale* thematisiert. Vgl. Faure/Dessertine (1994).
18 Abbott (1988) nennt dies *jurisdiction*.
19 So Etzioni (1969) mit Bezug auf Lehrer, Sozialarbeiter und eben Krankenschwestern, denen die Autonomie der Berufsausübung fehle.
20 So Freidson (1970/1979) mit Bezug auf das Pflegepersonal.

Damit vereinigten die universitär ausgebildeten Ärzte Qualifikationen in sich, die zuvor den handwerklich oder an ärztlich geleiteten Akademien ausgebildeten Wundärzten bzw. den Hebammen vorbehalten waren. Die professionelle Selbstverwaltung wurde parastaatlichen Ärztekammern übertragen, wie sie 1864 in Baden und 1887 in Preußen gegründet wurden. Mit dem Ausbau des Sozialversicherungssystems gerieten auch die Ärzte in parastaatliche Funktionen: Sie wurden *gatekeeper* für Versicherungsleistungen.

Der steigenden Nachfrage nach ärztlichen Leistungen stand eine strukturelle Schwäche des einzelnen Arztes gegenüber, der mit einer Krankenkasse Verträge schloss. Auf diese Entwicklungen reagierten die Ärzte 1900 mit der Gründung des »Verbandes der Ärzte Deutschlands zur Wahrung ihrer wirtschaftlichen Interessen«.[21] Ihre Forderung, diesen zum zentralen Ansprechpartner des Staates und der Krankenkassen gegenüber der Profession zu machen, konnten sie jedoch auch mit Streiks in den Jahren 1913 und 1923 nicht durchsetzen. Stattdessen wurden 1931 kassenärztliche Vereinigungen (seit 1933 öffentlichen Rechts) gegründet, die keine Interessensorganisation der Ärzte darstellen, sondern ihnen als Finanzverwalter und -kontrolleure gegenüber stehen.

Seit den 1960er Jahren ist es auch in Deutschland zu einer Pluralisierung der Gesundheitsberufe gekommen. Physio-, Psycho- und Ernährungstherapeuten usw. arbeiten ökonomisch selbständig im medizinischen Feld. Ihr Verhältnis zur ärztlichen Profession wird unterschiedlich gedeutet. Freidson (1984) hatte von einer Dominanz der ärztlichen Profession gesprochen. Dagegen stellten andere Autoren die These von der Proletarisierung der Ärzte; die Profession werde ihrer Kontrolle über die Paraprofessionen beraubt (McKinlay/Stoeckle 1988, 200). In der Zwischenzeit ist jedoch Freidson's These modifizierend bestätigt worden (vgl. Annandale 1989, Hafferty/McKinlay 1993, Harrison/Wagar 2000). Die Dominanz der Ärzte scheint in Deutschland stärker als in den USA und dort wiederum stärker als in Großbritannien ausgeprägt zu sein (Döhler 1997, 217). Allerdings haben sich in den USA das Gefüge der Berufe und die Position der medizinischen Profession stark verändert: Gruppenpraxen und organisationale Felder haben zugenommen und damit auch die Verwaltungstätigkeiten (vgl. Hafferty/Light 1995, 133). Derlei Veränderungen finden auch in Deutschland statt.

Die Paraprofessionalisierung der Pflege erfolgte in den folgenden großen Schritten: 1781 wurde in Mannheim eine Krankenwärterschule gegründet, an der Ärzte lehrten. Die 1836 in Kaiserswerth gegründete Diakonissenanstalt etablierte die medizinisch-fachliche Bildung durch Ärzte, wie sie konzeptionell noch deutlicher durch die 1860 von Florence Nightingale in London gegründete Pflegeschule ausgeprägt wurde. 1906 wurde in Preußen eine fakultative Prüfung

---

21 Dieser Verband wird nach seinem Gründer auch Hartmann-Bund genannt.

nach einjähriger, 1921 nach zweijähriger Ausbildung eingeführt. Noch vereinzelt blieb 1907 ein Lehrstuhl für Krankenpflege an der New Yorker Columbia University. Insgesamt entwickelten sich die USA zum Vorreiter einer Akademisierung der Pflege. Eine breitenwirksame Durchsetzung pflegewissenschaftlicher Studiengänge setzte sich jedoch auch in den USA erst nach dem Zweiten Weltkrieg durch. In den 1960er Jahren folgten Großbritannien und skandinavische Länder, in denen Bachelor-Studiengänge im Fach Pflege eingeführt wurden. In Westdeutschland hingegen stieß eine Akademisierung der Pflege auf erhebliche Widerstände: Zwar wurde auf Initiative der Rockerfeller Foundation 1953 eine Modellschule an der Universität Heidelberg eingerichtet, die die Professionalisierung der Krankenpflege in Westdeutschland vorantreiben sollte. Die geplante Einbindung der Grundausbildung in den Hochschulbereich scheiterte jedoch. Auch die Versuche der 1970er Jahre, in Ulm und Berlin pflegewissenschaftliche Modellstudiengänge einzurichten, blieben singuläre Erscheinungen, die schnell aufgegeben wurden. Erfolgreicher waren die Weiterbildungsstudiengänge im Berufsfeld Pflege, die Anfang der 1980er Jahre an der Fachhochschule und Universität Osnabrück eingerichtet wurden. Ein rasanter Ausbau pflegewissenschaftlicher Studiengänge erfolgte erst in den 1990er Jahren, vor allem im Fachhochschulbereich. Eine Signalwirkung hatte dabei die 1992 veröffentlichte Denkschrift der Robert Bosch Stiftung »Pflege braucht Eliten«, die eine akademische Ausbildung von Lehr- und Leitungskräften in der Pflege forderte (Pflege braucht Eliten 1992).

Ein Blick auf die Verbandsbildung der Pflegekräfte zeigt zugleich die Feminisierung des Berufs im 19. Jahrhundert: In der ersten Hälfte des 19. Jahrhunderts entstanden nach französischem Vorbild katholische Frauenkongregationen, die sich in der Krankenpflege betätigten: 1808 die Clementinerinnen in Münster; 1832 die Vinzentinerinnen in München; 1849 die Borromäerinnen in Trier. Diese Kongregationen ebenso wie die seit 1836 entstandene evangelische Mutterhausdiakonie wurden in vielen Allgemeinen Krankenhäusern mit der Pflege beauftragt.[22] Seit den 1890er Jahren entwickelten sich – nicht zuletzt unter dem Druck der Bürgerlichen Frauenbewegung – Organisationsformen jenseits des Mutterhausprinzips. Dazu gehörte der Evangelische Diakonieverein, der 1894 in Berlin gegründet wurde. 1903 wurde die erste nicht-konfessionell gebundene »Berufsorganisation der Krankenpflegerinnen Deutschlands« ins Leben gerufen, die mit dem Namen von Agnes Karll verbunden ist. Die Berufsorganisation entwickelte sich zu einer der maßgeblichen Kräfte bei der Professionalisierung der Krankenpflege in Deutschland.

---

22 Vgl. dazu die Beiträge von Nolte und Kreutzer in diesem Band.

4.   Ebene: Gesellschaft

Die Ausdifferenzierung eines speziellen Medizinsystems lässt sich zunächst an der Trennung von Religion und Medizin erkennen. Ein erstes Stadium dieser Entwicklung ist bereits in der Antike bei Hippokrates (ca. 460 – 380/370 v. Chr.) und Galenos (130–ca. 201) deutlich: »An keiner Stelle können wir innerhalb des Corpus Hippocraticum die Spuren eines Priester-Arztes mit seinen Wunderheilungen ausmachen« (Toellner 1986, 311 f.). Zwar lässt sich in der medizinischen Theorie eine »Iatrotheologie«[23] bis in 19. Jahrhundert verfolgen. Auch waren in der Frühen Neuzeit religiöse volksmedizinische Praktiken durchaus verbreitet und wurden sogar von kirchlichem Personal ausgeübt (vgl. Jütte 1991, 148 ff.). Um 1800 waren diese Praktiken jedoch bereits marginalisiert (vgl. Lachmund/Stollberg 1995, 48) und zu laien- oder volksmedizinischen Konzepten geworden. »Im Medizinsystem verloren die Krankheitskonzepte weitgehend ihre iatrotheologische Ausrichtung, denn die Medizin des 19. Jahrhunderts setzte verstärkt auf die Wissenschaft, die es verstand, im Zeitraum zwischen dem 19. und dem 20. Jahrhundert ihre Theorie und Praxis zunehmend an gesellschaftliche Reflexion zu binden« (Steinebrunner 1987, 510).[24]

   Für die Medizin ist dabei eine zunehmende Orientierung an den Naturwissenschaften charakteristisch, die mit der Bakteriologie seit den 1880er Jahren eine neue Qualität erreichte. Auch wenn die bakteriologische Seuchenbekämpfung erst in einer Zeit eingeführt wurde, in der die großen Seuchen bereits auf dem Rückmarsch waren, so beschleunigte sie doch zum einen diesen Rückgang und führte zum anderen zusammen mit der wissenschaftlichen Hygiene zur Ausdehnung des Operationswesens, da die gefürchteten postoperativen Infektionen wirksam bekämpft werden konnten.

   Für die Entwicklung von Medizin und Pflege sind im 19. und 20. Jahrhundert zwei Arten von Übergängen bedeutsam: die demographischen und die epidemiologischen. Der demographische Übergang erfolgte in vier oder fünf Phasen von einer Periode hoher, kaum voneinander abweichender Geburten- und Sterberaten über Phasen sinkender Sterbe- bei gleich bleibend hohen Geburtenraten zur Gegenwart niedriger Sterbe- und Geburtenraten (vgl. klassisch Notestein 1945). Die Transformation zu niedrigen Sterbe- und Geburtenraten vollzog sich in Deutschland zwischen 1875/80 und 1925/30 (vgl. Schimany 2003,

---

23 Vgl. Rothschuh (1978, 46 – 72 f.). Iatros bedeutet Arzt; Iatrotheologie nennt Rothschuh ein medizinisches Konzept, in dem Ärzte Krankheiten als von Göttern gesandt erklären.

24 Mit dieser Entwicklung ging die Medizin den Weg »von fremdreferentieller zu selbstreferentieller Sichtweise des Daseins« (Steinebrunner 1987, 495). Steinebrunner interpretiert die selbstreferentielle Sichtweise als der funktionalen Differenzierung der Gesellschaft entsprechend. Sie sei in der Philosophie von Kant (ebd., 357), in der Medizin von Bichat ausgeprägt worden (ebd., 382).

192 ff.). Die Ursachen wurden bei van de Kaa (1999) auf vielfältige Entwicklungen aller gesellschaftlichen Ebenen bezogen.[25]

Der epidemiologische Übergang wurde von Omran (1971) in Anlehnung an den demographischen modelliert. Unterschieden werden drei Phasen: das vormoderne Zeitalter der Seuchen und Hungersnöte mit hoher Sterblichkeit und niedriger Lebenserwartung; das Zeitalter der rückläufigen großen Epidemien mit sinkender Sterblichkeit und verminderten Sterblichkeitsschwankungen bei leicht steigender Lebenserwartung; das Zeitalter der degenerativen und gesellschaftlich verursachten Krankheiten mit niedriger Sterblichkeit und deutlich angestiegener Lebenserwartung. Für Deutschland kann die zweite Phase spätestens nach den Cholera-Einbrüchen der Jahre 1831/32 und 1837 angesetzt werden; die dritte begann im letzten Drittel des 19. oder spätestens im ersten Drittel des 20. Jahrhunderts (vgl. Spree 1998). Die Gründe für diese Entwicklung sind zunächst im medizinischen Fortschritt gesucht worden. McKeown (1982) hat dagegen die Verbesserung der Ernährung und Hygiene in den Vordergrund gestellt.[26]

Auffällig ist die soziale Ungleichheit in der Verteilung von Krankheiten. Sie lässt sich sowohl als Ungleichheit zwischen sozialen Schichten als auch zwischen den Geschlechtern beobachten.

Die Zusammenhänge zwischen sozialer Schicht- oder Klassenzugehörigkeit und anderen Variablen sind als soziale Ungleichheiten klassische Gegenstände der Soziologie. Mielck/Helmert (1994) haben einen Überblick über eine Großzahl empirischer Studien zur alten Bundesrepublik gegeben: Hinsichtlich Morbidität und Mortalität insgesamt weisen nur zwei von insgesamt 72 Studien »eine höhere Prävalenz mit höherem sozioökonomischem Status auf (bei Scharlach und Psoriasis); ... die übrigen deuten auf eine höhere Mortalität oder Morbidität mit niedrigerem sozioökonomischen Status hin. ... (Es) ergibt sich ... ein relativ deutliches Bild höherer Mortalität und Morbidität bei Personen aus den unteren sozioökonomischen Gruppen.« (Mielck/Helmert 1994, 102/108) – »Die Beziehungen zwischen dem sozioökonomischen Status und der Inanspruchnahme medizinischer Leistungen sind auf den ersten Blick weniger eindeutig ... Bei näherer Betrachtung lassen sich jedoch relativ eindeutige Tendenzen unterscheiden. So nehmen offenbar mit höherem sozioökonomischem Status die Besuche beim Allgemeinarzt ab und beim Facharzt zu; eine Abnahme ist auch zum Beispiel bei der Medikation zu erkennen; die

---

25 So werden auf gesellschaftlicher Ebene Säkularisierung und Individualisierung sowie Vervielfältigung der Informationszugänge genannt; auf Ebene der Primärgruppen Unabhängigkeit der Partner, Opportunitätskosten von Kindern und Rollenkonflikte zwischen Beruf und Familie; auf Ebene der Individuen Bildung und kontrazeptives Verhalten.
26 Zur weiteren Diskussion vgl. Szreter (1988).

Selbstmedikation nimmt dagegen mit dem sozioökonomischen Status zu ...«
(ebd., 108)

- »Mit zunehmendem sozioökonomischen Status nimmt die Inanspruchnahme
  von Vorsorgeuntersuchungen während der Schwangerschaft offenbar ebenso
  zu wie die Teilnahme an Früherkennungs-Programmen für Kinder ... Die
  Teilnahme an Früherkennungs-Untersuchungen weist dagegen keine eindeutige Beziehung zum sozioökonomischen Status auf ...« (ebd.)
- »Personen mit höherem sozioökonomischem Status rauchen weniger, leiden
  seltener an Übergewicht, treiben häufiger Sport und weisen häufiger Typ A
  Verhalten[27] auf« (ebd., 113).

Diese klassenmäßige Verteilung von Krankheiten ist schwierig zu erklären.
Sperlich und Mielck (2003, 170) schlagen einen integrierten sozialepidemiologischen Ansatz vor: »Zur Erklärung gesundheitlicher Ungleichheit sollten beide
Haupterklärungsansätze, d. h. sowohl der verhältnis- als auch der verhaltensbezogene Erklärungsansatz Berücksichtigung finden. ... Der verhältnisbezo-
gene Erklärungsansatz sollte durch die Integration weiterer ... Aspekte, wie
Geschlecht, Alter oder Ethnizität präzisiert werden. ... Der verhaltensbezogene
Erklärungsansatz sollte über die Betrachtung einzelner Risikoverhaltensweisen
hinausweisen und gesundheitsrelevante Lebensstile in den Mittelpunkt rücken.«
Was die Krankheitsverteilung zwischen den Geschlechtern anbelangt, zeigen
epidemiologische Daten bei vielen Erkrankungen in der modernen Gesellschaft,
»dass Frauen weder gesünder (trotz höherer Lebenserwartung der Frauen um
durchschnittlich sieben Jahre) noch kränker sind als Männer, sondern dass sie
unterschiedliche Häufigkeiten für verschiedene Krankheiten aufweisen. Frauen
sind häufiger von akuten und nicht-tödlich verlaufenden chronischen und
kurzfristigen Beeinträchtigungen betroffen. Männer erkranken und sterben
dagegen häufiger an koronarer Herzkrankheit, Lungen-, Nieren- und Harn-
wegskrebs, Leberzirrhose, chronischer Bronchitis, Unfällen und Suizid. Frauen
sind von psychischen Erkrankungen wie Depressionen, Neurosen und Angst-
syndromen etwa doppelt so häufig betroffen wie Männer. Bei der Alkoholab-
hängigkeit ist eine deutliche Zunahme des Anteils der Frauen zu verzeichnen,
bei der Medikamentenabhängigkeit liegt die Häufigkeitsrelation von Frauen zu
Männern bei 3:1« (Siegrist/Möller-Leimkühler 1998, 104). Die Autoren schlagen
vor, diese Differenzen mit unterschiedlichen Risikolagen zu erklären, die aus der
gesellschaftlichen Rollenverteilung zwischen den Geschlechtern resultieren.
Abschließend will ich kurz auf eine gegenwärtig viel Resonanz findende Beschreibung der modernen Gesellschaft als Gesundheitsgesellschaft eingehen.

---

27 Ein von Unruhe, Nervosität etc. gekennzeichnetes Verhalten, das mit höherem Herzinfarkt-
   Risiko einhergeht.

Vor einem Jahrzehnt sah Bauch (1996, 78) bereits Anlass zu der Frage, »ob Luhmann die Codierung des Gesundheits- oder Krankheitssystems nicht zu restriktiv am Paradigma der naturwissenschaftlichen Körpermedizin festgeschrieben hat«. Bauch identifizierte einen neuen Code: »Das Gesundheitssystem tut (mittlerweile) alles, um Lebensförderliches zu fördern und um Lebenshinderliches zurückzudrängen. In diese Codierung paßt die traditionelle Krankenbehandlung ..., in diese Codierung paßt aber auch die Installation von Lärmschutzwällen an der Autobahn, die als Maßnahme vorbeugender Gesundheitspolitik zu werten ist. Das Gesundheitswesen mahnt mit dieser Codierung zumindest Mitspracherecht für alle gesellschaftlichen Probleme – quer durch alle funktional ausdifferenzierten Systeme – an« (ebd., 80). Dies sei auch eine selbstreflektive Reaktion auf die ökologische Selbstgefährdung der Gesellschaft (ebd., 87). Lebensförderlich/lebenshinderlich werde zum »Leitcode« oder »Supercode« der Gesamtgesellschaft (ebd., 85). Das Gesundheitswesen müsse sich »entautonomisieren«, müsse umweltoffener werden. »Nicht Abkopplung, sondern Hinwendung zur Lebenswelt des Patienten ist die Devise, medizinisches Wissen muß mit dem Alltagsverständnis diffundieren« (ebd., 97).

Ähnlich hat die langjährige Vorsitzende des Regionalbüros für Europa der Weltgesundheitsorganisation, Ilona Kickbusch, die moderne Gesellschaft insgesamt als Gesundheitsgesellschaft gekennzeichnet. Diese erhalte ihre Dynamik durch die demographischen und epidemiologischen Übergänge, durch die Expansion des Gesundheitswesens und die Globalisierung. Persönliche, öffentliche, medizinische und marktorientierte Gesundheit würden sich weiter ausdehnen. Als Elemente eines neuen Gesundheitsbewusstseins werden Emanzipation, positive Orientierung, Tabubruch[28], Identität und Solidarität, Machbarkeit und Globalität benannt (vgl. Kickbusch 2006).

Kickbuschs Thesen erscheinen zunächst insofern unmittelbar akzeptabel, als sie optimistisch, *agency*-orientiert und politisch korrekt sind. Als Gesellschaftsbeschreibung konkurrieren sie jedoch mit vielen anderen Kategorisierungen moderner Gesellschaft, die alle einen Anspruch erheben, eine jeweils zentrale Perspektive zu eröffnen:

- Post-industrielle oder Dienstleistungsgesellschaft (Touraine 1972, Bell 1976); damit wird auf die zunehmende Bedeutung des Dienstleistungssektors gegenüber dem industriellen und dem Agrarsektor verwiesen.
- Individualisierte Risikogesellschaft (Beck 1986); damit wird eine abnehmende Bedeutung von Schichten und Klassen gegenüber individuellen Positionierungen sowie eine Existenzgefährdung der Menschheit durch Kernkraftwerke, Klimawandel umschrieben.
- Erlebnisgesellschaft (Schulze 1992); damit wird ein Konflikt unterschiedli-

---

28 Damit ist zum Beispiel die öffentliche Erörterung persönlicher Krankheiten gemeint.

cher kultureller Milieus beschrieben, der mit einer Zunahme von Freizeit-
orientierung einhergeht.

- Wissensgesellschaft (Stehr 1994); damit wird auf die zunehmende Bedeutung
  wissenschaftlich produzierten Wissens für die moderne Gesellschaft verwiesen.
- Enttraditionalisierte Gesellschaft (Giddens 1994); damit wird auf die abnehmende Bedeutung traditioneller Institutionen wie der Familie und der
  Kirche hingewiesen.
- Netzwerkgesellschaft (Castells 1999); damit wird auf die zunehmende Bedeutung von persönlichen wie organisationalen Netzwerken hingewiesen.

Alle diese Beschreibungen beruhen auf richtigen und durchaus relevanten Beobachtungen. Jedoch bleibt ihre jeweilige Überlegenheit gegenüber den anderen
Beschreibungen prekär. Die »Gesundheitsgesellschaft« charakterisiert die Gesamtgesellschaft aus der Wunschperspektive eines Funktionssystems. »Krank-
heitsgesellschaft«, »Pflegegesellschaft«, gar »Sterbegesellschaft« wären analoge
Beschreibungen, die universell zuträfen, jedoch die nicht erwünschten Aspekte
fokussierten. Die vielen finanziellen und hierarchischen Problemlagen, die in
diesem Band thematisiert werden, würden in der optimistischen Blickrichtung
der Gesundheitsgesellschaft minimiert, während die mediatisierenden Strukturen korporatistischer *advocacy* für die Patienten, von der ich im ersten Abschnitt gesprochen habe, eher bestärkt würden. Also sollten wir besser von der
Gesundheit der Gesellschaft reden als von der Gesundheitsgesellschaft.

Literatur

Abbott, Andrew (1988): The system of professions. Chicago, London.
Annandale, Ellen (1989): Proletarianization or restratification of the medical profession?
    The case of obstetrics. In: International journal of health services, 19. Jg., 611–634.
Barlösius, Eva (1997): Naturgemäße Lebensführung. Zur Geschichte der Lebensreform um
    die Jahrhundertwende. Frankfurt a. M.
Bauch, Jost (1996): Gesundheit als sozialer Code. Von der Vergesellschaftung des Ge-
    sundheitswesens zur Medikalisierung der Gesellschaft. Weinheim, München.
Beck, Ulrich (1986): Risikogesellschaft. Auf dem Weg in eine andere Moderne. Frankfurt
    a. M.
Bell, Daniel (1976): Die nach-industrielle Gesellschaft. 2. Aufl. Frankfurt a. M., New York
    (amerikan. 1973).
Castells, Manuel (1999): The rise of the network society. Malden.
Coulter, Angela/Helen Magee (Hg.) (2003): The European patient of the future. Maiden-
    head, Philadelphia.
Department of Health (2001): The Expert Patient. A new approach to chronic disease

Management for the 21st Century. http://www.dh.gov.uk/en/Publicationsandstatistics/ Publications/PublicationsPolicyAndGuidance/DH_4006801.

Dierks u. a. (2001): Patientensouveränität. Der Autonomie-Patient im Mittelpunkt. Arbeitsbericht Nr. 195 der Akademie für Technikfolgenabschätzung in Baden-Württemberg. Stuttgart.

Dingeldey, Irene (2006): Aktivierender Wohlfahrtsstaat und sozialpolitische Steuerung. In: Aus Politik und Zeitgeschichte, B 8 - 9.

Döhler, Marian (1997): Die Regulierung von Professionsgrenzen. Struktur und Entwicklungsdynamik von Gesundheitsberufen im internationalen Vergleich. Frankfurt a. M.

Etzioni, Amitai (1969): The semi-professions and their organization. Teachers, nurses, social workers. New York.

Faure, Olivier/Dominique Dessertine (1994): La maladie entre libéralisme et solidarités. (1850 - 1940). Paris.

Freidson, Eliot (1970/1979): Der Ärztestand. Berufs- und wissenschaftssoziologische Durchleuchtung einer Profession. Stuttgart.

Freidson, Eliot (1984): The changing nature of professional control. Annual review of sociology, 10. Jg., 101 - 120.

Gemeinsamer Bundesausschuss (2008): http://www.g-ba.de/institution/struktur/patientenbeteiligung, Stand 19.11.2008.

Giddens, Anthony (1994): Beyond left and right. The future of radical politics. Cambridge.

Göckenjan, Gerd (1985): Kurieren und Staat machen. Gesundheit und Medizin in der bürgerlichen Welt. Frankfurt a. M.

Hafferty, Frederic W./John B. McKinlay (Hg.) (1993): The changing medical profession. An international perspective. Oxford.

Hafferty, Frederic W./Donald W. Light (1995): Professional dynamics and the changing nature of medical work. In: Journal of health and social behavior (Extra Issue), 132 - 153.

Harrison, Stephen/I.U. Ahmad Wagar (2000): Medical autonomy and the UK state 1975 to 2025. In: Sociology, 34. Jg., 129 - 146.

Huerkamp, Claudia (1985): Der Aufstieg der Ärzte im 19. Jahrhundert. Göttingen.

Jessop, Bob (1990): State Theory. Putting in the capitalist state in its place. Oxford.

Jütte, Robert (1991): Ärzte, Heiler und Patienten. Medizinischer Alltag in der frühen Neuzeit. München/Zürich.

Kaa, Dirk J. van de (Hg.) (1999): European populations. Unity in diversity. Dordrecht u. a.

Kaplan, Robert M. (2004): Shared medical decision Making. A new tool for preventive medicine. In: Am J Prev Med, 26. Jg., 81 - 83.

Katz, Jay (2002): The silent world of doctor and patient. Baltimore u. a.

Kickbusch, Ilona (2006): Die Gesundheitsgesellschaft. Megatrends der Gesundheit und deren Konsequenzen für Politik und Gesellschaft. Hamburg.

Kickbusch, Ilona/Alf Trojan (1981): Gemeinsam sind wir stärker. Selbsthilfegruppen und Gesundheit. Selbstdarstellung, Analysen, Forschungsergebnisse. Frankfurt a. M.

Kurtz, Thomas (2002): Berufssoziologie. Bielefeld.

Labisch, Alfons/Reinhard Spree (1995): Die Kommunalisierung des Krankenhauswesens in Deutschland während des 19. und 20. Jahrhunderts. München.

Lachmund, Jens/Gunnar Stollberg (1995): Patientenwelten. Krankheit und Medizin vom späten 18. bis zum frühen 20. Jahrhundert im Spiegel von Autobiographien. Opladen.

Logan, John/David Green/Alan Woodfield (1989): Healthy competition. Sydney.

Loh, Andreas u. a. (2007): Patientenbeteiligung bei medizinischen Entscheidungen. Effekte der Partizipativen Entscheidungsfindung aus systematischen Reviews. In: Deutsches Ärzteblatt, 104. Jg., A 1483–A 1489.

Lorig, Kate/H.R. Holman (1989): Long-term outcomes of an arthritis self-management study. Effects of reinforcement efforts. In: Social science and medicine, 29. Jg., 221 – 224.

Lorig, Kate/P.D. Mazonson/H.R. Holman (1993): Evidence suggesting that health education for self-management in patients with chronic arthritis has sustained health benefits while reducing health care costs. In: Arthritis and rheumatism, 36. Jg., 439 – 446.

Luhmann, Niklas (1997): Die Gesellschaft der Gesellschaft. 2 Bände, Frankfurt a. M.

Marckmann, Georg/Matthias Bormuth (2000): Arzt-Patienten-Verhältnis und Informiertes Einverständnis. In: Wiesing, Urban (Hg.): Ethik in der Medizin. Ein Reader. Stuttgart, 76 – 107.

McKeown, Thomas (1982): Die Bedeutung der Medizin, Frankfurt a. M. (engl. 1979).

McKinlay, John B./J.D. Stoeckle (1988): Corporatization and the social transformation of doctoring«. In: International journal of health service, 18. Jg., 191 – 205.

Meredith, D.B. (1996): Public health, preventive medicine and social services. 6. Aufl. London.

Mielck, Andreas u. a. (1994): Comparison of health inequalities between East and West Germany. In: European journal of public health, 10. Jg., 262 – 267.

Mielck, Andreas/Uwe Helmert (1994): Krankheit und soziale Ungleichheit. Empirische Studien in West-Deutschland. In: Andreas Mielck (Hg.): Krankheit und soziale Ungleichheit. Ergebnisse der sozialepidemiologischen Forschung in Deutschland. Opladen, 93 – 124.

Nolte, Karen (2006): Zeitalter des ärztlichen Paternalismus? Überlegungen zu Aufklärung und Einwilligung von Patienten im 19. Jahrhundert. In: Medizin, Gesellschaft und Geschichte, 25. Jg., 59 – 89.

Notestein, Frank W. (1945): Population – The Long View. In: Theodore W. Schultz (Hg.): Food for the world. Chicago (reprint New York 1976).

Omran, Abdul Rahim (1971): The epidemiologic transition. A theory of the epidemiology of population change. In: Milbank memorial fund quarterly, 49. Jg., 509 – 538.

Parsons, Talcott (1958): Struktur und Funktion der modernen Medizin. Eine soziologische Analyse. In: König, René/Margret Tönnesmann (Hg.): Probleme der Medizinsoziologie (= Kölner Zeitschrift für Soziologie und Sozialpsychologie, Sonderh. 3), 10 – 57.

Pernick, Martin S. (1982): The patient's role in medical decisionmaking. A social history of informed consent in medical therapy. In: President's commission for the study of ethical problems in medicine and biomedical and behavioural research (Hg.): Making health care decisions. The ethical and legal implications of informed consent in the patient-practitioner-relationship. Bd. III. Washington D.C., 1 – 35.

Pflege braucht Eliten (1992): Denkschrift der »Kommission der Robert Bosch Stiftung zur Hochschulausbildung für Lehr- und Leitungskräfte in der Pflege«. Mit systematischer Begründung und Materialien, hg. von der Robert Bosch Stiftung. Gerlingen.

Programm für Nationale VersorgungsLeitlinien (2007): Methoden-Report Patientenbeteiligung. http://www.versorgungsleitlinien.de/methodik/pdf/nvl_pat_methode.pdf.

Regin, Cornelia (1995): Selbsthilfe und Gesundheitspolitik. Die Naturheilbewegung im Kaiserreich (1889 bis 1914). Stuttgart.

Richards, Tessa (1998): Partnership with patients. Patients want more than simply information; they need involvement too. In: British medical journal, 316. Jg., 85–86.

Rothschuh, Karl E. (1978): Konzepte der Medizin in Vergangenheit und Gegenwart. Stuttgart.

Sauerteig, Lutz (2000): Ethische Richtlinien, Patientenrechte und ärztliches Verhalten bei der Arzneimittelerprobung (1892–1931). In: Medizinhistorisches Journal, 35. Jg., 303–334.

Schimany, Peter (2003): Die Alterung der Gesellschaft. Ursachen und Folgen des demographischen Umbruchs. Frankfurt a. M., New York.

Schulze, Gerhard (1992): Die Erlebnis-Gesellschaft. Kultursoziologie der Gegenwart. Frankfurt a. M.

Scott, W. Richard u. a. (2000): Institutional change and healthcare organizations. From professional dominance to managed care. Chicago, London.

Siegrist, Johannes/Anne Maria Möller-Leimkühler (1998): Gesellschaftliche Einflüsse auf Gesundheit und Krankheit. In: Schwarz, Friedrich-Wilhelm u. a. (Hg.): Das Public Health Buch. Gesundheit und Gesundheitswesen. München u. a., 94–109.

Sperlich, Stefanie/Andreas Mielck (2003): Sozialepidemiologische Erklärungsansätze im Spannungsfeld zwischen Schicht- und Lebensstilkonzeptionen. In: Zeitschrift für Gesundheitswissenschaft, 11. Jg., 165–179.

Spree, Reinhard (1998): Der Rückzug des Todes. Der epidemiologische Übergang in Deutschland während des 19. und 20. Jahrhunderts. In: Historical Social Research, 23. Jg., 4–43.

Stehr, Nico (1994): Arbeit, Eigentum und Wissen. Zur Theorie von Wissensgesellschaften. Frankfurt a. M.

Steinebrunner, Bernd (1987): Die Entzauberung der Krankheit. Vom Theos zum Anthropos – Über die alteuropäische Genesis moderner Medizin nach der Systemtheorie Niklas Luhmanns. Europäische Hochschulschriften, Reihe 22. Frankfurt a. M.

Stichweh, Rudolf (1994): Professionen und Disziplinen. In: Stichweh, Rudolf (Hg.) (1994): Wissenschaft, Universität, Professionen. Soziologische Analysen. Frankfurt a. M., 278–336.

Stollberg, Gunnar (1988): Die Naturheilvereine im Deutschen Kaiserreich. In: Archiv für Sozialgeschichte, 28. Jg., 287–306.

Stollberg, Gunnar (2007): Die Herausbildung des modernen Krankenhauses. In: Aumüller, Gerhard/Kornelia Grundmann/Christina Vanja (Hg.)(2007): Der Dienst am Kranken. Krankenversorgung zwischen Caritas, Medizin und Ökonomie vom Mittelalter bis zur Neuzeit. Marburg, 227–242.

Stollberg, Gunnar (2008): Der Mythos vom mündigen Patienten. In: Vogd,Werner/Irmgard Saake (Hg.): Moderne Mythen der Medizin. Studien zur organisierten Krankenbehandlung. Wiesbaden, 345–362.

Stollberg, Gunnar/Ingo Tamm (2001): Die Binnendifferenzierung in deutschen Krankenhäusern bis zum Ersten Weltkrieg. Stuttgart.

Streeck, Wolfgang (2005): Nach dem Korporatismus. Neue Eliten, neue Konflikte. MPIfG Working Paper 05/4. Köln.

Strodtholz, Petra (2005): Das Solidarsystem im Umbau. Entwicklungsbedarf und Gestaltungsoptionen für die Gesundheitspolitik. Weinheim.

Szreter, Simon (1988): The importance of social intervention in Britain's mortality decline c. 1860–1914. A re-interpretation of the role of public health. In: Social history of medicine, 1. Jg., 1–37.

Toellner, Richard (1986): Illustrierte Geschichte der Medizin, Bd. 1. Salzburg.

Touraine, Alain (1972): Die postindustrielle Gesellschaft. Frankfurt a. M. (französisch 1969).

Vogd, Werner (2002): Professionalisierungsschub oder Auflösung ärztlicher Autonomie. Die Bedeutung von evidence based medicine und der neuen funktionalen Eliten in der Medizin aus system- und interaktionstheoretischer Perspektive. In: Zeitschrift für Soziologie, 31. Jg., 294–315.

Weßels, Bernhard (2000): Die Entwicklung des deutschen Korporatismus. In: Aus Politik und Zeitgeschichte, B 26–27.

Karen Nolte

Pflege von Sterbenden im 19. Jahrhundert. Eine ethikgeschichtliche Annäherung*

Seit Ende der 1980er Jahre sorgte die Weltgesundheitsorganisation (WHO) dafür, dass der Begleitung Sterbender in der Krankenpflege unter dem Begriff *Palliative Care* wieder mehr Aufmerksamkeit zuteil wurde (Pleschberger 2007, 24). *Palliative Care* soll demnach bei Sterbenden für die Linderung von Schmerz und anderen Leiden verursachenden Symptomen sorgen, das Sterben als normalen Prozess betrachten, der zum Leben dazugehört, und den Tod weder beschleunigen noch verzögern (WHO 2002, zitiert nach Monteverde 2007, 523). Derzeit wird neben der Notwendigkeit einer angemessenen leiblichen Pflege und psychologischen Betreuung vermehrt die spirituelle Dimension des Sterbeprozesses betont und gefordert, Sterbenden eine entsprechende Begleitung zu ermöglichen. Zentral für die spirituelle Sterbebegleitung, die sich heute nicht mehr auf religiöse Konzepte des letzten Geleits Sterbender beschränken und eine Vielfalt von Spiritualität bieten will, ist die Frage der Sinngebung von Krankheit und Sterben (Weiher 2007).

Die historischen Wurzeln von *Palliative Care* werden in Lehrbüchern und Publikation zum einen in der 1967 von Cicely Saunders (1918–2005) in Großbritannien initiierten Hospizbewegung gesucht. Zum anderen werden immer wieder mittelalterliche Hospize als Vorläufer heutiger Hospize und Palliativstationen angesehen (Pleschberger 2007, Greiner 2007, Student 2007).[1] Dabei waren mittelalterliche Hospize multifunktionale Einrichtungen für bedürftige Kranke, Gebrechliche und Arme, die unter anderem auch arme Sterbende ver-

* Dieser Beitrag ist Teil des von der Fritz-Thyssen-Stiftung geförderten Forschungsprojekts: »Wege zu einer Alltagsgeschichte der Ethik. Vom Umgang mit Schwerkranken (1500–1900)«, welches von Prof. Dr. Dr. Michael Stolberg geleitet wurde. Für Anregungen und Kritik danke ich Susanne Kreutzer.
1 Eine Ausnahme stellt der von Dietmar Siewert erstellte historische Überblick über den Umgang mit Sterbehilfe in der Pflege dar. Während er die ärztlichen Positionen sehr differenziert darstellt, stützt sich seine Analyse zur Pflege im 19. Jahrhundert nur auf Dienstanweisungen, Lehrbücher zur Krankenpflege und Krankenhausordnungen und geht daher nicht speziell auf die Pflege Sterbender ein, vgl. Siewert 2006.

sorgten, und daher keineswegs mit heutigen Hospizen vergleichbar sind (u. a. Jütte 1996).[2]

Übersehen wird die starke Tradition von Sterbebegleitung in der Geschichte christlicher Krankenpflege. So nahm in der evangelischen und katholischen Krankenpflege des 19. Jahrhunderts neben einer durch gründliche Ausbildung fundierten leiblichen Pflege die so genannte Seelenpflege einen zentralen Stellenwert ein. Gerade in der religiösen Begleitung Sterbender sahen die christlichen Krankenschwestern ihren zentralen Kompetenzbereich.

Der folgende Beitrag untersucht anhand alltagsnaher Schilderungen von Krankenschwestern, wie das Konzept der Seelenpflege die Beziehung zwischen Pflegenden und Sterbenden prägte. Dabei geht es sowohl um die ethischen Prinzipien, auf denen das Konzept der Sterbebegleitung basierte, als auch die ethischen Probleme, die sich aus dem Anspruch der Schwestern, Sterbende religiös zu erziehen und zu läutern, ergaben. Da alltagsnahe Quellen von katholischen Krankenschwestern bislang schwer zugänglich sind, konzentriert sich die Studie auf die Analyse von Briefen, die Diakonissen der ersten deutschen Diakonissenanstalt von ihren Einsatzorten an das Mutterhaus in Kaiserswerth geschrieben haben.

Die Alltagspraxis von Sterbebegleitung durch Diakonissen wird anschließend mit den Schilderungen von Agnes Karll kontrastiert, die als Vorreiterin einer Verberuflichung und Professionalisierung der Pflege in die Geschichtsschreibung eingegangen ist. Die Briefe, die Karll im späten 19. Jahrhundert an ihre Mutter schrieb, zeigen nicht nur die Erfahrungen einer freiberuflich tätigen Krankenschwester. Deutlich wird auch, dass sich die Praxis von Sterbebegleitung mit der Durchsetzung des naturwissenschaftlichen Krankheitskonzeptes grundlegend änderte. In diesem zweiten Teil des Beitrags geht es einerseits um die Frage, wodurch sich der Umgang mit Sterbenden zwischen Diakonissen und einer Krankenschwester unterschied, die ohne Bindung an ein Mutterhaus in der Privatpflege auf eigene Rechnung arbeitete und ihre Tätigkeit in der Krankenpflege als Erwerbsberuf verstand. Andererseits wird am Beispiel von Agnes Karll die Durchsetzung des naturwissenschaftlichen Krankheitskonzeptes nach ihren Auswirkungen auf die Praxis von Sterbebegleitung untersucht.

---

2 An dieser Stelle sei auf das DFG-Forschungsprojekt »Geschichte der Palliativmedizin« hingewiesen, das derzeit unter der Leitung von Michael Stolberg am Institut für Geschichte der Medizin in Würzburg bearbeitet wird. Hannes Langrieger beschäftigt sich mit Einrichtungen, die in der Frühen Neuzeit Sterbende versorgten.

1. Quellen

Im Archiv der Fliedner Kulturstiftung in Kaiserswerth bei Düsseldorf lagert ein umfangreicher Bestand von Briefen, welche die aus dem Diakonissenmutterhaus in Krankenhäuser oder in die Gemeinde- und Privatpflege des gesamten Deutschen Reichs entsandten Krankenschwestern in regelmäßigen Abständen an das Vorsteherpaar geschrieben haben, um über ihre Arbeit und ihre Erfahrungen an ihrem Einsatzort zu berichten.

Auch wenn der Gründer des ersten deutschen Diakonissenmutterhauses, Theodor Fliedner (1800–1864), ursprünglich höhere Töchter aus dem Bildungsbürgertum für die Ausbildung in der Pflege vorgesehen hatte, handelte es sich bei den Diakonissen in der Regel vor allem um Frauen kleinbürgerlicher und überwiegend kleinbäuerlicher Herkunft (Schmidt 1998, 161–216, Felgentreff 1998, 22–23), die an die Mutterhausleitung nach Kaiserswerth schrieben. Vorsteher und Vorsteherin verstanden sich in der Tradition des von Theodor Fliedner geprägten paternalistisch-familiären Führungsmodells nicht nur als Vorgesetzte der Diakonissen. Vielmehr beanspruchten sie, quasi »Eltern« der jungen Frauen zu sein, um mit Liebe und Strenge über »ihre« Diakonissen zu wachen.[3] Tatsächlich sprachen die Diakonissen das Vorsteherpaar in ihren Briefen mit »liebe Aeltern«, »liebe Mutter« resp. »lieber Vater« an und vertrauten ihnen ihre kleinen und großen Sorgen, alltäglichen Erlebnisse und inneren Glaubensfragen an.

Die Briefe der Diakonissen und Probeschwestern sind vor allem dadurch geprägt, dass die Schreiberinnen dem Idealbild einer Diakonisse und somit den Erwartungen des Vorsteherpaars zu entsprechen versuchten (Köser 2006). Die Dienstordnung und geforderten christlich-bürgerlichen Tugenden sollten unter anderem durch den von Theodor Fliedner entworfenen Katalog von »Selbstprüfungsfragen« verinnerlicht werden. Mit diesen Fragen, die auf die Festigung des Glaubens und das christliche Handeln der jungen Frauen zielten, sollte die tägliche Introspektion, welche auch in den Briefen zum Ausdruck kommt, strukturiert werden (ebd., 217–219). Einige ausgewählte Briefe von Diakonissen wurden zuweilen auszugsweise in der hauseigenen Zeitschrift »Der Armen- und Krankenfreund«[4] veröffentlicht, um anderen Diakonissen ein Beispiel zu geben. Gewiss hat auch diese Tatsache das Schreibverhalten der protestantischen Schwestern beeinflusst. Diese Briefe eignen sich also zunächst, um herauszuarbeiten, wie sich Diakonissen als Krankenpflegerinnen und in ihrem Verhältnis

---

3 Während des Untersuchungszeitraums standen der Pastor und Schwiegersohn Theodor Fliedners, Julius Disselhoff (1827–1896), und seine Ehefrau Mina Fliedner (1835–1904) der Diakonissenanstalt in Kaiserswerth als Vorsteherpaar vor (Felgentreff 1998, 80–129).
4 Diese Zeitschrift lagert ebenfalls im Archiv der Fliedner Kulturstiftung (FSAK).

zu den Kranken dem Ideal gemäß selbst verstehen wollten bzw. sollten. Den Briefen merkt man zum einen das Bemühen der Schreiberinnen an, sich gewählt auszudrücken, um so der von ihnen erwarteten bürgerlichen Briefschreibkonvention gerecht zu werden, zum anderen zeugen eine deutliche Unbeholfenheit im Ausdruck und eine Vielzahl von orthographischen und grammatikalischen Fehlern davon, dass die bis ins späte 19. Jahrhundert meist aus ländlichen kleinbäuerlichen Familien stammenden Diakonissen nicht über die hierzu notwendige Bildung verfügten. Nicht zuletzt in der eigenwilligen Schreibweise drückt sich die Persönlichkeit der jeweiligen Schreiberin aus. In der Fremde dienten die Briefe den Schwestern zuweilen auch dazu, Erfahrungen und Konflikte dem vertrauten Gegenüber im Mutterhaus mitzuteilen und so zu verarbeiten.

Die unterschiedlichen Funktionen der Briefe führen zu Brüchen in diesen – durch eine Vielzahl von Erwartungen geprägten – Selbstzeugnissen, nämlich immer dann, wenn die Schreiberinnen in Nebensätzen oder Randbemerkungen unbewusst die durch innere Selbstzensur aufgerichteten Grenzen überschritten. Diese Brüche dienen als Ansatzpunkte für diese Studie über den täglichen Umgang mit Sterbenden in der Krankenpflege während des 19. Jahrhunderts.

Um vergleichend Einblick in den Umgang mit Schwerkranken und Sterbenden in der freiberuflichen Krankenpflege zu erhalten, werden exemplarisch ausgewählte Briefe aus dem Briefwechsel zwischen Agnes Karll und ihrer Mutter hinzugezogen, welche die Pflege Sterbender in der Klinik und in der freiberuflichen Krankenpflege beschreiben. Die Briefe stammen aus der Zeit, als Agnes Karll noch eine unbekannte Krankenschwester war, d. h. bevor sie als Reformerin der Krankenpflege in die Öffentlichkeit trat.

Agnes Karll stammte aus einer verarmten Gutsbesitzerfamilie. Als sie 13 Jahre alt war, trennten sich ihre Eltern, und sie lebte zunächst bei dem Vater. Agnes Karll hatte schon früh den Wunsch gehabt, Medizin zu studieren. Doch waren Frauen in den 1880er Jahren in Deutschland noch nicht zum Universitätsstudium zugelassen. Ihre Familie konnte ihr ein kostspieliges Studium in der Schweiz oder gar in den USA nicht ermöglichen. Zunächst besuchte Agnes Karll daher im Alter von 15 Jahren eine von der Frauenrechtlerin Johanna Willborn in Schwerin gegründete Fortbildungsschule für Frauen. Fern von ihren Eltern, wurde das Mädchen zur Privatlehrerin ausgebildet, konnte jedoch aufgrund ihres geringen Alters kein Examen ablegen. Sie merkte nach ihrer Ausbildung schnell, dass die Tätigkeit als Privatlehrerin in großbürgerlichen Familien sie innerlich nicht ausfüllte und beschloss daher, eine Ausbildung zur Krankenschwester zu beginnen, um so ihrem Traumberuf Ärztin möglichst nahe[1] zu kommen. Karll absolvierte im Jahre 1887 ihre Ausbildung im Rot-Kreuz-Mutterhaus der Clementinen in Hannover, arbeitete dann in verschiedenen Krankenhäusern und war ab 1891 als freiberufliche Krankenschwester in der Privatpflege tätig (Sticker 1977, 14–26).

Karll war nicht nur aufgrund der stetigen intellektuellen Förderung durch ihren Vater, sondern auch infolge der Ausbildung zur Lehrerin in Schwerin sehr gebildet, was ihre Briefe deutlich geprägt hat. Gerade im Vergleich zu den Briefen der aus unter- und kleinbürgerlichen Familien stammenden Diakonissen, ist die Eloquenz und Allgemeinbildung Karlls offensichtlich. Über das Verhältnis zwischen Agnes Karll und ihrer Mutter Ida Karll ist wenig bekannt. Doch zeugen die Briefe von einem stetigen, zuweilen durchaus innigen Kontakt.

Der Briefwechsel zwischen Agnes Karll und ihrer Mutter ist bereits 1977 von der Pflegehistorikerin und Kaiserswerther Diakonisse Anna Sticker (1902–1995) ediert und in Auszügen publiziert worden. Ein Blick in die Originale ist allerdings unumgänglich, da Sticker die Briefe gekürzt hat – zuweilen auch ohne Auslassungszeichen (Sticker 1977). Diese in der Edition fehlenden Passagen sind oft Ausdruck von Zweifeln und Krisen, die Agnes Karll als Person mit menschlichen Schwächen und Emotionen zeigen.[5] Sticker hat mit dieser Biografie, die im Wesentlichen aus dem von der Autorin gekürzten und kommentierten Briefwechsel zwischen Karll und ihrer Mutter besteht, das Bild von Agnes Karll in Deutschland wesentlich geprägt.

2. Umgang mit Sterbenden in der evangelischen Krankenpflege

2.1 Ausbildung zur Pflege Sterbender in der ersten Hälfte des 19. Jahrhunderts

Die Leibes- und Seelenpflege von Sterbenden gehörte zum Kernbereich christlicher Krankenpflege wie Theodor Fliedner sie ursprünglich vorgesehen hatte.[6] Auf die Begleitung Sterbender wurden die Schwestern im »Medicinischen Cursus«[7] in ihrer Ausbildung vorbereitet. So wurde im Unterricht zum einen auf

---

5 Die Briefe von Agnes Karll an ihre Mutter stammen aus den Jahren 1887–1903. Der DBfK, Deutscher Berufsverband für Pflegeberufe, bewahrt in seiner Berliner Geschäftsstelle z. T. sehr schwer leserliche Kopien der handgeschriebenen Briefe auf. Der Verbleib der Originale ist ungeklärt. Der Bestand dieser Briefe wird derzeit von mir im Rahmen meines Forschungsprojektes zum Umgang mit Schwerkranken und Sterbenden ausführlich bearbeitet. Eine Publikation zu Agnes Karlls Briefen ist in Vorbereitung.

6 Die allgemeine Ausbildung der Krankendiakonissen war in der Gründungszeit der Kaiserswerther Diakonissenanstalt noch kurz: Sie dauerte lediglich zwei Monate und verlängerte sich dann erst allmählich.

7 Vermutlich unterrichtete Fliedner selbst die angehenden Diakonissen in leiblicher Krankenpflege. Die Basis bildete das Lehrbuch für Krankenpflege von dem Arzt der Berliner

die spezielle leibliche Pflege Sterbenskranker detailliert eingegangen. Von den Schwestern wurde erwartet, dass sie ununterbrochen bei dem Sterbenden blieben und ihm das Sterben durch regelmäßiges Waschen und Trocknen des verschwitzten Körpers sowie durch regelmäßiges Umlagern erleichterten.[8] Fliedner betonte jedoch den hohen Stellenwert der Seelenpflege in der Begleitung Sterbender:

> »Das schöne heilige Amt der Krankenpflege erscheint in seinem ganzen Ernste aber auch in seiner vollesten Bedeutung u. Wichtigkeit am Bette des Sterbenden. Da schon die Hilfe des Arztes ihre Gränze gefunden, da ist die Liebe der Pflegerin noch unverändert thätig, ihrem Kranken mit sorgender Hand u. mildem Sinne in der Stunde des Kampfes u. der Auflösung beizustehen, ihm Erleichterung u. Trost zu bringen. Sie verdoppelt hier gleichsam oft ihren Eifer u. ihre Treue ...«[9]

Gerade die seelische Betreuung von Kranken und Sterbenden sahen die in Kaiserswerth ausgebildeten Krankenschwestern folglich als einen eigenständigen – d. h. von Ärzten unabhängigen – Kompetenzbereich an.

In detaillierten »Instruktionen« wurden die Diakonissen von Theodor Fliedner in die zuweilen schwierige Praxis der Seelenpflege eingewiesen. So sollten die Schwestern zunächst prüfen, inwieweit ihrem Pflegling die zehn Gebote geläufig waren und er bereit war, sich deren Übertretungen einzugestehen. Dieser »Test« sollte den Diakonissen einen ersten Eindruck von dem »Seelenzustand« ihres Pfleglings geben. Mit Hilfe eines Repertoires von biblischen und erbaulichen Geschichten, Liedern und Psalmen sollten die Schwestern dann einen ungläubigen Schwerkranken zum Glauben zurückführen und ihm auf diese Weise einen seligen Tod ermöglichen.[10] Geschichten, die von einer gelungenen Seelenpflege am Sterbebett zeugen und daher Vorbildcharakter hatten, sind vor allem in der Zeitschrift »Der Armen- und Krankenfreund« zu finden. So betonte der zweite Vorsteher der Kaiserswerther Diakonissenanstalt:

> »Hunderte von Sterbenden, die ohne sie höchstwahrscheinlich in den letzten schweren Stunden ohne alle Kunde vom Todesüberwinder bleiben würden, vernehmen aus dem Munde der Diakonissen die Botschaft von Jesu, dem Sündentilger und Lebensfürsten« (Disselhoff 1869, 15).

Offensichtlich von dem Herausgeber bearbeitete Ausschnitte aus Diakonissenbriefen entwarfen in der Zeitschrift ein Idealbild religiöser Sterbebegleitung,

---

Charité Johann Friedrich Dieffenbach, später dann auch das Lehrbuch von dem Arzt Carl Emil Gedike (Dieffenbach 1832, Gedike 1854).

8 Medicinischer Cursus, Heft III, FSAK, Sign.: Rep. II: Fd.

9 Ebd.

10 Instruktion für die erste Seelenpflege der Kranken, FSAK, Sign.: Rep II: Fb.

indem Geschichten von Kranken mit einem besonders besorgniserregenden Seelenzustand erzählt wurden, bei denen die pflegende Diakonisse letztlich eine »Seelenheilung«[11], wie die Bekehrung von Sterbenden genannt wurde, erreichte (vgl. Fliedner 1850). Dieses Ziel fest im Blick, setzten Diakonissen sich häufig über den ausdrücklichen Wunsch von Schwerkranken hinweg, die nicht über Gott und schon gar nicht über ihr Sterben reden wollten (Nolte 2006).

2.2 »Wahrheit am Krankenbett«

Eine wesentliche Frage, mit der sich auch im 19. Jahrhundert vor allem Ärzte auseinandersetzen mussten, war die nach dem Ausmaß, in dem man unheilbar Kranke über ihre schlechte Prognose aufklären sollte.

Einerseits gingen Ärzte in der ersten Hälfte des 19. Jahrhunderts noch von einem sehr konkreten und weit reichenden Einfluss von negativen Affekten auch auf den Körper aus. Der Schreck und die Trauer, die fast zwangsläufig aus der Mitteilung einer schlechten Prognose resultierten, drohten aus dieser Sicht das Krankheitsgeschehen deutlich zu verschlechtern und den Tod zu beschleunigen. In der zweiten Hälfte des 19. Jahrhunderts durchlief die Medizin einen Paradigmenwechsel zu einer naturwissenschaftlich begründeten Wissenschaft. Eine unmittelbare Wirkung von Schreck und Furcht auf körperliche Prozesse wurde nicht mehr angenommen. Doch blieb die grundsätzliche Sorge, dass sich eine schlechte Prognose negativ auf den Zustand des Schwerkranken auswirken konnte. Ein großer Teil der Ärzte fürchtete, wenn Sterbenskranke umfassend über ihre Prognose aufgeklärt würden, dass die so einer Hoffnung auf Heilung Beraubten selbstmordgefährdet sein könnten.

Andererseits waren im 19. Jahrhundert noch viele Ärzte von der großen Bedeutung einer angemessenen Vorbereitung auf den Tod und das ewige Leben überzeugt (Brand 1977, 145 – 149, Pohl 1982, Benzenhöfer 1999, 70 – 76). In Bezug auf die Frage, was unter einer angemessenen Vorbereitung zu verstehen sei, herrschte jedoch Uneinigkeit, und es mehrten sich die Stimmen der Ärzte, die einer religiösen Sterbebegleitung generell ablehnend gegenüber standen (Reil 1816, 577, Thierfelder 1843, 148 – 162). Sie verbanden ihre Haltung teilweise mit einer heftigen, oft polemischen Kritik an Geistlichen, die den Sterbenden allzu drastisch die zu erwartenden Höllenqualen vor Augen führten, anstatt sie einfühlsam zu begleiten. Manche Ärzte forderten vor diesem Hintergrund gar, der Arzt solle als Seelsorger des sterbenden Kranken an die Stelle der Geistlichen treten (Marx 1827, Klohss 1835, 148 – 150, Dessoir 1895, 375 –

---

11 Zu dem Konzept der »Seelenheilung« in der Diakonie vgl. auch Benad 1996, 39 – 48, ders. 1997, 78 – 89 und ders. 2002, 195 – 213.

382). Auf diese Weise versuchten Ärzte, den Geistlichen, die sich ihrerseits für Notfälle in der Gemeinde grundlegendes medizinisches Wissen angeeignet hatten, deren wichtige Position am Krankenbett streitig zu machen (De Valenti 1831, Capellman 1895[1877], Nolte 2010).

In der Frage der »Wahrheit am Krankenbett« tat sich im 19. Jahrhundert zudem ein Konfliktfeld zwischen ärztlichen Entscheidungen zum Umgang mit Sterbenden und der seelsorgerischen Arbeit der Diakonissen auf (Nolte 2008). Wie bereits ausgeführt, wurde die Seelenpflege von den protestantischen Krankenschwestern besonders bei Sterbenden als zentrale pflegerische Aufgabe angesehen. Die unbedingte Voraussetzung für die von den christlichen Pflegerinnen angestrebte »Seelenheilung« war die vollständige Aufklärung des Schwerkranken über den nahe bevorstehenden Tod. Diese Aufgabe gehörte allerdings in den Kompetenzbereich des behandelnden Arztes, der sich häufig weigerte, seine Patienten über das mit hoher Wahrscheinlichkeit baldige Sterben aufzuklären. Die Frage um die »Wahrheit am Krankenbett« wird also ein zentrales Konfliktfeld zwischen Ärzten und Schwestern dargestellt haben. Auch wenn nur wenige Konflikte in dieser Frage in den Briefen der Diakonissen überliefert sind, ist die dort geäußerte Kritik am ärztlichen Verhalten bemerkenswert, weil Diakonissen unbedingter Gehorsam den Ärzten gegenüber abverlangt wurde.[12] Schwester Julie schrieb 1852 aus der Privatpflege:

»Meine l[iebe] Kranke befindet sich gegenwärtig ziemlich gut, die Schmerzen haben seit einigen Wochen bedeutend nachgelassen, doch der Körper nimmt allmählich ab, das Gemüth ist abwechselnd sehr heiter, das Gedächtniß ziemlich geschärft. Die Wunde heilte seit einem viertel Jahr sehr bedeutent, ihr ganzer Zustand dünkt mir als würde sie balt auf gelößt[13] werden. Zwar ihre l[ieben] Aeltern, sind der festen Hoffnung daß es der Genessung entgegengehe, weil der Artzt alles auf die Genesung ausdeutet, behauptet Geschwister u. Aeltern, würden diesen Schmerz sonst nicht ertragen können, ich kann den Artzt nicht wohl allein darüber Sprechen dazu denke ich er würde mir diesen Zustand nicht aufrichtig sagen.«[14]

Die offenbar im Umgang mit Sterbenden erfahrene Schwester schloss aus ihren Beobachtungen, dass ihre Kranke bald sterben würde. Sie kritisierte zurück-

---

12 Nach Abschnitt III der Hausordnung des Diakonissenmutterhauses in Kaiserswerth von 1837 sollten die Vorschriften des Arztes »pünktlich und ohne Widerrede« befolgt werden. Vgl. Köser 2006, 198–199.

13 Gemeint ist hier, dass die Schwerkranke bald sterben wird.

14 Schwesternbrief: Julie Creuzinger, 9.3.1852, Gemeindepflege in Cleve, FSAK, Sign.: 1337. Alle Zitate aus den Briefen der Diakonissen werden mit orthographischen und grammatikalischen Fehlern originalgetreu wiedergegeben, daher wird auf eine Kennzeichnung von »Fehlern« im Einzelnen verzichtet.

haltend die Haltung des Arztes, der sowohl die Eltern als auch die Geschwister in dem Glauben ließ, die Kranke sei auf dem Weg der Genesung. Zudem hatte sie den Arzt im Verdacht, auch ihr gegenüber nicht ehrlich zu sein – möglicherweise musste der Arzt fürchten, dass die Diakonisse sogleich beginnen würde, die Schwerkranke auf einen seligen Tod vorzubereiten.

Zwar traten zuweilen Konflikte zwischen dem ärztlichen Umgang mit der »Wahrheit am Krankenbett« und den Überzeugungen der Diakonissen zu Tage, wenn Ärzte die Diakonissen dezidiert dazu anwiesen, den Schwerkranken ihre schlechte Prognose zu verschweigen. Wenn es jedoch keine Anweisungen der Ärzte zum Umgang mit der »Wahrheit am Krankenbett« gab, entschieden die christlichen Krankenschwestern selbst, ihren Pflegebefohlenen das nahe Ende vor Augen zu führen und sie religiös darauf vorzubereiten (Nolte 2008). Andreas Heller, der lebensgeschichtliche Interviews mit Krankenschwestern über den Pflegealltag in den 1940er und 1950er Jahren geführt hat, weist darauf hin, dass Krankenschwestern in der Regel entschieden, wann mit der religiösen Vorbereitung auf den Tod begonnen wurde und in dieser Frage zuweilen in Konflikt mit den Stationsärzten gerieten (Heller 1996, 197).

Doch barg das Pflegeziel der »Seelenheilung« nicht nur Konfliktpotential mit den Ärzten, sondern vor allem zwischen Schwestern und Pfleglingen. Schwerkranke wollten nämlich zum Leidwesen der frommen Krankenschwestern häufig nicht mit Gesprächen über Gott behelligt werden, zu sehr war für sie das Sprechen über Gott im Kontext von Krankheit mit dem unmittelbar bevorstehenden Tod verbunden. So berichtete Schwester Lisette aus der Gemeindepflege von einem »Brustkranken«, der sich weigerte, sich mit seinem Glauben und nahen Sterben auseinanderzusetzen:

>»Da sagte der Kranke so weit sind wir noch nicht ich sterbe noch nicht wir sagten ihn das der Herr wie ein Dieb in der Nacht kommen könnte, ob er den bestehen könnte vor dem Richterstuhle Christi? Da konnte er keine Antwort geben.«[15]

Aus dieser Passage lässt sich exemplarisch ersehen, mit welchem Nachdruck die christlichen Krankenschwestern die Bekehrung von ungläubigen Sterbenden verfolgten. Gelang es ihnen nicht, die Schwerkranken noch vor ihrem Tod zu Gott zurückzuführen, empfanden sie dies als schwere Niederlage. Vielfach weigerten sich Schwerkranke also, ihrem nach Ansicht der Pflegerinnen unvermeidlich bevorstehenden Ende ins Auge zu sehen. Anhand der Beschreibung der Interaktionen und Konflikte zwischen Diakonissen und Schwerkranken lässt sich also auch ein Eindruck von der subjektiven Perspektive der Patienten auf den Sterbeprozess sowie von den Strategien der Schwerkranken, mit ihrer

---

15 Schwesternbrief: Lisette Steiner, 24.9.1847, Gemeindepflege in Cleve, FSAK, Sign.: 1337.

Furcht vor dem Tod umzugehen, gewinnen. Wie sich das Verhältnis zwischen Diakonissen und Sterbenden konkret in der Praxis gestaltete und wie genau Seelenpflege verstanden und umgesetzt wurde, wird in dem folgenden Abschnitt herausgearbeitet.

2.3   Seelenpflege bei Sterbenden

Die Briefe der Diakonissen belegen, dass die palliative Therapie und Pflege von Patienten mit einer tödlichen Krankheit im 19. Jahrhundert selbstverständlich war (vgl. auch Stolberg 2007, Nolte 2008). Besonders eindrucksvoll beschrieben Diakonissen in der häuslichen Krankenpflege die Leibes- und Seelenpflege von Sterbenden: deren körperlichen Verfall, soziale Verhältnisse und seelischen Zustand.

Vor allem das Verhältnis zwischen Krankenschwestern und ihren Pfleglingen nahm breiten Raum in den Schilderungen der Diakonissen ein. In diesem Zusammenhang wird auch deutlich, was die Diakonissen als »schwere« und als »leichte« Pflege verstanden. Dies soll im Folgenden anhand einiger Beispiele gezeigt werden. Schwester Ida beklagte sich darüber, dass ihre schwerkranke Patientin, deren ganzer Körper »im Verfall begriffen« sei, die Pflege dadurch sehr erschwere, dass sie »sehr ungeduldig und aufgeregt« sei.[16] Schwester Mathilde hingegen erzählte die Krankengeschichte eines 22-jährigen »Mädchens«, das zwar »sehr elend« sei, da es Tag und Nacht von einem »schrecklichen« Husten gequält werde. Doch sei es eine Freude, sie zu pflegen, obgleich die Pflege »sehr angreifend« sei, da die Schwerkranke »so geduldig und gottergeben« sei und sich nach ihrem Ende sehne.[17]

Schwester Sophie pflegte im Gegensatz dazu eine Schwerkranke unter für sie als Diakonisse schwierigen, beinahe unzumutbaren Verhältnissen: Die junge 26-jährige Frau litt an einem unheilbaren Unterleibsleiden – vermutlich Krebs – und war zum Entsetzen der Diakonisse nicht nur geschieden, sondern unterhielt eine amouröse Beziehung zu ihrem ebenfalls geschiedenen Arzt. Die Diakonisse unterstützte die Mutter der Patientin darin, diese Beziehung zu unterbinden, was schließlich nicht nur dazu führte, dass die Schwerkranke viel weinte, »wie eine Geisteskranke schrie« und jegliche Behandlung durch einen anderen Arzt verweigerte, sondern auch versuchte, sich mit einer Überdosis Morphiumpulver und einem Strick um den Hals das Leben zu nehmen. Die Diakonisse war mit den

---

16 Schwesternbrief: Ida Reininghaus vom 22. 4. 1890, Privatpflege 1888–1893, FSAK, Sign.: Da 201.
17 Schwesternbrief: Mathilde Lang vom 5. 9. 1888, Privatpflege 1888–1893, FSAK, Sign.: Da 201.

Folgen ihrer Einmischung in den Konflikt zwischen Mutter und Tochter offenbar überfordert, stellte aber ihr Verhalten der Kranken gegenüber, deren Zustand sich stetig verschlechterte, keineswegs in Frage.[18] Die Diakonisse konzentrierte sich derart auf die »sittlichen Verfehlungen« ihrer Kranken, dass die Sorge für das psychische und körperliche Wohlbefinden der Schwerkranken zweitrangig wurde.

Dass leibliche und seelische Leiden für die Diakonissen oft Hand in Hand gingen, zeigen Fallgeschichten über zwei schwerkranke Männer, die Schwester Isabelle in einem Brief schilderte – der erste litt an einer »Anschwellung der Bauchadern« und der zweite an »Magenkrebs«. Sie schätzte den Seelenzustand beider Männer als sehr kritisch ein. Der erste Kranke war ein sehr reicher Rumäne und der zweite Patient hatte drei Jahre im Gefängnis gesessen, weil er als Angestellter der Rheinischen Bahn viel Geld unterschlagen hatte. Innere und äußere Qualen der Schwerkranken korrespondieren in der Schilderung beider Krankengeschichten: Während der reiche Rumäne »in den letzten 10 Tagen seines Lebens … unbeschreiblich« litt und »nur ganz bedeutende Gaben von Morphium … im Stande [waren] seine Schmerzen auf kurze Zeit zu lindern«, war bei dem wegen Unterschlagung Verurteilten der Leib »so angelaufen, dass die Haut sich nicht mehr dehnen konnte, er schrie nur immer man möchte ihn aufschneiden; seine Frau, die an seinem Lager stand [,] biß und kratzte er«[19]. Da Reichtum generell als dem Seelenzustand abträglich galt, wurden sowohl der Reiche als auch der ehemalige Gefängnisinsasse von der Diakonisse als Sünder *par excellence* charakterisiert. In diesen Beschreibungen der Diakonisse kommt sehr anschaulich die christliche Deutung von Krankheit und Leiden als Strafe Gottes zum Ausdruck.

Aus diesen geschilderten »Fallgeschichten« lässt sich ersehen, dass die Diakonissen die Wertung einer Krankenpflege als »leichte« oder »schwere« Pflege nicht primär von der Schwere der Krankheit bzw. von der körperlichen Anstrengung bei der Pflege abhängig machten, sondern das Verhältnis zu den Pfleglingen den Ausschlag für eine solche Einschätzung gab. Zwar finden sich auch Schilderungen eines ungetrübten oder gar innigen Verhältnisses zu Pfleglingen, doch wird häufiger über »eigensinnige« Kranke geklagt, die in der leiblichen Pflege, meist jedoch in der Seelenpflege die An- resp. Unterweisungen der Schwester zurückwiesen und dadurch die Pflege »erschwerten«.

---

18 Schwesternbrief: Sophie Stock vom 27.10.1888, Privatpflege 1888–1893, FSAK, Sign.: Da 201.
19 Schwesternbrief: Isabelle Kummer vom 8.2.1877, Aachen Luisenhospital, 1872–1881, FSAK, Sign.: AKD 116.

2.4   Haltungen zur palliativen Schmerztherapie

Besonders in der häuslichen Pflege wurden Diakonissen von den behandelnden
Ärzten selbstverständlich mit der praktischen Umsetzung palliativer Schmerztherapie betraut. So verabreichte Schwester Mina ihrer Patientin, die im Endstadium von Brustkrebs war, Morphiumpulver, wenn »eine knotenartige Ge-
schwulst« in der Achselhöhle und auch Schulter, Arm und Rücken sich sehr
»schmerzhaft bemerkbar« machte. Auch die sehr dicke und harte mit Krebs
befallene Brust verursachte starke Schmerzen. Wenige Wochen später schilderte
die Diakonisse, dass sie immer häufiger zum Morphium greifen musste, um der
Schwerkranken die Nachtruhe zu sichern – fachlich versiert schrieb sie, dass der
»schwache Körper« ihrer Patientin nur eine geringe Dosis des Opiats vertrage.[20]
    Zuweilen sahen Diakonissen die palliative Schmerztherapie durchaus kri-
tisch: Schwester Auguste berichtete aus dem Luisenhospital in Aachen von
einem schwindsüchtigen Kranken, bei dem das Morphium nicht nur die
Schmerzen, sondern auch seine Sinne betäubte:

»Ich habe auf meiner Station recht elende Kranke, ein Schwindsüchtiger, der trotz
täglich heftigen Schmerzen nichts von einem Heiland etwas wissen will, und
seinem Ende so nahe entgegengeht, weiß so geschickt, das Gespräch abzulenken,
sobald es einen ernsten Charakter annimmt und sagt einfach, er gehöre nicht zu
denen die das glaubten. Von Morphium betäubt. Scheint er auch auf das nicht zu
achten, was ihn aus Gottes Wort gelesen wird.«[21]

Schwester Auguste ging also davon aus, dass das Morphium die Seelenpflege bei
dem sterbenskranken Schwindsüchtigen dadurch erschwere, dass er ihre religiöse Unterweisung nicht mehr aufnehmen konnte. Auch bei einem an Was-
sersucht leidenden Schriftsetzer, den Schwester Johanne im Krankenhaus in
Wuppertal-Elberfeld pflegte, wollte die Seelenpflege nicht gelingen. Unter diesen
Umständen lehnte die Diakonisse es zunächst entschieden ab, dem Schwerkranken »etwas betäubendes« zu geben und forderte stattdessen den Mann auf,
dem bereits ständig das Wasser aus den Beinen lief, sich seinem nahen Ende zu
stellen. Der Kranke, der kaum mehr laufen konnte, schleppte sich aus dem
Raum, um den hartnäckigen Bekehrungsversuchen der Diakonisse zu entgehen.
Hier wurde von der Diakonisse das Schmerzmittel verweigert, weil der Kranke
sich offenbar seinem Leid und somit auch seinen Schmerzen stellen sollte, um so

---

20 Schwesternbrief: Mina Mätte vom 29. 10. 1891, Privatpflege 1888 – 1893, FSAK, Sign.: Da 201.
21 Schwesternbrief: Auguste Drebs vom 21. 1. 1874, Aachen Luisenhospital, 1872 – 1881, FSAK,
    Sign.: AKD 116.

die Läuterung seiner sündigen Seele zu erlangen.[22] Dies ist ein sehr drastisches Beispiel dafür, dass die Diakonissen mitunter ihre religiösen Überzeugungen auf Kosten des Wohlergehens der Patienten durchsetzten. Zu vermuten ist auch, dass die Diakonisse hier entschieden entgegen der Auffassung des behandelnden Arztes agierte.

Silke Köser hat anhand von Nachrufen, die für verstorbene Diakonissen in dem »Armen- und Krankenfreund« erschienen, herausgearbeitet, dass gerade die »Dramaturgie« des Sterbens zentral für die Identität einer Diakonisse war: »Das Sterbebett bekam in den Nachrufen die Funktion eines Zeitraffers ihres religiösen Lebens, dessen Höhepunkt der ›selige Heimgang‹ war« (Köser 2006, 364). Auch der Umgang mit Krankheit, Leiden und Schmerz nimmt in den Nekrologen breiten Raum ein. So wurde insbesondere die Leidensfähigkeit der Diakonissen hervorgehoben, wie im Falle der 1879 verstorbenen Diakonisse Margarethe: »Im Jahre 1873 mußte sie sich einer ernsten Operation unterziehen. Sie wollte nicht chloroformirt sein, denn, so sagte sie: ›eine Diakonissin muß auch ein bißchen Schmerz ertragen können‹« (zitiert nach ebd., 364). Es ist davon auszugehen, dass dieser Anspruch der Diakonissen an sich selbst, Schmerzen als Prüfstein Gottes bewusst zu erleben und auszuhalten, Einfluss auf den Umgang mit den Schmerzen schwerkranker Pfleglinge hatte. Somit vertraten Diakonissen auch in dieser Frage des Umgangs mit Sterbenden eine Haltung, die zuweilen im Widerspruch zum ärztlichen Konzept der »Euthanasia medica« stand. In diesem ärztlichen Diskurs über die Aufgaben und Pflichten des Arztes am Sterbebett wurde betont, dass mit einer palliativen Behandlung ein möglichst sanfter Tod mit möglichst wenig Schmerzen anzustreben sei (Roelcke 2006, Nolte 2010).

3.   Umgang mit Sterbenden in der freiberuflichen Krankenpflege

Anhand einer Fallgeschichte über eine Krebskranke im Endstadium, die Agnes Karll in den Briefen an ihre Mutter sehr eindrücklich beschrieb, sollen im Feld der Sterbebegleitung die Erfahrungen einer Schwester in der zu der Zeit noch neuen freiberuflichen Krankenpflege mit denen der Diakonissen kontrastiert werden. Die Briefe, aus denen im Folgenden Ausschnitte analysiert werden, stammen aus der Zeit, als Agnes Karll in Berlin in der Privatpflege tätig war. Anders als die Diakonissen arbeitete sie in der Privatpflege auf eigene Rechnung. Auch hatte sie kein Mutterhaus im Rücken, das auf die Einhaltung minimaler Erholungszeiten achtete, und zudem hatte sie weder eine Absicherung im

---

22 Schwesternbrief: Johanne Niendecker vom 9.1.1862, Krankenhaus Wuppertal-Elberfeld,1844–1850, FSAK, Sign.: AKD 1779.

Krankheitsfall noch einen Anspruch auf Rente (Seidler/Leven 2003, 226).
Während für die Diakonissen das Vorsteherpaar im Mutterhaus die zentrale
Autorität war, lässt sich aus den Briefen Agnes Karlls ersehen, dass sie in einem
beträchtlichen Abhängigkeitsverhältnis zum Hausarzt stand: Der Arzt empfahl
Privatpflegerinnen, mit denen er gut zusammengearbeitet hatte, an andere Pa-
tienten weiter. Karll war offensichtlich eine gefragte Privatpflegerin, was sie mit
Stolz in ihren Briefen berichtete.

Eindrücklich schilderte Agnes Karll ihr Verhältnis zu einer Frau, die sie im
finalen Stadium von Darmkrebs in ihrem häuslichen Umfeld bis zu ihrem Tod
pflegte. Als Karll in der Familie ankam, sei sie als »rettender Engel« wahrgenommen worden und der Zustand der Schwerkranken habe sich schon allein
durch ihre Anwesenheit gebessert (Karll 8.11.1894, 1039). Die Kranke schien
mit kindlicher Liebe an Schwester Agnes zu hängen, was dieser zwar schmei-
chelte, aber zuweilen auch unangenehm war, da ihr die Beziehung zu der Sterbenden zu eng wurde. Auch die mit dieser Position als Vertraute verbundene
Verantwortung belastete Karll, die an ihre Mutter schrieb: Das »Verantwor-
tungsgefühl [drückte, K.N.] mich fast zu Boden«. Karll musste zwischen der
Kranken und ihren Angehörigen vermitteln, die sehr viel mehr unter der Ver-
zweiflung und den Launen der Kranken zu leiden hatten. Doch gab Karll das gute
Verhältnis zu den Angehörigen auch enorm viel Rückhalt in der schwierigen und
belastenden Situation (Karll 8.11.1894, 1040). Ebenso wie bei den Diakonissen
wird auch hier deutlich, dass weder die Schwere des Leidens, noch die körperlich
anstrengende Arbeit diese Pflege als »schwer« erscheinen ließ – vielmehr war es
das schwierige Verhältnis Karlls zu der in ihren Augen »kindlichen«, d. h. »un-
reifen« Schwerkranken, die der Schwester die gesamte Verantwortung im Umgang mit dem Sterben aufbürdete, statt sich selbst ihrer Situation erwachsen zu
stellen. Welche Probleme dies in der Praxis mit sich brachte, wird im nächsten
Abschnitt deutlich.

3.1 »Wahrheit am Krankenbett«

Im Folgenden wird ein Konflikt zwischen Agnes Karll und dem Hausarzt in der
Frage der »Wahrheit am Krankenbett« herausgearbeitet, der charakteristisch für
die Situation freiberuflicher Krankenpflege war. Ähnlich wie Karll arbeiteten
zwar auch die Diakonissen in der Privatpflege eng mit dem jeweiligen Hausarzt
und den Pfleglingen zusammen, doch war die Existenz der Diakonissen nicht
von einem einvernehmlichen Verhältnis mit dem Arzt und Kranken abhängig.
Anders als Agnes Karll konnten die Diakonissen die Pflege in Absprache mit dem

Mutterhaus aufgeben, wenn die Verhältnisse vor Ort ihren Grundüberzeugungen widersprachen.[23] Aus der Art und Weise, wie Karll den folgenden Konflikt schildert, lässt sich das für eine freiberuflich arbeitende Schwester charakteristische Verhältnis zwischen Pflegender und Arzt einerseits und Pflegender und Patientin andererseits ersehen. Besonders das Fehlen des Mutterhauses als unabhängige Instanz im Hintergrund, die in der Regel parteiisch mit ihren Schwestern war, schien dazu zu führen, dass Differenzen mit dem Arzt um die »Wahrheit am Krankenbett« zu schweren inneren Konflikten werden konnten.

Die Weigerung des Hausarztes, Agnes Karlls Patientin im Endstadium von Darmkrebs über ihre Prognose aufzuklären, führte bei der Schwester zu einem großen inneren Konflikt. Schwester Agnes war – anders als der Arzt – zutiefst davon überzeugt, dass die Sterbende ein Recht auf die »Wahrheit« hatte. Der Arzt hatte der Schwester – nicht jedoch der Kranken selbst – mitgeteilt, dass die Patientin bald sterben müsse. Die Schwerkranke sollte nach Anweisung des Arztes nichts von ihrem nahen Ende wissen, da er noch nicht absehen konnte, wie lang es noch bis dahin dauern würde. Er schätzte die Kranke so ein, dass sie nicht wissen wolle, wie es um sie stehe, was Karll durch ihre weiter unter ausgeführte Charakterisierung der Schwerkranken indirekt bestätigte. Dennoch äußerte Karll deutlich ihr Missfallen an der Haltung des Arztes zur Frage der »Wahrheit am Krankenbett«:

»Die Disziplin gebietet mir[,] mich den Ansichten des Arztes zu fügen, so sehr die meinen entgegengesetzt ist [sic]. Ich glaube die gequälte Seele käme, wenn auch nach furchtbarem Jammer zum Frieden, wenn sie das Schlimmste wüßte. Das gibt dann zuweilen Conflikte in meiner Seele über die ich erst nach langem Kampf zur Ruhe komme« (Karll 8.11.1894, 1040).

Agnes Karll sah allerdings für sich keine Möglichkeit, das Schweigegebot des Arztes zu unterlaufen – offenbar fühlte sie sich zwischen der Loyalität dem Arzt gegenüber und den Maximen einer guten seelischen Betreuung ihrer sterbenden Patientin hin- und hergerissen. Letztlich würde sie mit einem offenen Konflikt Gefahr laufen, sich mit dem Arzt zu überwerfen und so ihre Existenz aufs Spiel zu setzen.

Karll kritisierte jedoch nicht nur das Verhalten des Arztes, sondern miss-

---

23 So beschwerte sich eine Schwester aus der Privatpflege darüber, vom Arzt den Befehl erhalten zu haben, ihren Pfleglingen »was vorlügen« zu sollen. Sie sei deshalb drauf und dran, die Pflege aufzugeben. Schließlich übernahm ein Familienangehöriger die Aufgabe, die schwerkranken Kinder über den Tod ihres Vaters aufzuklären, so dass sie die letzte angedrohte Konsequenz nicht ziehen mussten, vgl. Schwesternbrief, M. Großmann, 17.1.1890, Privatpflege 1888–1893, FSAK, Sign.: DA 201.

billigte auch die Haltung der Schwerkranken selbst, die das Offensichtliche scheinbar verdrängte:

»Freilich geistige Not hat immer noch schlimmere Wirkung auf mich, wie körperliche Leiden und solche Qual habe ich so anhaltend in all den langen Jahren nie gesehen. Dies sich Anklammern an die tausend Nichtigkeiten des Lebens, dieses sich Auflehnen gegen den Willen Gottes« (Sticker 1977, 85, Karll, 8.11.1894, 1039).

Karll deutete die fehlende Auseinandersetzung mit dem Tod als »geistige Not« und nicht mehr wie die Diakonissen als »geistliche Not«. Die Sterbende sollte eher ihren inneren Frieden finden als den Frieden mit Gott, wenngleich auch in Karlls Schilderungen religiöse Formulierungen und somit ihre christliche Haltung sehr präsent sind. Doch musste sie auch gegen ihre innere Überzeugung mit der Kranken, von der sie direkt bezahlt wurde, behutsam umgehen, um diese nicht zu verärgern. Dass Karll bei solchen Meinungsverschiedenheiten mit Blick auf ihre freiberufliche Existenz auch stets strategisch denken musste, da sie sich real in ökonomischen Abhängigkeiten befand, wird anhand des ausgeführten Beispiels sehr deutlich. Die Diakonissen hingegen konnten sich über ärztliche Bedenken und den Wunsch ihrer Pfleglinge hinwegsetzen, da sie in ihrem Bestreben, die »Seelenheilung« des Sterbenden zu erreichen, auf den Rückhalt des Mutterhauses zählen konnten.

3.2 Palliative Schmerztherapie

Besonders eindrücklich beschrieb Agnes Karll, wie sehr sie unter ihrer beschränkten Entscheidungsbefugnis in der Frage der Dosierung des Morphiums bei ihrer krebskranken Patientin litt. In Agnes Karlls Pflege hatte sich das Leiden der Schwerkranken zugespitzt; ein Darmdurchbruch nach außen bereitete der Kranken »rasende Schmerzen«, die durch die vom Arzt verordnete Dosis Morphium nicht gelindert werden konnten. Nach starken »Eiter- und Kotentleerungen« ging es der Schwerkranken deutlich besser (Sticker 1977, 86, Karll, 21.11.1894, 1047). Nachdem das Schlimmste überstanden war, kam der Hausarzt und zeigte sich erfreut über die »glückliche Wendung« des Krankheitsverlaufes. Der Arzt teilte Schwester Agnes nun erst nach der überstandenen Krise mit, dass sie nicht mit Morphium zu sparen brauche. Karll beschrieb in ihrem Brief beeindruckend, wie es ihr nach dieser angespannten Situation erging – sie war wütend, dass der Arzt ihr erst freie Hand in der Dosierung des Morphiums ließ, als es im Grunde genommen zu spät war:

»Das war zu viel für mich, in dem Augenblick war ich so bitterböse auf den guten Alten u. so wie er fort war bekam ich einen Lach- und Weinkrampf, worauf ich mich allmählich wieder zurecht fand. 8 Tage lang die Qual Tag u. Nacht u. Morphium sparen müssen, nicht über das bestimmte Quantum gehen dürfen und nun wo's auch ohne dem erträglicher war freie Verfügung! Von der Tragweite der verschiedenen Momente könnt Ihr Euch schwerlich einen Begriff machen, aber das glaube ich, war der schlechteste Tag in meiner Pflegezeit« (Karll 21.11.1894, 1047–1048).

Anna Sticker hat in ihrer Edition dieses Briefes den »Lach- und Weinkrampf«, den Agnes Karll eindrücklich beschrieb, ohne Auslassungszeichen herausgestrichen (Sticker 1977, 86). Anhand dieses Beispiels wird deutlich, wie Sticker an der Biographie Karlls »arbeitete«, um sie als starkes – über Zweifel erhabenes – Vorbild für folgende Generationen von Krankenschwestern zu stilisieren.

Diakonissen beschrieben hingegen ihren Umgang mit Morphium als weitgehend konfliktfrei, was möglicherweise damit zusammenhing, dass sie in der Leibespflege weniger Probleme als Agnes Karll hatten, die Autorität des Arztes anzuerkennen – Konflikte traten lediglich dann auf, wenn die Schmerztherapie die »Seelenpflege« beeinträchtigte. In diesem Falle verfolgten Diakonissen – wie bereits ausgeführt – mitunter recht eigenmächtig ihr höheres Ziel der »Seelenheilung« und weigerten sich, bekehrungsunwilligen Schwerkranken »betäubende« Schmerzmittel zu geben. Der Kern ihres Selbstverständnisses als Krankenschwester lag deutlich im Bereich der Seelenpflege – hier wurde der Umgang mit den Ärzten dann als konflikthaft wahrgenommen, wenn diese die Arbeit der Diakonissen behinderten. Anders als bei den Diakonissen war Agnes Karlls Auffassung von Krankenpflege eher medizinisch-naturwissenschaftlich geprägt. Auch die Tatsache, dass sie selbst gern Ärztin geworden wäre, trug vermutlich dazu bei, dass für sie die Leibespflege einen höheren Stellenwert in ihrem Selbstverständnis als Krankenschwester hatte und sie daher mitunter medizinische Entscheidungen der Ärzte in Frage stellte.

4. Schluss

Diakonissen gerieten durch ihren Anspruch, bei Schwerkranken und Sterbenden mit großem Engagement eine »Seelenheilung« herbeizuführen, nicht nur mit Ärzten sondern auch mit bekehrungsunwilligen Patienten in Konflikt. Zwar war das Verhältnis zwischen Ärzten, Schwestern und Kranken gemäß den Krankenhausordnungen im 19. Jahrhundert strikt hierarchisch strukturiert. Der Kranke hatte der Krankenschwester zu gehorchen und die Pflegenden ihrerseits dem Arzt. Doch zeigen die alltagsnahen Quellen, dass das christliche Selbstverständnis der Diakonissen, in dem die Seelenpflege einen hervorragenden Stellenwert einnahm, einen von den Ärzten unabhängigen Kompetenzbereich der Pflegenden schuf. In der Seelenpflege waren die Diakonissen lediglich dem für das Krankenhaus zuständigen Geistlichen hierarchisch untergeordnet. Da für die Geistlichen die Krankenseelsorge jedoch nur eines von mehreren Aufgabenfeldern war, konnten sie nicht in der gleichen Weise im Alltag der Kranken präsent sein wie die Diakonissen (vgl. Kreutzer/Nolte 2010). Daher waren in der Regel die Diakonissen für die religiöse Sterbebegleitung zuständig, und sie führten den Kranken ihr nahes Ende vor Augen, auch wenn die Ärzte die unheilbar Kranken noch nicht über ihre schlechte Prognose aufgeklärt hatten. Der hohe Stellenwert der Seelenpflege und die beachtliche Entscheidungskompetenz der Diakonissen zeigt sich auch darin, dass die Schwestern den Patienten mitunter eine palliative Schmerztherapie versagten, da gerade der Schmerz als Prüfstein oder Strafe Gottes angenommen werden sollte und zudem für die Seelenpflege ein wacher Kopf notwendig war.

Obgleich die Schwerkranken schon aufgrund ihres körperlichen Leidens in einer sehr schwachen Position waren, lässt sich anhand der von den Diakonissen geschilderten Fallgeschichten beobachten, dass die Kranken das schon von Zeitgenossen kritisierte »geistliche Bombardement« (Schäfer 1893, 160–161) nicht ohne Weiteres über sich ergehen ließen. Die Diakonissen beklagten sich häufig über bekehrungsunwillige resp. renitente Kranke.

Agnes Karll hatte in der Frage der seelischen Betreuung ihrer Kranken offensichtlich weniger Handlungsspielräume als die Diakonissen, die durch ihre Zugehörigkeit zur Diakonissengemeinschaft eine gesicherte Existenz hatten. Karll hielt sich daher strikt an die Anweisungen des Hausarztes, nicht mit der Patientin über ihren nahen Tod zu sprechen und war daher innerlich hin- und hergerissen zwischen ihrer Überzeugung und der aufgrund ihrer freiberuflichen Existenz erforderlichen Loyalität dem Arzt gegenüber. Während die Diakonissen der palliativen Schmerztherapie durchaus skeptisch begegneten, wollte Karll für einen sanften und schmerzarmen Tod sorgen und litt darunter, dass der Hausarzt ihr so wenig Entscheidungskompetenz bei der Dosierung der Opiate zutraute. Insgesamt ist zu beobachten, dass mit der zunehmenden Verberuflichung der Krankenpflege, wie vor allem Karll sie gefordert hat, die Seelenpflege als eigenständiger Bereich der Krankenpflegenden in den Hintergrund trat. In der leiblichen Krankenpflege, die im ausgehenden 19. Jahrhundert schon auf naturwissenschaftlichen Körper- und Krankheitskonzepten beruhte, war die freiberuflich tätige Pflegerin verpflichtet, ärztlichen Weisungen zu folgen. In der Privatpflege musste die Krankenschwester mehr auf Wünsche und Haltungen der Kranken eingehen, da sie sich in einem direkten ökonomischen Abhängigkeitsverhältnis zu ihnen befand. Gleichwohl standen auch die Kranken mitunter – wie das analysierte Fallbeispiel zeigt – in einem emotionalen Abhängigkeitsverhältnis zu den Schwestern.

In der konfessionell ungebundenen Krankenpflege, die zunehmend an Bedeutung gewann, verschwand die Seelenpflege und somit die spirituelle Sterbebegleitung im Laufe des 20. Jahrhunderts aus dem Aufgabenbereich von Krankenschwestern. Die religiöse Begleitung Sterbender ist nicht zuletzt wegen der Vehemenz, mit der Diakonissen am Sterbebett vorgegangen waren, in Verruf geraten. Das Fehlen einer religiösen Sterbebegleitung wird vermutlich zunächst von manchen Patienten und Patientinnen freier Krankenschwestern mit Erleichterung wahrgenommen worden sein. Im Zusammenhang der Debatten um *Palliative Care* wird jedoch das Bedürfnis nach einer spirituellen Begleitung Sterbender wieder thematisiert und darüber nachgedacht, wie Pflegende dem gerecht werden können, ohne missionarisch zu wirken. Daher wird heutzutage die Patientenautonomie und die Vielfalt spiritueller Konzepte betont – in der Frage der Sinngebung erlangt jedoch die Bedeutung von Krankheit und Leiden als Prüfstein wieder erneute Relevanz. Hier ist es seltener Gott, der den Schwerkranken diesen Prüfstein auferlegt, vielmehr werden bei einer gefährlichen schmerzhaften Krankheit Leidende dazu aufgefordert, ihre Lebensführung zu reflektieren. Das Fehlen einer höheren Instanz kann hier durchaus auch zu einer problematischen Zuweisung von individueller Verantwortung für die leidvolle Erkrankung führen. So ist die These von einem spezifischen Krebscharakter, demzufolge der Krebskranke durch sein Unvermögen, Probleme und Krisen zu bewältigen, krank wird, nach wie vor sehr wirkmächtig (Detlefsen/ Dahlke 1993, kritisch: Sontag 1981).

Literatur

Benad, Matthias (1996): Sterbefrömmigkeit im »Boten von Bethel« 1894 – 1900. In: Benad, Matthias (Hg.): Diakonie der Religionen. Frankfurt a. M., 39 – 48.

Benad, Matthias (1997): »Und wenn du dich gleich mit Lauge wüschest…«. Rein werden zum seligen Sterben im frühen Bethel. In: Wege zum Menschen. Monatsschrift für Seelsorge und Beratung, heilendes und soziales Handeln, 49. Jg., 78 – 89.

Benad, Matthias (2002): »Komme ich um, so komme ich um […]«. Sterbelust und Arbeitslast in der Betheler Diakonissenfrömmigkeit. In: Jahrbuch für Westfälische Kirchengeschichte, 97. Jg., 195 – 213.

Benzenhöfer, Udo (1999): Der gute Tod? Euthanasie und Sterbehilfe in Geschichte und Gegenwart. München.

Brand, Ulrich (1977): Ärztliche Ethik im 19. Jahrhundert. Freiburg i. Br.

Capellmann, Carl (1895): Pastoral-Medicin. Aachen [erste Auflage 1877].

Choulant, Ludwig (1823): Der junge Arzt am Krankenbette. Leipzig.

De Valenti, Ernst Joseph Gustav (1831): Medicina Clerica oder Handbuch der Pastoral-Medizin, für Seelsorger, Pädagogen und Aerzte; nebst einer Diätik für Geistliche, Erster Theil. Leipzig.

Dessoir, Max (1895): Der Beruf des Arztes. In: Westermanns Illustrierte Deutsche Monatshefte, 77. Jg., 375–82.

Detlefsen, Thorwald/Ruediger Dahlke (1993): Krankheit als Weg. Deutung und Bedeutung der Krankheitsbilder. München.

Dieffenbach, Johann Friedrich (1832): Anleitung zur Krankenwartung. Berlin.

Disselhoff, Julius (1869): Verschiedene Sterbebetten. In: Der Armen- und Krankenfreund, 21. Jg., Januar/Februar, 15–17.

Felgentreff, Ruth (1998): Das Diakoniewerk Kaiserswerth 1836–1998. Von der Diakonissenanstalt zum Diakoniewerk – ein Überblick. Düsseldorf-Kaiserswerth.

Fliedner, Theodor (1850): Die 32jährige Wittwe Anna auf dem Sterbebette, eine Magdalena. In: Der Armen- und Krankenfreund, 2. Jg., Juli/August, 22–31.

Gedike, Carl Emil (1854): Handbuch der Krankenwartung. Zum Gebrauch für die Krankenwart-Schule der K. Berliner Charité-Heilanstalt sowie zum Selbstunterricht. Berlin.

Gersuny, Robert (1896): Arzt und Patient. Winke für Beide. Berlin.

Geßner, Adolf (1899): Palliative Behandlung des inoperativen Carcinoms. In: Veit, Johann (Hg.): Handbuch der Gynäkologie. Wiesbaden, 461–87.

Greiner, Swen (2007): Palliative Care. Schwerstkranke und sterbende Menschen würdevoll begleiten. In: Pflegen ambulant, 18. Jg., 6–12.

Heller, Andreas (1996): »Da ist die Schwester nicht weggegangen von dem Bett...«. Berufgeschichtliche Aspekte der Pflege von Sterbenden im Krankenhaus in der ersten Hälfte des 20. Jahrhunderts. In: Seidl, Eduard/Hilde Steppe (Hg.): Zur Sozialgeschichte der Pflege in Österreich. Krankenschwestern erzählen über die Zeit von 1920 bis 1950. Wien, München, Bern, 192–211.

Jütte, Robert (1996): Vom Hospital zum Krankenhaus. 16. bis 19. Jahrhundert. In: Labisch, Alfons/Reinhard Spree (Hg.): »Einem jeden Kranken in einem Hospitale sein eigenes Bett«. Zur Sozialgeschichte des Allgemeinen Krankenhauses in Deutschland im 19. Jahrhundert. Frankfurt a. M., New York, 31–50.

Klohss, Karl Ludwig (1835): Die Euthanasie. Die Kunst den Tod zu erleichtern. Berlin.

Köser, Silke (2006): Denn eine Diakonisse darf kein Alltagsmensch sein. Kollektive Identitäten Kaiserswerther Diakonissen 1836–1914. Leipzig.

Kreutzer, Susanne/Karen Nolte (2010): Seelsorgerin »im Kleinen«. Krankenseelsorge durch Diakonissen im 19. und 20. Jahrhundert. Erscheint demnächst in: Zeitschrift für medizinische Ethik.

Linkenheld, J. (1894): Palliative Operationen. Fünfzig Jahre aus dem Gebiete der gesammten Medicin. In: O.A.: Festschrift zur Feier des fünfzigjährigen Jubiläums des Vereins der Ärzte des Regierungsbezirks Düsseldorf. Wiesbaden, 416–19.

Marx, Karl Friedrich Heinrich (1827): Ueber Euthanasie. Berlin.

Moll, Albert (1902): Ärztliche Ethik. Berlin.

Monteverde, Settimo (2007): Ethik und Palliative Care. Das Gute als Handlungsorientierung. In: Knipping, Cornelia (Hg.): Lehrbuch Palliative Care. Bern, 520–35.

Moulinié, Jean (1844): Vom Glücke in der Chirurgie. Hannover.

Nolte, Karen (2006): Vom Umgang mit Tod und Sterben in der klinischen und häuslichen Krankenpflege des 19. Jahrhunderts. In: Braunschweig, Sabine (Hg.): Pflege – Räume, Macht und Alltag. Beiträge zur Geschichte der Pflege. Zürich, 165–74.

Nolte, Karen (2008): Telling the painful truth. Nurses and physicians in the nineteenth century. In: Nursing History Review, 16. Jg., 115–134.

Nolte, Karen (2010): Ärztliche Praxis am Sterbebett in der ersten Hälfte des 19. Jahrhunderts. Erscheint demnächst in: Bruchhausen, Walter/Hans-Georg Hofer (Hg.): Ärztlicher Ethos im Wandel. Göttingen.

Pleschberger, Sabine (2007): Die historische Entwicklung von Hospizarbeit und Palliative Care. In: Knipping, Cornelia (Hg.): Lehrbuch Palliative Care. Bern, 24 – 29.

Pohl, Klaus-Peter (1982): Unheilbar Kranker und Sterbender [sic]. Problemfälle ärztlicher Deontologie. Stellungnahmen aus dem 18. Jahrhundert und ihre historischen Voraussetzungen. Münster.

Reil, Johann Christian (1816): Entwurf einer allgemeinen Pathologie (3 Bände). Halle.

Robinski, Severin (1898): Operiren oder Nichtoperiren bei Krebs-Erkrankungen und andere zeitgemässe, insbesondere therapeutische Fragen. Berlin.

Roelke, Volker (2006): »Ars moriendi« und »euthanasia medica«. Zur Neukonfiguration und ärztlichen Aneignung normativer Vorstellungen über den »guten Tod« um 1800. In: Engelhardt, Dietrich von/Jan Joerden/Lothar Jordan (Hg.): Sterben und Tod bei Heinrich von Kleist und in seinem historischen Kontext. Würzburg, 29 – 44.

Schäfer, Theodor (1893): Die weibliche Diakonie, Bd. 2: Die Arbeit der weiblichen Diakonie. Stuttgart.

Schmidt, Jutta (1998): Beruf: Schwester. Mutterhausdiakonie im 19. Jahrhundert. Frankfurt a. M., New York.

Scotti, Angelo Antonio (1824): Die Religion und Arzneykunde in ihren wechselseitigen Beziehungen dargestellt. Wien.

Seidler, Eduard/Karl-Heinz Leven (2003): Geschichte der Medizin und der Krankenpflege. Stuttgart.

Siewert, Dietmar (2006): Historische Annäherung. In: Giese, Constanze/Christian Koch/ Dietmar Siewert (Hg.): Pflege und Sterbehilfe. Zur Problematik eines (un-)erwünschten Diskurses. Frankfurt a. M., 37 – 75.

Sontag, Susan (1981): Krankheit als Metapher. Frankfurt a. M.

Sticker, Anna, Agnes Karll (1977): Die Reformerin der Deutschen Krankenpflege. Ein Wegweiser für heute. Zu ihrem 50. Todestag am 12. Februar 1927. Wuppertal.

Stolberg, Michael (2003): Homo patiens. Krankheits- und Körpererfahrung in der Frühen Neuzeit. Köln, Wien, Weimar.

Stolberg, Michael (2007): »Cura palliativa«. Begriff und Diskussion der palliativen Krankheitsbehandlung in der vormodernen Medizin (ca. 1500 – 1850). In: Medizinhistorisches Journal, 42. Jg., 7 – 29.

Student, Johann-Christoph (2007): Wo Palliative Care und Hospizarbeit realisiert werden. In: Ders. (Hg.): Palliative Care. Wahrnehmen – verstehen – schützen. Stuttgart, 13 – 20.

Thierfelder, Johann Gottlieb (1843): Darf der Arzt dem Kranken die vorhandene unvermeidliche Gefahr des nahen Todes ankündigen, und unter gewissen Umständen das Leben absichtlich verkürzen? In: Medicinischer Argos, 5. Jg., 148 – 62.

Weiher, Erhard (2007): Spirituelle Begleitung in der palliativen Betreuung. In: Knipping, Cornelia (Hg.): Lehrbuch Palliative Care. Bern, 438 – 453.

Susanne Kreutzer

Fragmentierung der Pflege. Umbrüche pflegerischen Handelns in den 1960er Jahren

Christliche Pflegetraditionen genießen in der Pflegewissenschaft im Allgemeinen keinen guten Ruf. Die Dominanz konfessioneller Schwesternschaften – in Westdeutschland bis in die 1950er und 1960er Jahre hinein – gilt als wesentliche Erklärung für die im Vergleich zu anglo-amerikanischen Ländern späte Akademisierung der Pflege in Deutschland. Die ausgeprägte christliche Tradition von Selbstaufopferung und Gehorsam habe maßgeblich dazu beigetragen, die Pflege als schlecht bezahlten ärztlichen Hilfsberuf festzuschreiben (Bischoff 1997, 9 – 15). So gesehen eröffnete erst der Rückgang konfessioneller Schwesternschaften den Weg zu einer Aufwertung der Pflege und der Etablierung eines eigenständigen pflegerischen Berufsfeldes.

Die vorliegende Darstellung will diese gängige Fortschrittsperspektive, die auf einer Gleichsetzung von »Emanzipation« und Säkularisierung basiert, in Frage stellen und stattdessen die Ambivalenz der Modernisierungsprozesse in der Pflege in den Mittelpunkt rücken.[1] Mit den »langen 1960er Jahren«[2] wird der Blick auf die Schwelle zwischen tradiertem christlichem und modern weltlichem Berufsbild gerichtet. Das herkömmliche Arbeitsethos entsprach zu dieser Zeit immer weniger den Lebensentwürfen der nachkommenden Frauengenerationen. Unter dem Druck eines gravierenden Pflegenotstands wurde der ehemals zölibatäre christliche »Liebesdienst« am Kranken zu einem arbeitsrechtlich regulierten Frauenberuf umgestaltet, den auch verheiratete Frauen in Teilzeitarbeit ausüben konnten (Kreutzer 2005, Schmidbaur 2002, 147 – 175). Hinzu kam, dass sich mit den Fortschritten in der Medizin die Anforderungen an das Pfle-

1 Der Beitrag basiert auf dem von der VolkswagenStiftung geförderten Forschungsprojekt: »Krankenpflege und religiöse Gemeinschaft. Das Beispiel des Diakonissenmutterhauses der Henriettenstiftung seit 1944«. Ich danke außerdem der Robert Bosch Stiftung für die finanzielle Förderung und Karen Nolte für kritische Anmerkungen zum Text.
2 Während lange Zeit das Jahr »1968« als tiefgreifender Bruch in der bundesdeutschen Geschichte angesehen wurde, betont die neuere zeithistorische Forschung die Einbettung von »1968« in eine längere Transformationsphase – die so genannten »langen 1960er Jahre«, die um 1958/59 begannen und bis 1973/74 reichen.

gepersonal grundsätzlich änderten. Gefordert war immer weniger eine »Berufung zur Nächstenliebe« (Rüther 1951, 87) als vielmehr eine theoretisch fundierte Ausbildung.

Dieser Reformprozess soll im Folgenden als ein Prozess der Fragmentierung pflegerischer Tätigkeit beschrieben werden. Im Mittelpunkt stehen die Schwestern eines Diakonissenmutterhauses – der Henriettenstiftung in Hannover –, die den tradierten Typus evangelischer Schwestern repräsentieren (vgl. Gause/Lissner 2005, Köser 2006, Schmidt 1998). Die Diakonissen waren in einer Vielzahl von Krankenhäusern und Gemeindestationen (heute: Sozial- oder Diakoniestationen) in ganz Niedersachsen und Schleswig-Holstein tätig. Das Interesse der vorliegenden Studie richtet sich nicht auf die normativen Vorgaben der Mutterhausdiakonie, sondern die alltägliche Arbeits- und Lebenspraxis der Schwestern. Ziel ist es einerseits, den sozialen Sinn des tradierten Dienstkonzeptes herauszuarbeiten, und andererseits die Erfahrungen der Diakonissen im Prozess der Pflegereform zu beleuchten. Dabei ist gerade die christliche Krankenpflege so interessant, da hier die Konfliktbeladenheit des Modernisierungsprozesses besonders deutlich wird. Denn das überlieferte Konzept christlicher Krankenpflege als unmittelbarer Dienst am Nächsten ließ sich kaum mit den Anforderungen modernen, rationell-professionellen Handelns vereinbaren. Insofern werden hier die Amivalenzen des Modernisierungsprozesses besonders gut sichtbar.

Der Beitrag gliedert sich in fünf Abschnitte. In einem ersten Schritt wird die Einheit von Leibes- und Seelenpflege als Kern des althergebrachten christlichen Pflegeverständnisses vorgestellt. Anschließend wird der Blick genauer auf die Arbeit der Schwestern gerichtet, indem zunächst die am Modell der Familie orientierte Pflegeorganisation vorgestellt und dann die Pflegepraxis selbst genauer beleuchtet wird. Daran schließt sich ein Abschnitt zu den Reformen der 1960er Jahre an, die als Prozess der Fragmentierung analysiert werden, mit tiefgreifenden Folgen für das Selbstverständnis und die Alltagspraxis der Krankenpflege. Zum Schluss werden die Ergebnisse im Hinblick auf ihre Bedeutung für aktuelle Pflegepolitik diskutiert.

Die Darstellung stützt sich sowohl auf zeitgenössische Publikationen und Zeitschriften des Gesundheitswesens, als auch auf lebensgeschichtliche Interviews mit Diakonissen der Henriettenstiftung. Darüber hinaus wurde das umfangreiche Archiv der Henriettenstiftung ausgewertet. Besonders aufschlussreich sind hier die Personalakten der etwa 900 Schwestern, die nach 1945 dem Mutterhaus angehörten. Diese Personalakten sind oft sehr umfangreich und enthalten ausführliche Briefwechsel der Schwestern mit dem Mutterhaus. Über diese Quellen lassen sich sowohl Alltag und Selbstverständnis der Schwestern als auch ihre Perspektiven auf die Modernisierung der Krankenversorgung sehr gut verfolgen. Überliefert sind außerdem die Akten aller Krankenhäuser und Gemeindestationen, in denen die Diakonissen tätig waren, mit Informationen über die gesamte Organisation der Einrichtungen. Diese Archivalien ermöglichen, auch die Bedingungen, unter denen die Frauen tätig waren, sehr genau zu rekonstruieren.

1. Die Einheit von Leibes- und Seelenpflege als Kern des tradierten christlichen Pflegeverständnisses

In der Tradition christlicher Schwesternschaften war die Krankenpflege keinesfalls als ärztliche Hilfstätigkeit, sondern in hohem Maße als religiöser Auftrag konzipiert. Das Arbeitsethos des aufopferungsvollen »Liebesdienstes« basierte auf dem christlichen Gebot der Barmherzigkeit. Indem sich die Schwestern den kranken und bedürftigen Menschen widmeten, zeugten sie von der Liebe Gottes und nahmen am Aufbau seines Reiches teil. »Den Kranken und Gesunden in ihrem Leiden helfen und dienen zu können,« schrieb etwa die angehende Diakonissenschülerin Therese Naumann[*] 1947 an das Mutterhaus der Henriettenstiftung, bedeute für sie, »zugleich auch unserem Herrn und Heiland Liebe zu erweisen.«[3] Das religiöse Berufungskonzept verlieh den Schwestern eine herausgehobene und höchst respektable Stellung in der Gesellschaft. Einer Schwester sollte mit »Achtung, Ehre und Dank« (Bellardi 1951, 29) begegnet werden.

Diese Berufungsvorstellung korrespondierte mit einem spezifischen Pflegekonzept. Eine christliche Krankenpflege, wie sie die konfessionellen Schwesternschaften und Wohlfahrtsverbände vertraten, sollte »nie in der äußeren Pflege stecken ... bleiben« (Sr. Clothilde 1952, 282), sondern neben dem Leib auch die Seele der Kranken berücksichtigen. Diese Einheit von Leibes- und Seelenpflege bildete den Kern des christlichen Pflegeverständnisses.[4] Jenseits der im engeren Sinne pflegerischen Aufgaben hatten die Schwestern deshalb auch seelsorgerliche Funktionen zu erfüllen und den Patienten religiöse Stärkung anzubieten. Zu den wichtigen Aufgaben einer christlichen Schwester gehörte es auch, den Kranken zuzuhören, mit ihnen zu beten und ihren Glauben zu stärken. Damit war die Krankenpflege eines der Felder, auf dem die evangelische – ebenso wie die katholische – Kirche ihren schwindenden gesellschaftlichen Einfluss zu verteidigen suchte.

---

[*] Alle Namen von Diakonissen der Henriettenstiftung mit Ausnahme der Oberinnen wurden anonymisiert.

3 Therese Naumann an Schwester Alma Sander, 6. 12. 1947, Archiv der Henriettenstiftung, S-3-135.

4 Siehe auch den Beitrag von Karen Nolte in diesem Band.

Diese christliche Deutung von Krankheit sicherte den Schwestern in der Krankenversorgung eine eigenständige, religiös fundierte Bedeutung, während die Ärzteschaft in den konfessionellen Einrichtungen bis in die zweite Hälfte des 20. Jahrhunderts für die Durchsetzung ihres biomedizinischen, auf naturwissenschaftlichen Konzepten beruhenden Verständnisses von Gesundheit und Krankheit kämpfen musste (Schmuhl 2003). Die große Bedeutung des Pflegebereichs wird u. a. dadurch dokumentiert, dass die Henriettenstiftung in ihrer Satzung die Krankenpflege als Hauptaufgabe des Hauses verankert hatte.[5] Die Medizin, so das Selbstverständnis der Stiftung, galt lediglich als ein Teil der Krankenpflege.[6] Die starke Stellung der Schwestern zeigt sich auch darin, dass die Ärzte bis Ende der 1970er Jahre nicht in der Krankenhausleitung vertreten waren. Die tradierte Leitungsstruktur des Krankenhauses bestand aus dem Theologischen Vorsteher, der durch die Oberin vertreten wurde.[7] Das heißt, wenn sich in dem Mutterhauskrankenhaus jemand über mangelnden Einfluss beschwerte, waren es nicht die Diakonissen, sondern die Ärzte. Dieses Kräfteverhältnis erstaunt kaum, da es schließlich die Diakonissen waren, die diese christlichen Einrichtungen überhaupt erst aufgebaut hatten (Kreutzer 2006 a).

Das Bild der Schwestern als arztabhängige Gruppe trifft damit auf die konfessionellen Häuser der frühen Bundesrepublik keinesfalls zu. Vielmehr galten Ärzte und Schwestern als sich ergänzende Berufsgruppen, die jeweils einen spezifischen und eigenständigen Beitrag zur Heilung der Patienten leisteten. Während die Ärzte als »Sachverwalter des Wissens« (Busse-Kenn 1953, 33) an den Krankheitssymptomen, deren Diagnose und Therapie ansetzten, sollten sich die Schwestern dem Patienten in seiner gesamten Person widmen. Gerade die Vermittlung von »Geborgenheit« wurde als entscheidender Heilungsfaktor angesehen, der die hohe Bedeutung pflegerischer Arbeit ausmachte.

---

5 Vgl. Satzung der Henriettenstiftung vom 1.4.1973, § 3, Abs. 2, Schwesternarchiv der Henriettenstiftung.

6 Noch Anfang der 1990er Jahre liefen die Chefärzte Sturm, als bei einer Satzungsänderung dieser Passus erhalten bleiben sollte, obwohl die Alltagspraxis im Zeichen des naturwissenschaftlich-technischen Medizinverständnisses dieses tradierte Konzept längst überholt hatte. Schreiben der leitenden Krankenhausärzte der Henriettenstiftung an den Vorsitzenden des Stiftungsvorstandes der Henriettenstiftung, Dr. Knüllig, 5.4.1990, Schwesternarchiv der Henriettenstiftung.

7 Rundschreiben Pastor Helbig an die Mitglieder des Krankenhausausschusses der Henriettenstiftung, 20.3.1980, Archiv der Henriettenstiftung, 2.07. Dienstanweisung für die Leitung des Krankenhauses der Henriettenstiftung, 18.11.1969, Archiv der Henriettenstiftung, S-11-2-3.

2. Pflegeorganisation im Zeichen des Familienkonzeptes

Der große Stellenwert persönlicher Betreuung im christlichen Pflegekonzept korrespondierte mit einer spezifischen Pflegorganisation, die sich am Modell der Familie orientierte. So wurde die leitende Krankenhausschwester – heute die Pflegedienstleiterin – als Hausmutter bezeichnet. Zu ihren wesentlichen Aufgaben zählte es, für Patienten, Schwestern und andere Mitarbeiter eine Atmosphäre von Behaglichkeit herzustellen und der Arbeit mit »liebevollem Sorgen«[8] vorzustehen. Die Hausmütter waren deshalb von der Mutterhausleitung explizit angewiesen – dies ist aus heutiger Perspektive höchst bemerkenswert –, ihre Aufgaben nicht zu sehr in wirtschaftlichen Dingen zu sehen, da es in dem Haus andernfalls an Wärme fehle.[9] Ohne Frage spielten fachliche Qualifikationen, Organisationstalent und Leitungskompetenz bei der Auswahl der Hausmütter eine wichtige Rolle; persönliche, fürsorgende Qualitäten waren jedoch nicht minder bedeutsam.

Der Vergleich mit der Mutter wird seine Überzeugungskraft nicht zuletzt aus der steten Präsenz und umfassenden Zuständigkeit der leitenden Krankenhausschwestern gespeist haben. So waren die Hausmütter nicht nur für den Pflege-, sondern auch den Hauswirtschaftsbereich zuständig und übernahmen darüber hinaus bei Bedarf auch diverse andere anfallende Tätigkeiten.[10] Dies traf in besonderem Maße auf die sehr kleinen Krankenhäuser mit niedrigem Personalbestand und gering entwickelter Arbeitsteilung zu. Hier arbeiteten die Hausmütter im Notfall in der Krankenhausapotheke mit, sie vertraten Pflegepersonal auf den Stationen, übernahmen Reinigungsarbeiten, wenn das Hauspersonal erkrankte, und versorgten je nach Einrichtung auch die dazugehörende Landwirtschaft. Im Krankenhaus Melle, berichtet etwa Schwester Else in einem Interview, liefen sämtliche Klingelleitungen von Patienten im Zimmer der leitenden Krankenhausschwester zusammen. Wenn ein Patient dort nachts um Hilfe geklingelt habe und die Nachtschwester anderweitig im Einsatz gewesen sei, habe die Hausmutter die Versorgung des Kranken übernommen.[11] Diese umfassende Zuständigkeit, die nicht zwischen qualifizierten und unqualifizierten Tätigkeiten unterschied, machte gerade das Konzept der familiär organisierten Pflege als »Liebesdienst« aus und prägte das berufliche Selbstverständnis der Schwestern.

Analog zur Mutter des Krankenhauses wurde auch die Stationsschwester als

---

8 Nachruf auf Schwester Dorette Winter, 22.10.1956, Archiv der Henriettenstiftung, S-1-0767.
9 Oberin Florschütz an Martha Hausmann, 9.12.1949, Archiv der Henriettenstiftung, S-1-0926.
10 Vgl. u.a. Satzung für das Samtgemeinde-Krankenhaus »Albertinstiftung« Dissen, 30.7.1956, § 10, Archiv der Henriettenstiftung, 1-09-61.
11 Interview Susanne Kreutzer mit Schwester Else Kuhn am 23.2.2005.

»Mutter der Station« bezeichnet. In den 1950er Jahren wohnte diese üblicher-
weise noch auf der Station. Die ehemalige Stationsschwester Ingelore erinnert
sich:

> »Als ich auf der Station war, war ich wirklich von morgens bis abends da. ... Die
> Patienten waren gewohnt, dass ich jeden Abend noch mal durchging und ›Gute
> Nacht‹ sagte. Und wenn die dann unsicher waren und fragten: ›Was ist denn nun
> mit mir los?‹, konnte man alles noch einmal erklären.«[12]

Damit verweist sie sehr deutlich auf die familiäre Konstruktion des Stations-
alltags. Die Stationsschwester als »Mutter der Station« ging abends noch einmal
durch alle Zimmer, schaute nach dem Rechten, wünschte »gute Nacht« und
erkundete, ob noch jemand Redebedarf hatte. Dabei bestand die Aufgabe der
Schwestern auch darin, das medizinische Fachvokabular der Ärzte in eine ver-
ständliche Sprache zu übersetzen. Es werden demnach oft die Schwestern gewesen sein, die den Kranken ihr körperliches Leid und die Behandlungsweisen
erklärten. Die Vertrauensbeziehung zwischen Pflegenden und Patienten drückte
sich also auch darin aus, dass die Schwestern eine Vermittlerrolle zwischen
medizinischem und Laienwissen übernahmen.

Dass sich das Konzept der »Stationsfamilie« auch auf die Beziehung unter den
Schwestern auf der Station bezog, betont Schwester Else in einem Interview:

> »Eine Station oder gar ein Haus, kann man sagen, war eine Familie. So war das
> früher. Man aß gemeinsam, man verlebte auch die Abende, wenn es ging, ge-
> meinsam, die Andachten waren sowieso das Verbindende. ... Es war einfach wie
> ein Familienverband.«[13]

Dieser Eindruck einer familiären Zusammengehörigkeit wird sich nicht zuletzt
auf die geringe Anzahl an Schwestern und deren stete Präsenz auf den Stationen
gestützt haben. Die »Stationsfamilien« bestanden Anfang der 1950er Jahre im
Mutterhauskrankenhaus in der Regel aus der Stationsschwester und ihrer Ver-
treterin, der so genannten Zweitschwester, sowie einer Anzahl von Schülerinnen,
die zu der Zeit noch sehr lange – oftmals über ein Jahr – auf einer Station
verblieben. In der Praxis handelte es sich bei der »Stationsfamilie« also de facto
um eine Frauengemeinschaft aus zwei »Müttern« mit ihren »Töchtern«. Männer
in Gestalt von Ärzten oder Pastoren – dies zeigen die Vielzahl von Diakonis-
seninterviews und -briefen – tauchen eher an der Wahrnehmungsperipherie der
Schwestern auf und scheinen wenig alltagsrelevant gewesen zu sein. Dies galt
einmal mehr für die kleinen Krankenhäuser, in denen es sich nicht lohnte, für

---

12 Interview Susanne Kreutzer/Christiane Schröder mit Schwester Ingelore Giese am 1.4.2004.
13 Interview Susanne Kreutzer mit Schwester Else Kuhn am 23.2.2005.

jede Station einen Arzt zu beschäftigen. Die Verantwortung für den Stationsalltag, das erste Reagieren auf Notsituationen, Veränderungen in der Befind-
lichkeit der Patienten lag dort also in den Händen des Pflegepersonals.[14]

Die überschaubare Anzahl kontinuierlich präsenter Schwestern auf den Stationen wird nicht nur den Patienten und dem Zusammengehörigkeitsgefühl des
Pflegepersonals zugutegekommen sein, sondern auch den Stationsschwestern.
Bei einem konstant präsenten Schwesternbestand reduzierten sich ihre Koor-
dinierungs- und Leitungsaufgaben erheblich. Noch mussten sie keine kompli-
zierten Dienstpläne aufstellen, die etwa familiäre Interessen oder tariflich aus-
gehandelte Arbeitszeitverkürzungen berücksichtigten. Vielmehr konnten sich
die Stationsschwestern gerade im Mutterhauskrankenhaus auf eine vergleichsweise homogene Schwesterngruppe verlassen: Die »Stationsfamilie« arbeitete
nicht nur gemeinsam, sondern wohnte vor Ort, besuchte gemeinsam Andachten,
traf sich zu den Mahlzeiten in der Stationsküche und durchlief die gleiche So-
zialisation im Mutterhaus.

Mit dieser Beschreibung soll kein Idyll gezeichnet werden. Familie kann nicht
nur ein Ort von Zuwendung, sondern auch von Gewalt, Willkür oder Einengung
sein. So überrascht es kaum, dass die Tätigkeit in der ambulanten Gemeindepflege für viele Diakonissen ein hoch attraktives Arbeitsfeld war, weil es ein
Entkommen aus dem Familienverband bot (Kreutzer 2009). Bei aller Ambivalenz des Familienkonzeptes ist jedoch wichtig, dass das persönlich gedachte
Verhältnis zwischen Schwestern und Patienten in die Logik der Gesamtorgani-
sation christlicher Häuser passte.

3. Die Einheit von Leibes- und Seelenpflege als soziale Praxis im Krankenhaus

Das Konzept der Einheit von Leibes- und Seelenpflege und der große Stellenwert
persönlicher Betreuung setzten ein hohes Maß zeitlicher Verfügbarkeit der
Schwestern voraus. Die Diakonissen begannen morgens gegen 5:30 Uhr,
machten eine längere Mittagspause und arbeiteten dann abends bis 20
bzw. 21 Uhr und je nach Arbeitsanfall auch noch länger. In der Regel übernahm
jede Schwester die Betreuung einer bestimmten Anzahl von Patienten, für deren
Rundumversorgung sie zuständig waren. Neben im engeren Sinne pflegerischen
Aufgaben übernahmen die Schwestern auch Reinigungsarbeiten in den Krankenzimmern, bei Bedarf kochten sie für Patienten, sie führten Andachten auf
den Stationen durch, sangen und beteten mit den Kranken.

---

14 Interview Susanne Kreutzer mit Schwester Irene Roth am 7.6.2005.

Der stete Kontakt zwischen Schwestern und Patienten wurde durch die lange Verweildauer der Kranken zusätzlich verstärkt. Die durchschnittliche Verweildauer von Patienten lag in den Allgemeinen Krankenhäusern Anfang der 1950er Jahre noch bei 25 Tagen (Spree 1996, 65). Patienten mit Knochenbrüchen, erinnert sich Schwester Else, wurden zum Beispiel nicht operiert, sondern sie mussten liegen, »bis sie heil waren«[15]. Ein Krankenhaus war zu dieser Zeit nicht nur ein Ort der Behandlung, sondern auch einer der Genesung (Dreßke/Göckenjahn 2007, 675). Im Falle eines Knochenbruchs konnte dies bis zu einem Vierteljahr dauern. In diesem Zeitraum hatten die Schwestern reichlich Gelegenheit, die Patienten kennen zu lernen und eine Beziehung zu ihnen aufzubauen. Förderlich war auch der geringe Spezialisierungsgrad der damaligen Stationen, da die Patienten in der Regel während ihres Krankenhausaufenthalts auf ein und derselben Station blieben. Die Diakonissen betreuten die Patienten also im Allgemeinen mit einer hohen persönlichen Kontinuität und über einen vergleichsweise langen Zeitraum von der Einweisung bis zur Entlassung bzw. dem Tod. Damit boten sich den Schwestern im Pflegealltag zahlreiche Anknüpfungspunkte, um mit den Patienten über deren Sorgen, Nöte und Hoffnungen ins Gespräch zu kommen und auch seelsorgerische Angebote zu machen.

Die stete Betreuungssituation war eine wesentliche Voraussetzung dafür, dass die Schwestern die Kompetenz der Krankenbeobachtung erlernen konnten, die die ehemalige Unterrichtsschwester Rosemarie folgendermaßen erklärt:

»Sie müssen einfach wach sein, mit dem Herzen und mit den Augen. Sie müssen viel beobachten lernen. Das ist etwas, was man in unserer Zeit, weil wir so viel am Krankenbett waren, sehr sehr gelernt hat – also das Beobachten von Menschen, von Verhalten, von Beschwerden, da war man einfach sensibilisiert für, dass man das wahrnahm, wo kann ich jetzt im Augenblick körperlich helfen, was kann ich machen.«[16]

Diese Krankenbeobachtung galt in Deutschland seit dem 19. Jahrhundert bis in die 1950er Jahre hinein als spezifische Kompetenz der Schwestern und Kern pflegerischer Eigenständigkeit.[17] Aufgrund ihres kontinuierlichen Kontaktes mit den Patienten waren die Schwestern im Gegensatz zu den Ärzten besonders

---

15 Interview Susanne Kreutzer mit Schwester Else Kuhn am 23.2.2005.
16 Interview Susanne Kreutzer mit Schwester Rosemarie Kaufmann am 25.1.2005.
17 Im anglo-amerikanischen Raum wird der Begriff der Krankenbeobachtung auf Florence Nightingale zurückgeführt, die damit die Notwendigkeit einer soliden Pflegeausbildung begründet hat (Sandelowski 2000, 135). Ob und wie die Schriften von Nightingale die Geschichte der deutschen Krankenpflege beeinflusst haben, müsste eine Rezeptionsgeschichte klären.

geeignet, den Allgemeinzustand der Kranken einzuschätzen. So erinnert sich Schwester Marie:

»Unsere Schwestern, die wussten [bei einem Patienten, die Verf.]: Der schafft es nicht, der stirbt, der sieht schlecht aus, mit dem geht es bergab. Und die Ärzte sagten: ›Nein, die Werte sind in Ordnung‹. Ja, die Werte sind in Ordnung, aber da ist mehr, irgendwann hört Kraft auf oder Energie oder der Körper reagiert anders. Und das ist der Vorteil, wenn man länger mit Menschen zusammen lebt.«[18]

Dieser Beschreibung von Krankenbeobachtung – also der genauen Wahrnehmung individueller Veränderungen des Körpers und seines Ausdrucks – liegt das tradierte Krankheitsverständnis zugrunde, wie es noch in der Nachkriegszeit vorherrschte und in dem Krankheit etwas Physisches war, dessen Symptome sich in der Gegenwart konkret erfahrbar äußerten. Der Blick galt dem einzelnen Kranken, dessen Verhalten und Beschwerden durch die menschlichen Sinne wahrgenommen werden konnten (Duden/Zimmermann 2002, 7). Mit den Worten von Schwester Rosemarie gesprochen, beobachteten die Pflegenden »mit dem Herzen und mit den Augen« und entschieden dann aufgrund ihrer Erfahrungen, was im Falle des betreffenden Patienten zu tun sei.

Aufgrund des steten Umgangs der Schwestern mit den Patienten konnte zudem der Verwaltungsaufwand auf den Stationen auf ein Minimum reduziert werden. Die gängigen Dokumentationsmittel bestanden aus den Kurvenblättern, auf denen Puls, Temperatur etc. eingetragen wurden, und dem so genannten Visitenbuch, in dem in chronologischer Abfolge der Visiten die Verordnungen der Ärzte notiert wurden. Alle anderen Kenntnisse und Informationen hatten die Schwestern »im Kopf« und gaben diese bei Bedarf mündlich weiter.[19]

Einen besonders hohen Stellenwert im Stationsalltag nahm die Sterbebegleitung ein, die traditionell zum Kern diakonischer Krankenpflege gehörte; galt es doch noch, die Seele des Sterbenden zu retten. Hatte die Sterbebegleitung im 19. Jahrhundert einen wesentlichen Ansatzpunkt der Inneren Mission gebildet, trat diese Aufgabe im 20. Jahrhundert zwar deutlich zurück.[20] Die Sterbebegleitung behielt jedoch grundsätzlich ihren hohen Stellenwert. Insbesondere hierfür konnten die Schwestern eine spezifische Kompetenz beanspruchen, die weit über das hinausging, was medizinische Hilfe zu leisten vermochte (Nolte 2006, 166). Auch ein Pastor wurde allem Anschein nach nur dann hinzugerufen, wenn die Patienten dies ausdrücklich wünschten. Die kontinuierliche Begleitung

---

18 Interview Susanne Kreutzer mit Schwester Marie Seifert am 5.4.2005.
19 Interview Susanne Kreutzer mit Schwester Rosemarie Kaufmann am 25.1.2005.
20 Zur Sterbebegleitung im 19. Jahrhundert vgl. auch den Beitrag von Karen Nolte in diesem Band.

der Sterbenden hingegen gehörte zum unumstrittenen Kompetenzbereich der Schwestern. So zählte es im Krankenhaus zu den Selbstverständlichkeiten, dass eine Schwester am Bett des sterbenden Menschen zu dessen Begleitung ausharrte. Das Diktum: »Bei uns starb niemand alleine« gehörte bis weit in die zweite Hälfte des 20. Jahrhunderts zum elementaren Selbstverständnis der Diakonissen (vgl. auch Heller 1996).[21]

Zweifelsohne stellten die sehr langen Arbeitszeiten der Schwestern eine immense Herausforderung dar. Außerdem war die Tätigkeit körperlich höchst anstrengend, da es an vielen technischen Hilfsmitteln fehlte – dazu gehörte auch, dass die Betten damals noch keine Rollen hatten. Trotz dieser großen Anforderungen an die Arbeitskraft der Schwestern zeichneten sich die Frauen in der Regel durch eine bemerkenswert hohe Berufszufriedenheit aus. Zwar klagen die Diakonissen in ihren Briefen über die Anstrengungen und Konflikte des Alltags und gerade ältere Schwestern berichten, sich den hohen körperlichen Anforderungen nicht mehr gewachsen zu fühlen. Doch keine einzige Schilderung erinnert nur annähernd an die Erfahrung umfassender emotionaler Erschöpfung und Depersonalisation, die heute als *Burnout* bezeichnet werden.

Dass die Schwestern die Herausforderungen des Pflegealltags in der Regel erfolgreich bewältigen konnten, dürfte auf verschiedene Faktoren zurückzuführen sein. *Erstens* bot das breite Tätigkeitsfeld vielfältige ausgleichende Momente. Dazu konnte auch das Vorbereiten der Andachten auf den Stationen gehören. So berichtet Schwester Else in einem Interview, im Laufe des Arbeitstages Lieder für die abendliche Andacht auf dem Harmonium geübt zu haben.[22] Diese Tätigkeit wird für sie eine wichtige Möglichkeit dargestellt haben, um im Stationsalltag einen Abstand zu den belastenden Seiten der Pflegearbeit zu gewinnen. Der tägliche Rhythmus seelenpflegerischer Aufgaben – wie das Vorbereiten und Durchführen der Stationsandachten – sorgte nicht nur für wichtige Ausgleichsmöglichkeiten, sondern auch für Pausen und Momente der eigenen Besinnung.

Zweitens eröffnete das sehr weit gefasste Verständnis von Krankenpflege den Schwestern einen breiten Spielraum in der Bestimmung von Bedürfnislagen der Patienten. Nun lässt sich im Nachhinein nicht mehr rekonstruieren, ob und in welchem Maße sich die Deutungen der Schwestern auch mit den Wünschen und Perspektiven der Patienten gedeckt haben. So werden kaum alle Patienten die seelenpflegerischen Initiativen der Diakonissen begrüßt haben. Auch die hohe Abhängigkeit der Kranken von der ihnen zugeordneten Schwester dürfte nicht unproblematisch gewesen sein, vor allem, wenn sich die Patienten nicht mit der

---

21 Interview Susanne Kreutzer mit Schwester Else Kuhn am 23.2.2005 und Schwester Rosemarie Kaufmann am 25.1.2005.
22 Interview Susanne Kreutzer mit Schwester Else Kuhn am 23.2.2005.

Schwester verstanden. Auch umgekehrt konnten die Diakonissen in der Regel nur in besonders markanten Fällen – etwa bei sexuell übergriffigen Patienten – die Zuständigkeit für einen Kranken abgeben.[23] Trotz dieser nicht unbeträchtlichen Konfliktpotenziale bleibt jedoch festzuhalten, dass sowohl im Pflegekonzept als auch der Organisation des Krankenhausalltags die Bedingungen für die Möglichkeit situativen Handelns – bezogen auf die Bedürfnisse der Patienten – eingeschrieben waren. Dieser Eindruck, als Schwester tatsächlich bedürfnisorientiert und damit im Kern sinnvoll handeln zu können, dürfte eine wichtige Voraussetzung für die Bewältigung des Pflegealltags gebildet haben.

Auch der kontinuierliche Kontakt zu den Patienten wird *drittens* maßgeblich zu der oft beachtlich hohen Berufszufriedenheit der Schwestern beigetragen haben. Die Möglichkeit, Patienten über einen langen Zeitraum zu begleiten, kennen zu lernen und auch die Frucht der eigenen Arbeit beobachten zu können, stellte ganz offensichtlich einen hochgradig befriedigenden Aspekt der Tätigkeit dar. Dass Kontinuität im Umgang mit Patienten ein wesentlicher Faktor zur Vermeidung beruflichen Ausbrennens ist, bestätigt die neuere *Burnout*-Forschung, die »ganzheitlichen« Pflegesystemen eine geringere psychische Belastung attestiert. Die soziale Interaktion mit Patienten bildet ganz offenkundig eine entscheidende Basis für die Bewältigung von Anforderungen und Stress im Pflegealltag (Pracht/Bauer 2009, 75 – 76).

4.   Modernisierung als Fragmentierung

Das Berufsbild Krankenpflege änderte sich in den 1960er Jahren fundamental. Der Wiederaufbau der Krankenanstalten nach dem Zweiten Weltkrieg war weitgehend abgeschlossen, und mit dem zunehmenden Wohlstand der bundesdeutschen Gesellschaft wurde das Krankenhauswesen ausgebaut.[24] So entstanden neue Krankenhäuser, darunter viele Großkliniken, aber auch spezialisierte Fachkrankenhäuser, und die bestehenden Kliniken wurden in Fachabteilungen ausdifferenziert (Berger 1991, 315 – 324). Doch der wachsende Bedarf an Pflegepersonal konnte kaum noch befriedigt werden, weil das tradierte Leitbild des »Liebesdienstes« unter jüngeren Frauen dramatisch an Zuspruch verlor. Das christliche Dienstideal passte immer weniger in die sich entwickelnde Konsumgesellschaft. Wollten die Krankenanstalten nicht ohne Schwestern dastehen, mussten sie die Arbeitsbedingungen den Lebensentwürfen der jüngeren Frauen anpassen. Das hieß vor allem, Freiraum für ein eigenes

---

23 Interview Susanne Kreutzer mit Schwester Rosemarie Kaufmann am 25.1.2005.
24 Die Zahl der Krankenhausbetten erhöhte sich von 575.300 im Jahr 1956 auf 665.500 im Jahr 1968 (Krukemeyer 1988, 85 und 98 – 99).

Privat- und Familienleben zu schaffen. Doch auch die Fortschritte in der Medizin und die zunehmende Technisierung der Krankenanstalten ließen das tradierte Pflegekonzept schon bald als antiquiert erscheinen. Eine »gute« Schwester zeichnete sich immer weniger durch ein »warmes Herz«, sondern vielmehr durch eine theoretisch fundierte Ausbildung aus (O.V. 1958, 327).

Dieser Reformprozess soll im Folgenden am Beispiel der Henriettenstiftung als ein Prozess der Fragmentierung pflegerischer Tätigkeit analysiert werden. Die Stiftung folgte dem allgemeinen Trend zur Spezialisierung der Krankenversorgung und differenzierte unter anderem die ehemals umfassend konzipierten Frauen- und Männerstationen in spezialisierte Abteilungen aus. Dazu gehörte auch die Einrichtung von Intensivstationen (Helbig 1985, 46–58, vgl. auch Fairman/Lynaugh 1998). Damit wurde die Arbeit mit lebensbedrohlich erkrankten Patienten aus dem bisherigen Stationsalltag ausgegliedert – eine Entwicklung, die durchaus als Erleichterung erlebt werden konnte. So erinnert sich Schwester Hiltrud in einem Interview:

»Ja, da hatten wir es dann leichter mit Schwerkranken. Früher, als wir noch keine Intensivstation hatten, da mussten Sie zum Beispiel mindestens alle viertel Stunde zum schwerkranken Patienten hinlaufen, Puls zählen und manchmal auch Blutdruck messen. Das musste man dann selber nicht mehr machen. Das übernahm ja dann die Geräte-Medizin.«[25]

Die Delegierung der steten Sorge um den Gesundheitszustand schwerstkranker Patienten nicht nur an die neu eingerichteten Intensivstationen, sondern auch die erweiterten technischen Überwachungsmöglichkeiten dürfte damit einerseits als erhebliche Arbeitsentlastung wahrgenommen worden sein. Andererseits wurde in dem Zuge jedoch auch die vormals übliche Betreuungskontinuität von Patienten durchbrochen.

Auf den Intensivstationen entstand ferner ein ganz neuer Arbeitskontext. Da die Diakonissen in der Regel nicht in diesen neuen technikintensiven Bereichen eingesetzt wurden, sind in der Henriettenstiftung kaum Zeugnisse über diesen Umbruch in der pflegerischen Versorgung überliefert. Eine der wenigen Diakonissen, die Ende der 1960er Jahre in die Intensivpflege wechselte, war Schwester Irene. In einem Interview berichtet sie über diese Veränderung ihres Pflegealltags:

»Das ist der große Unterschied mit gewesen, diese völlige Ohnmacht der Patienten, hilflos. Aber auch dann, wenn sie wach wurden, das Schreien: ›Ich möchte nicht sterben‹. Das ging mir dann auch oft sehr nahe. ... Das habe ich so vier Jahre

---

25 Interview Susanne Kreutzer mit Schwester Hiltrud Lange am 16.2.2005.

durchgezogen, und ... ich hätte so nicht länger arbeiten können, in der Psychiatrie wollte ich auch nicht landen.«[26]

Aufgrund dieser enormen persönlichen Belastung, berichtet Schwester Irene in dem Interview weiter, habe sie sich Hilfe suchend an die leitende Krankenhausschwester gewandt und gesagt, dass sie »nichts Schönes mehr im Leben« sehen könne, »keine blühende Blume, nichts«[27]. Damit ist sie eine der wenigen Diakonissen, die Kennzeichen des seit den 1970er Jahren aufkommenden *Burnout*-Konzeptes beschreibt. Auffallend ist, dass diese Beschreibungen des Ausgebrannt-Seins und der umfassenden Freudlosigkeit ausschließlich aus der jüngeren Pflegegeschichte seit den 1960er bzw. 1970er Jahren überliefert sind und durchgehend aus den hoch spezialisierten Abteilungen für schwerstkranke Patienten wie Bestrahlungs- oder Intensivstationen stammen (Kreutzer 2010). Erst die Spezialisierung der Krankenversorgung und die Konzentration lebensbedrohlich erkrankter Patienten auf gesonderten Stationen schufen einen Arbeitskontext, in dem *Burnout* von Pflegepersonal zu einem wachsenden Problem werden konnte.

Auch das ehemals umfassende pflegerische Aufgabenfeld wurde zunehmend fragmentiert und arbeitsteilig organisiert. Auf der Leitungsebene gaben die »Hausmütter« sukzessive ihre Zuständigkeit für den Hauswirtschaftsbereich ab, für den nun spezielle Hauswirtschaftsleiterinnen eingestellt wurden. »Man wurde doch aus einigen Bereichen so ein bisschen ausgeklammert«[28], erinnert sich die ehemalige leitende Krankenhausschwester Emmi Westhoff an diesen Prozess. Dazu gehörte auch, dass sie den Zugang zur »Hausapotheke«, der Dispensieranstalt, verlor, aus der sie bislang bei Bedarf Medikamente hatte ausgeben können. Mit der Einrichtung einer regulären Apotheke und der Einstellung einer Apothekerin musste Schwester Emmi den Schlüssel jedoch abgeben. Dies bedeutete auf der einen Seite sicherlich eine erhebliche Entlastung der Hausmutter, die nun nicht mehr nachts oder am Wochenende zur Herausgabe von Medikamenten gerufen werden konnte. Auf der anderen Seite ging diese Entwicklung aber auch mit einer Beschneidung des Kompetenzbereiches der leitenden Krankenhausschwestern einher und ihrer Möglichkeit, schnell und unbürokratisch zur Tat schreiten zu können.

Die Eingrenzung des pflegerischen Tätigkeitsfeldes setzte sich auf der Stationsebene fort. Ab Anfang der 1960er Jahre wurde der theoretische Ausbildungsanteil deutlich erhöht, mit der Folge, dass die Schülerinnen immer weniger als Arbeitskräfte auf den Stationen zur Verfügung standen. Außerdem

---

26 Interview mit Schwester Irene Roth am 7.6.2005.
27 Ebd.
28 Interview Susanne Kreutzer mit Schwester Emmi Westhoff am 2.6.2005.

durften sie nicht mehr vom Beginn ihrer Ausbildung an mit allen pflegerischen Tätigkeiten beauftragt werden (Kreutzer 2006 b, 175–178). Um die so entstandenen Arbeitskräftelücken auf den Stationen aufzufüllen, wurden verstärkt Pflegehilfekräfte eingestellt, die Tätigkeiten in der Grundpflege von Patienten übernahmen. Reinigungsarbeiten in den Krankenzimmern gingen in den Zuständigkeitsbereich des Hauspersonals über, das damit erstmals in der unmittelbaren Nähe von Patienten eingesetzt wurde.[29] Die Aufgaben, die ehemals in ihrer Gesamtheit Heilung versprochen hatten, wurden in ein höherwertiges, arztnahes Feld und ein niederwertiges, hausarbeitsnahes Segment aufgeteilt. Mit dieser Einführung der Funktionspflege, das heißt einer tätigkeitsbezogenen Arbeitsteilung, wandelte sich das Verständnis von Krankenpflege fundamental. Nicht mehr die Nähe zum Patienten, sondern die Orientierung an der medizinischen Profession rückte in den Mittelpunkt des pflegerischen Selbstverständnisses. Aus der »Betreuerin der Kranken« wurde die »Gehilfin des Arztes«, so lautete das zeitgenössische Vokabular (Kreutzer 2005, 255–273). Die Aufgaben in der Seelenpflege der Patienten gingen in die Hand der Krankenhausseelsorger über (vgl. Göckenjan/Dreße 2005).

Doch wurde nicht nur die Arbeit auf den Stationen neu verteilt. Mit der Zentralisierung von Routinefunktionen – etwa durch zentrale Wäschereien und Großküchen – wurden zudem viele Tätigkeiten, die vormals selbstverständlich zum Aufgabenbereich der Schwestern gehörten, aus dem Stationsalltag ausgegliedert. Mit der Einführung von Einwegmaterialien entfielen außerdem zahlreiche Aufgaben der Reinigung und Sterilisation von Instrumenten. Als besonders einschneidend beschreiben viele Diakonissen in den Interviews die Zentralisierung des Küchenbereichs. Schwester Else erinnert sich:

»Während man vorher ja selber sehr viel Kreativität walten lassen musste, wenn man Patienten hatte, die schwer krank waren und nicht alles essen konnten, es ein bisschen anders zurecht gemacht haben mussten oder mal was ganz Anderes brauchten. Die Möglichkeiten hatten wir ja früher, wenn man hauswirtschaftlich ein bisschen auf Vordermann war, während das dann nachher nicht mehr so sehr zu beeinflussen war – zwar in der Bestellung auf dem Zettel, aber nicht mehr in der Handhabe des Ganzen.«[30]

Zwar hatten die Stationen auch vormals Essen geliefert bekommen, das jedoch in großen Töpfen kam, so dass es auf den Stationen bei Bedarf variiert werden konnte. Mit der Einführung des Tablettsystems, das heißt der festen Portionierung der Mahlzeiten, brach diese Möglichkeit weg. Dies wird auf der einen Seite

---

29 Maßnahmen zur Entlastung des Pflegepersonals im Krankenhaus der Henriettenstiftung, 20.12.1965, Archiv der Henriettenstiftung, S-11-2-2.
30 Interview Susanne Kreutzer mit Schwester Else Kuhn am 23.2.2005.

sicherlich als enorme Arbeitsentlastung wahrgenommen worden sein. Auf der anderen Seite gaben die Schwestern damit aber auch eine Möglichkeit aus der Hand, die Essensversorgung flexibel vor Ort auf die Bedürfnisse von Patienten abzustimmen. Für die Schwestern mit hauswirtschaftlichen Ambitionen entfiel zudem eine wichtige Ausgleichsmöglichkeit zu den belastenden Seiten der Pflegearbeit.

Alles in allem verlor die Küche ihren vormals hohen Stellenwert im Stationsalltag – nicht nur als Ort kreativen hauswirtschaftlichen Schaffens, sondern auch als sozialer Treffpunkt der »Stationsfamilie«. So forderte die Leitung des Mutterhauskrankenhauses 1965 das Personal auf, die eigenen Mahlzeiten von der Stationsküche in den zentralen Speisesaal zu verlegen.[31] Das gemeinsame Essen, das den Alltag und die Zusammengehörigkeit der »Stationsfamilie« strukturiert hatte, gehörte damit der Vergangenheit an.

Insgesamt löste sich der vormals enge Zusammenhalt der »Stationsfamilie« auf. Die Ausbildung der »Töchter« verlagerte sich immer mehr von den Stationen weg hin zu den Krankenpflegeschulen, so dass die Schülerinnen im Stationsalltag weniger präsent waren. Außerdem legten erste Ausbildungsregelungen eine Rotation der Schülerinnen zwischen den Stationen fest. Damit verkürzte sich die Verweildauer auf den einzelnen Stationen erheblich, und die Fluktuation des Personals stieg spürbar (Kreutzer 2006 b, 175–178). Mit der vermehrten Einstellung freier Schwestern verlor die »Stationsfamilie« zudem ihren ehemals homogenen Charakter, und die Zusammenarbeit von Diakonissen und freien Schwestern ließ das Konfliktpotenzial auf den Stationen erheblich ansteigen.

Doch auch das Dienstverständnis der Diakonissen blieb von der allmählichen Verberuflichung der Pflege nicht unberührt. Fast alle Stationsschwestern zogen im Laufe der 1960er und 1970er Jahre aus den Stationen aus und rückten damit vom Konzept der stets präsenten Stationsmutter ab. Diese Trennung von Arbeit und Freizeit scheint für die meisten Stationsschwestern eine enorme Entlastung gewesen zu sein. Stellvertretend für viele berichtet Schwester Else:

»Ich muss sagen, ich habe es dann doch ganz angenehm empfunden. Denn, wenn Sie auf der Station wohnen – selbst wenn Sie einen freien Tag haben – gehen Sie nicht raus. Man braucht ja nur die Tür aufzumachen, schon sitzt ein Schwarm von Angehörigen da und überfällt einen oder so. Und ich denke mal, auf die Dauer war das nicht gut für einen selber, wenn man überhaupt nicht rauskam. Das empfindet man aber eigentlich erst, wenn man es dann mal anders erlebt hat.«[32]

---

31 Maßnahmen zur Entlastung des Pflegepersonals im Krankenhaus der Henriettenstiftung, 20.12.1965, Archiv der Henriettenstiftung, S-11-2-2.
32 Interview Susanne Kreutzer mit Schwester Else Kuhn am 23.2.2005.

In der Normalität der 1950er Jahre mag das Wohnen auf den Stationen in der Tat als Selbstverständlichkeit erschienen sein. Die große Erleichterung, mit der die Diakonissen in den Interviews rückblickend ihren Auszug aus der Station beschreiben, zeigt jedoch, dass diese Situation auch in den 1950er Jahren – oftmals unausgesprochen – als höchst belastend erlebt worden sein dürfte.

Die Auflösung der Stationsfamilie und die Fragmentierung des Tätigkeitsfeldes wurden durch Arbeitszeitreformen zusätzlich verstärkt. In den Interviews nimmt dieses Thema einen herausgehobenen Stellenwert ein, weil es den Nerv des herkömmlichen Pflegekonzeptes traf. Dabei sind zwei Prozesse zu unterscheiden: die Verkürzung der Wochenarbeitszeit seit der zweiten Hälfte der 1950er Jahre und die Umstellung auf den Schichtdienst seit den 1960er Jahren.

Die Reduzierung der Wochenarbeitszeit begann in den Außenkrankenhäusern der Stiftung, die früher als das Mutterhauskrankenhaus auf die Beschäftigung freier Schwestern angewiesen waren und deren Arbeitszeitwünschen entgegenkommen mussten. Schwester Emmi erinnert sich in einem Interview an ihren Wechsel vom Mutterhauskrankenhaus in das Evangelische Vereinskrankenhaus in Hannoversch Münden im Jahr 1957:

»Was ich doch ein bisschen anfing, in Hannoversch Münden als wohltuend zu empfinden, das war, dass man da nicht ganz so lange Arbeitstage mehr hatte wie im Henriettenstift zu meiner Schülerinnenzeit. ... Da war das doch mit der Arbeitszeit ein bisschen geregelter, und die Stationsschwester da auf der Chirurgischen Station, die hatte auch eine wirklich vorzügliche Organisation, und wir waren eigentlich auch immer so um halb acht, acht fertig.«[33]

In dem Vereinskrankenhaus stellten die Diakonissen nur eine Minderheit des Pflegepersonals. Der Stil des Hauses wurde durch die wachsende Zahl freier Schwestern geprägt, die nicht mehr bereit waren, ihr ganzes Leben in den Dienst am Kranken zu stellen. Zwar bezogen sich die neuen Arbeitszeitregelungen rechtlich nur auf das freie Personal, dennoch profitierten auch die Diakonissen davon, weil der Arbeitsrhythmus auf den Stationen den verkürzten Arbeitszeiten angepasst wurde. So war es auf der Station von Schwester Emmi offenbar vor allem der Stationsschwester zu verdanken, dass die Tagschicht in der Regel zwischen 19:30 Uhr und 20 Uhr endete. In der Henriettenstiftung war es zu der Zeit hingegen noch durchaus üblich, abends bis 21 Uhr oder mitunter bis 22 Uhr zu arbeiten – dies auch, weil die Stationsschwestern angesichts der großen Zahl von Diakonissen nicht im gleichen Maße mit der Arbeitszeit der Schwestern kalkulieren und auf die Uhr schauen mussten. Das Prinzip einer zeitrationellen Nutzung der Arbeitskraft setzte sich hier erst seit den 1960er Jahren durch.

---

33 Interview Susanne Kreutzer mit Schwester Emmi Westhoff am 2.6.2005.

Die meisten Diakonissen scheinen eine moderate Verkürzung der Wochenarbeitszeit durchaus begrüßt zu haben. Auch die zunehmend üblicher werdenden freien oder auch halben freien Tage bewerteten sie offenbar als beträchtlichen Zugewinn an Lebensqualität. Schwester Rosemarie erinnert sich: »Also toll war das nicht, am Anfang, als wir so gut wie keinen Tag frei hatten. Ich weiß noch, wie es plötzlich in der Woche einen halben Tag frei gab. Mensch das war unglaublich.«[34] Ein Mehr an freier Zeit und die Chance, Abstand vom Stationsalltag zu gewinnen, dürften die meisten Diakonissen als durchaus positiv erlebt haben.

Auf erbitterten Widerstand hingegen stießen die Arbeitszeitreformen, wenn sie das tradierte Pflegeverständnis der Diakonissen bedrohten. Als besonders einschneidend erinnern die Diakonissen in dem Zusammenhang die Einführung des Schichtdienstes seit Mitte der 1960er Jahre. So berichtet die ehemalige Stationsschwester Ingelore:

»Früher waren wir immer da, dann wurde der Schichtdienst eingeführt. ... Für mich und die Patienten war es ganz komisch. Dieser Schichtdienst hatte viele Nachteile. Keiner weiß vom anderen was. Ich hörte immer, was der Chef mit den Patienten besprach, und heute wird das alles aufgeschrieben ... Alles muss dokumentiert werden. Ich habe immer gesagt, wir wollen nicht so viel schreiben, wir wollen nicht so viel reden, wir wollen uns lieber um die Leute kümmern.«[35]

Mit dem Schichtdienst verringerte sich nicht nur der Kontakt zwischen Schwestern und Patienten, auch die Kommunikation zwischen dem Stationspersonal musste neu organisiert werden. An die Stelle steter Präsenz und mündlichen Austauschs trat die Dokumentation. Die Fragmentierung der Tätigkeit und der zunehmende Verwaltungsanteil stellten den Kern des herkömmlichen christlichen Pflegeverständnisses in Frage, das schließlich auf einem direkten Dienst am Menschen basierte. Die Erfüllung dieses Dienstes wurde mit der Modernisierung der Krankenversorgung seit den 1960er Jahren immer schwieriger. Dies zeigt etwa das Beispiel von Schwester Clara, die sich 1970 bitterlich bei der Oberin beklagte, sie könne im Krankenhaus »so wenig Diakonisse sein«. Sie käme sich »immer wieder unglaubwürdig vor mit dem ›zu wenig‹«[36], was sie gebe. In ihrem Fall führte der Eindruck, in dem modernisierten Krankenhaus an dem eigentlichen Dienst gehindert zu werden, sogar zu einem Austritt aus dem Mutterhaus. Doch die meisten Diakonissen blieben und versuchten, ihr Dienstverständnis unter den neuen Bedingungen weiterzuleben.

---

34 Interview Susanne Kreutzer mit Schwester Rosemarie Kaufmann am 25.1.2005.
35 Interview Susanne Kreutzer/Christiane Schröder mit Schwester Ingelore Giese am 1.4.2004.
36 Handschriftliche Aktennotiz Oberin Pfeiffer, 27.3.1970, Archiv der Henriettenstiftung, S-3-002.

In Bezug auf die Arbeitszeitfrage lassen sich die 1970er Jahre im Mutterhauskrankenhaus als Gleichzeitigkeit des Ungleichzeitigen charakterisieren, indem
die Diakonissen weiterhin »wie immer« arbeiteten und die freien Schwestern im
Schichtdienst.

Eine der wenigen Diakonissen, die tatsächlich selber im Schichtdienst gear-
beitet hat, ist Schwester Marie. In dem Interview erzählt sie, wie sich ihrer
Erfahrung nach der Blick auf die Patienten dadurch verändert hat:

>»Für mich war das dermaßen ungut. Ich kam mittags auf die Station, hörte, was
> gewesen war, hatte aber keine persönliche Beziehung zu den Abläufen, zu den
> Patienten. Man hatte die Patienten nicht gesehen, mit denen man arbeiten sollte.
> Man hat das Gesicht nicht selber gesehen. Eine Gesichtsfarbe bedeutet viel. Wenn
> man einen Patienten sieht, wenn er einem wie immer ›guten Morgen‹ sagt, dann
> sieht man: Hat er dieselbe Farbe wie gestern oder ist plötzlich was eingetreten.
> Alles sagt bei einem Patienten was aus .... Ich habe immer gedacht, du kannst nicht
> die Verantwortung übernehmen für etwas, das du nicht miterlebt hast.«[37]

Für Schwester Marie brach mit dem Schichtdienst also der Kern ihrer Tätigkeit
weg: die kontinuierliche Beobachtung der Kranken, die es ermöglichte, auch nur
minimale Veränderungen des Körpers und des Ausdrucks feststellen zu können.[38] Ihr Gefühl des Verantwortungsverlustes verweist darüber hinaus auf die
immensen Schwierigkeiten der Diakonissen, ihre Alleinzuständigkeit für die
Patienten aufzugeben, schließlich hatte ihnen das tradierte Konzept der
»Ganzheitspflege« eine sehr machtvolle Stellung gesichert. Dieser Aspekt wurde
offenbar in den Auseinandersetzungen mit den freien Schwestern besonders
virulent. Die Diakonisse Schwester Else erinnert sich:

>»Also, ich erlebte das jedenfalls so, dass die [freien Schwestern, die Verf.] mir dann
> auch mal klarmachten, es sei nicht richtig, wenn ich den ganzen Tag da wäre. Ich
> würde die Patienten zu sehr an mich binden, so in dem Stil. Es müsste auch die
> nächste Examinierte einen Zeitraum haben, um die Arbeit verantwortlich zu tra-
> gen. Das musste man selber natürlich auch erst lernen.«[39]

Das Schwestern-Patientenverhältnis war demnach eines der Felder, auf dem die
Konflikte zwischen Diakonissen und freien Schwestern verhandelt wurden. Die
Frage war, wen die Patienten als »gute« und verantwortliche Schwester er-

---

37 Interview Susanne Kreutzer mit Schwester Marie Seifert am 5.4.2005.
38 Auch Leininger beschreibt für die USA einen Kompetenzverlust der Schwestern im Zuge der
   Modernisierung und vor allem der Technisierung der Krankenpflege in den 1950er Jahren.
   Dabei hat Leininger allerdings vor allem einen Verlust fürsorglicher Fähigkeiten im Blick
   (Leininger 1998, 27–35).
39 Interview Susanne Kreutzer mit Schwester Else Kuhn am 23.2.2005.

kannten und respektierten. Bevorzugten sie den tradierten Schwesterntypus, der
für stete Präsenz und Erfahrungswissen stand, oder die moderne professionell
handelnde Schwester? Diese Auseinandersetzung zwischen Alt und Neu wurde
im Mutterhauskrankenhaus erst um 1980 beendet, als die Krankenhausleitung
für alle Schwestern verbindlich den Schichtdienst einführte.[40] Die meisten
Diakonissen wechselten daraufhin in die Alten- oder Gemeindekrankenpflege,
wo sie ihr tradiertes Dienstverständnis noch etwas länger leben konnten als im
Krankenhaus.

5.   Historische Einsichten und ihre Relevanz für die Pflegewissenschaft

Die hier skizzierten Forschungsergebnisse entstammen einer Untersuchung, die
sich nicht vorrangig mit den programmatischen Äußerungen der Mutterhausdiakonie über Aufgaben und Organisation der Pflege, sondern mit der alltäglichen Arbeits- und Lebenspraxis evangelischer Schwestern zwischen 1945 und
1980 auseinandersetzt. Der veränderte Blickwinkel eröffnet den Zugang zu
mehreren, auch für aktuelle pflegewissenschaftliche Debatten wichtigen Einsichten. *Erstens* wird deutlich, dass auch in der Vergangenheit das Leben und die
Arbeit evangelischer Schwestern kaum angemessen als Selbstaufopferung – im
heutigen Verständnis – charakterisiert werden kann. Die starke programmati-
sche Betonung des christlichen Dienstideals kann deshalb nicht umstandslos
mit deren Übersetzung in die Alltagspraxis gleichgesetzt werden.

Zweitens fügte sich das christliche Konzept der Krankenpflege als »Liebesdienst« am Nächsten in die Organisationslogik konfessioneller Krankenhäuser
ein. Persönliche Zuwendung und seelenpflegerische Begleitung hatten einen
festen und hoch anerkannten Platz im Stationsalltag. Die Tätigkeit der
Schwestern als gleichsam instrumentalisiertes Gegengewicht zu den »inhuma-
ne[n] Strukturen und Widersprüche[n]« (Bischoff 1997, 10) naturwissen-
schaftlich-technisch basierter Krankenversorgung zu deuten, geht damit am
Kern vergangener christlicher Pflegepraxis vorbei. Vielmehr stellten Ärzte noch
in den 1950er Jahren in den evangelischen Einrichtungen einen strukturellen
Fremdkörper dar. Der große Stellenwert seelsorgerischer Tätigkeiten sicherte
den Schwestern zudem einen von den Ärzten unabhängigen Kompetenzbereich.
Damit war die christliche Pflege keinesfalls als medizinischer Hilfsberuf konzipiert. Das Wissen um diese Tradition eigenständiger Pflegearbeit könnte einen

---

40 Henriettenstiftung, Krankenhausverwaltung, an Schwester Emmi Niemeyer, 23.10.1980,
    Archiv der Henriettenstiftung, S-11-2-2.

wichtigen Baustein in der gegenwärtigen und zukünftigen Verständigung über das berufliche Selbstverständnis der Pflegenden bilden.

Drittens zeichneten sich die Diakonissen durch eine bemerkenswert hohe Berufszufriedenheit aus. Ausschlaggebende Faktoren dafür waren, dass die Frauen beachtliche Spielräume in der Gestaltung der Arbeit und der Verwendung von Zeit hatten. Diese Rahmenbedingungen ermöglichten ein situatives Handeln, das sich an den konkreten Bedürfnissen der einzelnen Menschen orientieren konnte. Es wird diese Zugewandtheit zu den Personen gewesen sein, die die Schwestern maßgeblich von dem tiefen Sinn ihrer Tätigkeit überzeugte. Außerdem brachte das umfassende Aufgabenfeld der Schwestern vielfältige ausgleichende Faktoren zu den belastenden Seiten der Pflegearbeit mit sich. Dies dürften entscheidende Gründe sein, warum bei den Diakonissen – trotz der immensen Belastungen – in den 1950er und 1960er Jahren keine langfristigen beruflichen Beanspruchungsfolgen nachzuweisen sind, die nur annähernd an das erinnern, was uns heute als *Burnout* so wohlbekannt ist. Dieser Befund könnte ein gewichtiges Argument in der aktuellen Debatte um die Ökonomisierung und Industrialisierung der Pflege darstellen.

Das tradierte Berufsbild Krankenpflege wurde in den 1960er Jahren im Kern transformiert. Der ehemals enge Zusammenhalt der Stationsfamilie löste sich auf, Erwerbs- und Privatleben wurden getrennt und es setzte sich eine arbeitsteilige Versorgung der Patienten durch. Diese Fragmentierung des Tätigkeitsfeldes brachte durchaus Gewinne mit sich. Auch die Diakonissen wussten die neuen Möglichkeiten, eine Distanz zu ihrer Arbeit herzustellen, sehr wohl zu schätzen. Gleichzeitig entstanden mit der Spezialisierung der Krankenversorgung aber auch neue Belastungsfaktoren. Die ersten Berichte von Diakonissen, die an Symptome von *Burnout* erinnern, stammen aus den neu geschaffenen, hoch spezialisierten Abteilungen für schwerstkranke Patienten, in denen das bislang bewährte Prinzip der Tätigkeitsvielfalt außer Kraft gesetzt war.

Darüber hinaus nahm die Kontinuität in der Versorgung der Patienten seit den 1960er Jahren massiv ab. Statt mit einer Hauptbezugsperson kamen die Patienten nun mit einer Vielzahl von Pflegekräften in Berührung, die jeweils nur noch für bestimmte Tätigkeiten zuständig waren und nach Schichtende die Station verließen. Dies hatte nicht nur gravierende Folgen für die Patienten und deren persönliche Betreuung, sondern auch für das Pflegepersonal. Denn für die Beschäftigten in der Pflege stellte und stellt nach wie vor das Bedürfnis, Kontakt mit den Patienten herzustellen und zu helfen, eine wichtige Berufsmotivation dar, die in den modernisierten Krankenanstalten immer weniger Raum erhielt. Mit der zunehmenden Fragmentierung der Tätigkeit wurde es außerdem für die Pflegenden immer schwieriger, die Kompetenz der Krankenbeobachtung zu erlernen und Sicherheit im Umgang mit den Patienten zu erlangen. Im Denkhorizont der 1950er Jahre gesprochen, verloren die Schwestern damit *die* pflegerische Schlüsselkompetenz schlechthin. So gesehen ging die Reform der Pflege in den 1960er Jahre nicht nur mit einem Verlust an Zuwendung, sondern auch einem Verlust an Kompetenz einher.

Literatur

Bellardi, Werner (1951): Schwesternberuf und Diakonie. Entspricht der heutige Dienst der Schwester noch dem diakonischen Gedanken?. Berlin.

Berger, Eva (1991): Wer bürgt für die Kosten? Zur Sozialgeschichte des Krankenhauses. 125 Jahre Stadt-Krankenhaus Osnabrück, 180 Jahre Städtische Gesundheitspolitik, hg. von den Städtischen Kliniken Osnabrücks. Bramsche.

Bischoff, Claudia (1997): Frauen in der Krankenpflege. Zur Entwicklung von Frauenrolle und Frauenberufstätigkeit im 19. und 20. Jahrhundert. 3. Aufl. Frankfurt a. M., New York.

Busse-Kenn, Marie-Luise (1953): Arzt und Schwester im Krankenhaus. In: Krankendienst, 26. Jg., 29 – 34.

Dreßke, Stefan/Gerd Göckenjan (2007): Kasseler Diakonissen. Soziale Arbeit und Krankenpflege in der 2. Hälfte des 20. Jahrhunderts. In: Krauß, Jürgen E./Michael Möller/ Richard Münchmeier (Hg.): Soziale Arbeit zwischen Ökonomisierung und Selbstbestimmung. Kassel, 637 – 678.

Duden, Barbara/Beate Zimmermann (2002): Aspekte des Wandels des Verständnisses von Gesundheit/Krankheit/Behinderung als Folge der modernen Medizin. Gutachten für die Enquete-Kommission »Recht und Ethik der modernen Medizin«. Berlin. http:// www.bundestag.de/parlament/gremien/kommissionen/archiv14/medi/medi_gut_- dud.pdf.

Fairman, Julie/Joan Lynaugh (1998): Critical Care Nursing. A History. Philadelphia.

Gause, Ute/Cordula Lissner (Hg.) (2005): Kosmos Diakonissenmutterhaus. Geschichte und Gedächtnis einer protestantischen Frauengemeinschaft. Leipzig.

Göckenjan, Gerd/Stefan Dreßke (2005): Seelsorge im Krankenhaus. Zeit haben von Berufs wegen. In: Bollinger, Heinrich/Anke Gerlach/Michaela Pfadenhauer (Hg.): Gesundheitsberufe im Wandel. Soziologische Beobachtungen und Interpretationen. Frankfurt a. M., 239 – 262.

Helbig, Wolfgang (Hg.) (1985): … neue Wege, alte Ziele. 125 Jahre Henriettenstiftung Hannover. Hannover.

Heller, Andreas (1996): »Da ist die Schwester nicht weggegangen von dem Bett …«. Berufsgeschichtliche Aspekte der Pflege von Sterbenden im Krankenhaus in der ersten Hälfte des 20. Jahrhunderts. In: Seidl, Elisabeth/Hilde Steppe (Hg.): Zur Sozialgeschichte der Pflege in Österreich. Krankenschwestern erzählen über die Zeit von 1920 bis 1950. Wien u. a., 192 – 211.

Köser, Silke (2006): Denn eine Diakonisse darf kein Alltagsmensch sein. Kollektive Identität Kaiserswerther Diakonissen 1836 – 1914. Leipzig.

Kreutzer, Susanne (2005): Vom »Liebesdienst« zum modernen Frauenberuf. Die Reform der Krankenpflege nach 1945. Frankfurt a. M., New York.

Kreutzer, Susanne (2006 a): Hierarchien in der Pflege. Zum Verhältnis von Eigenständigkeit und Unterordnung im westdeutschen Pflegealltag. In: Braunschweig, Sabine (Hg.): Pflege – Räume, Macht und Alltag. Beiträge zur Geschichte der Pflege. Zürich, 203 – 211.

Kreutzer, Susanne (2006 b): Aus der Praxis lernen? Umbruch in den pflegerischen Ausbildungskonzepten nach 1945. In: Medizin, Gesellschaft und Geschichte, 25. Jg., 155 – 180.

Kreutzer, Susanne (2009): Freude und Last zugleich. Zur Arbeits- und Lebenswelt evangelischer Gemeindeschwestern in Westdeutschland, in: Hähner-Rombach, Sylvelyn (Hg.): Alltag in der Krankenpflege. Geschichte und Gegenwart/Everyday Nursing Life. Past and Present. Stuttgart 2009, 81 – 99.

Kreutzer, Susanne (2010): Glaube als biographischer Rückhalt im Umgang mit Krankheit und Sterben. In: Remmers, Hartmut (Hg.): Pflegewissenschaft im interdisziplinären Dialog. Göttingen (erscheint 2010).

Krukemeyer, Hartmut (1988): Entwicklung des Krankenhauswesens und seiner Strukturen in der Bundesrepublik Deutschland. Analyse und Bewertung unter Berücksichtigung der gesamtwirtschaftlichen Rahmenbedingungen und der gesundheitlichen Interventionen. Bremen.

Leininger, Madeleine M. (1998): Kulturelle Dimensionen menschlicher Pflege. Freiburg i. Br.

Nolte, Karen (2006): Vom Umgang mit Tod und Sterben in der klinischen und häuslichen Krankenpflege des 19. Jahrhunderts. In: Braunschweig, Sabine (Hg.): Pflege – Räume, Macht und Alltag. Beiträge zur Geschichte der Pflege. Zürich, 165 – 184.

Pracht, Gerlind/Ullrich Bauer (2009): Burnout im Klinikalltag. Empirische Erkenntnisse zur Emotionsarbeit, Stressbelastung und Klientenaversion in der pflegerischen und ärztlichen Tätigkeit. In: Pflege & Gesellschaft, 14. Jg., H. 1, 67 – 85.

Rüther, Berhard (1951): Wirksame Berufswerbung. In: Krankendienst, 24. Jg., 85 – 87.

Sandelowski, Margarete (2000): Devices and Desires. Gender, Technology, and American Nursing. Chapel Hill.

Schmidbaur, Marianne (2002): Vom Lazaruskreuz zur Pflege aktuell. Professionalisierungsdiskurse in der deutschen Krankenpflege 1903 – 2000. Königstein/Taunus.

Schmidt, Jutta (1998): Beruf Schwester. Mutterhausdiakonie im 19. Jahrhundert. Frankfurt a. M.

Schmuhl, Hans-Walter (2003): Ärzte in konfessionellen Kranken- und Pflegeanstalten 1908 – 1957. In: Kuhlemann, Frank-Michael/Hans-Walter Schmuhl (Hg.): Beruf und Religion im 19. und 20. Jahrhundert. Stuttgart, 176 – 194.

Schwester Clotilde, Vinzentinerin (1952): Stellung und Aufgaben der katholischen Krankenschwester. In: Das Krankenhaus, 44. Jg., 282 – 283.

Spree, Reinhard (1996): Quantitative Aspekte der Entwicklung des Krankenhauswesens im 19. und 20. Jahrhundert. »Ein Bild innerer und äußerer Verhältnisse«. In: Labisch, Alfons/Reinhard Spree (Hg.): »Einem jeden Kranken im Hospitale sein eigenes Bett«. Zur Sozialgeschichte des Allgemeinen Krankenhauses in Deutschland im 19. Jahrhundert. Frankfurt a. M., 51 – 88.

O. V. (1958): Forderungen an eine neue Wertung des Krankenpflegeberufs. In: Mädchenbildung und Frauenschaffen, 8. Jg., H. 7, 323 – 328.

III. Gegenwartsbezogene Analysen

Sabine Bartholomeyczik

Professionelle Pflege heute. Einige Thesen

1.   Problemhintergrund

Im folgenden Beitrag geht es um Pflege, genauer: um pflegerisches Handeln als einen Teil der Versorgung im Gesundheits- und Sozialwesen und die Frage, inwieweit sie als professionelles Handeln zu verstehen ist. Die Problematik wird vor allem aus der Perspektive einer deutschen Entwicklung und ihrer spezifischen Erklärungsmöglichkeiten aufgerollt.

Zunächst ist als Besonderheit festzuhalten, dass die Frage nach dem professionellen Handeln in der Pflege überhaupt gestellt wird. Diese Frage kann auch zugespitzt lauten: Ist Pflege eine ärztliche Hilfstätigkeit oder hat sie einen eigenen gesundheitlichen Versorgungsauftrag? Diese Frage ist Ausdruck eines Diskurses, der sowohl international als auch in Deutschland – hier im Sinne einer nachholenden Modernisierung jedoch deutlich später – breit geführt wurde und derzeit vor dem Hintergrund des Wandels im Gesundheitswesen wieder intensiver auch nach außen getragen wird. Zu dieser auch auf politischer Ebene geführten Auseinandersetzung gehört zum einen die relativ konstruktiv verlaufende Überarbeitung des Begriffs der Pflegebedürftigkeit in dem Gesetz zur Pflegeversicherung, dem Sozialgesetzbuch (SGB) XI. Zum anderen gehört hierzu die Diskussion um die Personalausstattung mit Pflegenden im Krankenhaus und ihre primären Aufgaben bzw. die verstärkt gestellte Forderung der ebenfalls belasteten Ärzte nach Übernahme ärztlicher Aufgaben durch Pflegende.

Die Frage der Professionalität von Pflege wird auch dadurch komplizierter als nicht alle Aufgaben, die explizit als Aufgaben beruflich Pflegender definiert sind, gemeinhin als Pflege zu bezeichnen sind. Hieran wird das Problem der Unterscheidung in Pflege als eigenständigem Versorgungsauftrag im Rahmen des Gesundheitswesens einerseits und in Unterstützung des ärztlichen Versorgungsauftrags andererseits sichtbar.

2.   Gibt es professionelle Pflege?

2.1   Zum Begriff »professionell«

Vorab soll zunächst geklärt werden, was unter professionellem Handeln zu
verstehen ist, und zwar professionelles Handeln bei personenbezogenen
Dienstleistungen, wie es die Pflege auch ist. Dieser Begriff grenzt sich explizit
von dem Begriff »professionell« ab, der alltagssprachlich als Synonym für
»fachlich gut« genutzt wird. Sein Verständnis geht aber auch über den kriterien-
bezogenen Professionsbegriff der Soziologie der 1960er und 1970er Jahre hinaus
(z. B. Hartmann 1972, Parsons 1967), der vor allem die gesellschaftliche Bedeutung der Professionen anhand von Medizin, Theologie und Jura beschreibt.
Diesem Verständnis nach erbringen Professionen Leistungen, die sich auf zentral wichtige Werte der Gesellschaft beziehen, z. B. die Gesundheit, das Recht,
den Lebenssinn. Sie verfügen über ein universelles Wissen, das als wissenschaftliches Wissen verstanden wird, mit dem gesellschaftliche Probleme gelöst
werden können und das in der Regel in einem Hochschulstudium erworben
wird. Schließlich erhalten sie als die Experten ihrer Problemlösungskompetenz
und als Hüter erforderlicher ethischer Regeln eine autonome Kontrolle über ihre
eigene Tätigkeit und werden damit auch von der Beurteilung durch ihre Klienten
unabhängig. Vor diesem Hintergrund haben sie ein Definitionsmonopol in
ihrem eigenen Fachgebiet und damit eine gesellschaftliche Macht, die in diesem
Gebiet alle anderen Mitglieder der Gesellschaft zunächst ausschließt.

Die Idee des professionellen Handelns, wie sie hier verstanden wird, löst sich
zunächst von den genannten Professionsmerkmalen und fokussiert das Fallverstehen (Oevermann 1978). Drei Kompetenzbereiche sind hier als konstitutive
Bestandteile professionellen Handelns angesprochen (Abb. 1): die wissenschaftliche Kompetenz als Fähigkeit, Theorieentwicklung und wissenschaftliche
Ergebnisse zu verstehen und für die Praxis einzusetzen, die hermeneutische
Kompetenz als die Fähigkeit, den ›Fall‹ in der Sprache des Falles selbst zu verstehen, wie Oevermann es nennt, und schließlich die situative Kompetenz, die
durch die Zusammenführung der beiden erst genannten Kompetenzen erlangt
wird und dazu führen muss, dass abstraktes Wissen in der konkreten Situation
angemessen angewendet wird. Keine dieser Kompetenzen für sich alleine
kennzeichnet professionelles Handeln, es erfordert immer die Zusammenwir-
kung.

Angehörige von Gesundheitsberufen haben es ständig mit unterschiedlichen
individuellen Situationen von Patientinnen und Patienten oder Pflegebedürftigen zu tun, deren Probleme in ihrem Sinne gelöst werden müssen. Der einzelne
Hilfebedarf, die einzelne Therapienotwendigkeit ist nie vollkommen identisch
mit einer anderen. Das unterscheidet derartige Anforderungen auch grund-

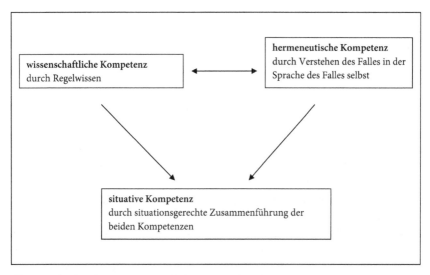

Abb. 1: Professionelle Kompetenz nach Oevermann (1981)

sätzlich von z. B. technischen Problemen und deren Lösungsmöglichkeiten. Als Basis für die individuelle Lösung ist zunächst das wissenschaftliche Regelwissen erforderlich. An dieser Stelle findet sich ein Anschluss an den kriterien-bezogenen Professionsbegriff, der universelles, also verallgemeinerbares wissenschaftliches Wissen als Kriterium für eine Profession nennt. Für professionelles Handeln reicht verallgemeinerbares Wissen jedoch nicht aus, weil es ohne Fallverstehen, das Verstehen des »Falles« aus der Sicht des »Falles«, nicht adäquat zur Lösung in einer spezifischen Situation angewandt werden kann. Nur die Kombination des Regelwissens mit dem Fallverstehen kann zu einer situativen Kompetenz führen und nur diese kennzeichnet professionelles Handeln. In dem in den vergangenen Jahren aus der Medizin kommenden Modell der *Evidence-based Medicine*, das in der Pflege als *Evidence-based Nursing* seinen Niederschlag gefunden hat, findet sich die gleiche Vorstellung wieder (Sackett u. a. 1996). Da aber die »*evidence-based*-Bewegung« vor dem Hintergrund entstand, dass wissenschaftliche Ergebnisse einen zu geringen Einfluss auf die Praxis hatten, lag in der breiten Diskussion vor allem der Schwerpunkt auf der Wissenschaft. Vorrangig wurden Kriterien entwickelt, die festlegen sollten, mit welchen Methoden haltbare wissenschaftliche Erkenntnis zu erlangen sei (Europarat 2002).

Im Sinne der situativen Kompetenz ist professionelle Kompetenz für die Pflege erforderlich. Pflegen ist also als professionelles Handeln zu verstehen. Die verbleibende Frage ist jedoch die nach den Inhalten, nach der Eigenständigkeit oder auch Besonderheit der Pflege. Oder anders gefragt: Unterscheiden sich die

Inhalte von Problemen, die durch Pflege gelöst werden müssen und damit vielleicht auch die Art der Problemlösung von der der Ärzte? Ist der erforderliche Wissenskorpus der gleiche wie der, über den Ärzte idealtypisch verfügen, oder gibt es einen eigenen pflegewissenschaftlichen *body of science*?

2.2   Zum Verständnis von Pflege

Interessanterweise gibt es eine richtiggehende Tradition der philosophisch-definitorischen Auseinandersetzung zum Wesen der Pflege, die bis auf Florence Nightingale zurückgeht, die sich bereits 1859 u. a. mit den Unterschieden pflegerischer gegenüber ärztlichen Aufgaben befasste (Nightingale 2005).

Vor allem in den USA, aber auch in Großbritannien, Skandinavien und Deutschland gibt es eine kaum mehr zu übersehende Reihe von Arbeiten, die sich mit der Frage vom Wesen der Pflege auseinandersetzt (z. B. Fawcett 1996, Meleis 1999). Ungeachtet dieser Vielfalt kann von einem gemeinsamen Grundverständnis auf internationaler Ebene gesprochen werden, das sich in den Definitionen wichtiger Organisationen und der Bezugnahme auf klassische Pflegetheorien ausdrückt.

Hierzu gehören die Ausführungen von Henderson, die 1960 im Auftrag des Weltbundes der Krankenschwestern (die damalige Übersetzung des *International Council of Nurses*, ICN) ein Konzept veröffentlichte, das sich an den Grundbedürfnissen von Patienten und an einem Verständnis von Autonomie orientiert. Sie definiert die Aufgabe einer Pflegenden: »Den einzelnen – ob gesund oder krank – bei der Durchführung jener Handlungen zu unterstützen, die zur Gesundheit oder zur Wiederherstellung (oder zu einem friedlichen Tod) beitragen, die er selbst ausführen würde, wenn er über die erforderliche Kraft, den Willen und das Wissen verfügte. Ebenso gehört es zu ihren Aufgaben, dem Kranken zu helfen, seine Unabhängigkeit so rasch als möglich wieder zu erlangen.« (Henderson 1963, 51). Hier sind bereits wichtige Elemente heutiger Pflegeauffassung enthalten: Dies ist die Orientierung an den Aktivitäten des Alltags, die für ein selbständiges Leben erforderlich sind, in anderen Modellen als Selbstpflegekompetenz bezeichnet (Orem 1996). Dazu gehört auch das Überleben durch z. B. Essen und Trinken oder Ausscheiden, aber ebenfalls der Bedarf an Ruhe im Wechsel mit Aktivität oder das Bedürfnis zu lernen. Wichtig ist, dass in diesem Verständnis Pflegebedarf nicht aus Krankheit an sich entsteht, sondern aus den Folgen einer Krankheit, nämlich aus einer Beeinträchtigung, selbständig mit dem Leben zurechtzukommen, allerdings immer aus gesundheitlichen Gründen und nicht etwa aus Gründen der Armut. Weiterhin wird die Unabhängigkeit als Pflegeziel genannt, also das, was oft mit aktivierender oder fördernder Pflege erreicht werden soll und ein rehabilitatives Verständnis beinhaltet. Die Pflege hat demnach also ein explizit gesundheitsorientiertes Ziel und kann folglich als therapeutisch bezeichnet werden.

Eine weitere Definition wurde 1980 von der *American Nurses Association* veröffentlicht, die lautet: »Pflege ist die Diagnostik und Behandlung menschlicher Reaktionen auf vorhandene oder potentielle gesundheitliche Probleme«[1] (ANA 1980). Auch hier werden die Krankheitsfolgen fokussiert. Um in diesem Sinne zielgerichtet pflegen zu können, enthält diese Definition explizit zwei Phasen eines jeden Problemlösungsprozesses, nämlich die Feststellung der Problemlage (Diagnostik) und die Maßnahmen zur Lösung (Behandlung). Zur Unterscheidung wird dabei unterstellt, dass ärztliches Handeln die Ursache gesundheitlicher Probleme in den Blick nimmt, um nach ihrer Identifizierung (Diagnostik) diese Ursachen beseitigen (Therapie) und damit die Krankheit effektiv behandeln zu können. Betont wird also die Unterscheidung zwischen Kranksein und Krankheit, wobei zwischen beiden kein lineares Verhältnis herrscht. Das bedeutet, dass Kranke nicht unbedingt pflegebedürftig sein müssen, dass vergleichbare Anforderungen an die Pflege bei Personen mit unterschiedlichen Krankheiten auftreten und dass dieselben Krankheiten sehr unterschiedliche Anforderungen an die Pflege stellen können. Mit den potentiellen Problemen in dieser Definition wird die präventive Funktion der Pflege angesprochen, die sowohl als Sekundärprävention (Prophylaxen) als auch als Primärprävention bei der Vermeidung von Pflegebedürftigkeit zu verstehen ist.

Im Jahr 1993 veröffentlichte schließlich die Weltgesundheitsorganisation eine umfassende Definition von Pflege, in der die vorher genannten Ansätze zusammengefasst sind und auf Familien und Gruppen erweitert wird: »Der gesellschaftliche Auftrag der Pflege ist es, dem einzelnen Menschen, der Familie und ganzen Gruppen dabei zu helfen, ihr physisches, psychisches und soziales Potential zu bestimmen und zu verwirklichen, und zwar in dem für die Arbeit anspruchsvollen Kontext ihrer Lebens- und Arbeitsumwelt. Deshalb müssen die Pflegenden Funktionen aufbauen und erfüllen, welche die Gesundheit fördern, erhalten und Krankheit verhindern. Zur Pflege gehört auch die Planung und Betreuung bei Krankheit und während der Rehabilitation, und sie umfasst zudem die physischen, psychischen und sozialen Aspekte des Lebens in ihrer Auswirkung auf Gesundheit, Krankheit, Behinderung und Sterben. Pflegende gewährleisten, dass der einzelne und die Familie, seine Freunde, die soziale Bezugsgruppe und die Gemeinschaft gegebenenfalls in alle Aspekte der Gesundheitsversorgung einbezogen werden, und unterstützen damit Selbstvertrauen und Selbstbestimmung. Pflegende arbeiten auch partnerschaftlich mit Angehörigen anderer, an der Erbringung gesundheitlicher und ähnlicher

---

1 Nursing is the diagnosis and treatment of human responses to actual or potential health problems.

Dienstleistungen beteiligten Gruppen zusammen« (WHO 1993, 15). Diese Definition nimmt verstärkt die zu pflegende Person als aktiv handelnde in den Fokus, indem sie unterstellt, dass diese ihre Potentiale bestimmen und verwirklichen wolle – und sie daher darin zu unterstützen sei.

Wie auch immer die vorgenannten Definitionen im Einzelnen gewertet werden können, sie machen alle deutlich, dass Pflege etwas anderes als ärztliches Handeln ist, dass sie sich ergänzen und wahrscheinlich auch in weiten Bereichen nicht ohne einander sinnvoll zur Gesundheit von Menschen beitragen können. Das bedeutet gleichzeitig, dass die unterschiedlichen Perspektiven von Pflege und Medizin auch einen unterschiedlichen Wissenskorpus benötigen. Die Tatsache, dass sowohl Ärzte als auch Pflegende sich mit kranken Menschen befassen, heißt aber auch, dass sich der Wissenskorpus in Teilen überschneiden muss, auch wenn sich Schwerpunkte und Perspektiven unterscheiden.

Die *These 1* ist also, dass den genannten Ansprüchen zufolge Pflege durchaus als professionell zu bezeichnen ist. Gleichzeitig aber zeigt die Tatsache, dass es offensichtlich notwendig ist, dies differenziert darzulegen, dass diese Auffassung nicht unbedingt selbstverständlich ist.

3. Wird der Pflege von Seiten der Gesundheitspolitik Professionalität zuerkannt?

Diese Frage kann weitestgehend verneint werden, sollte aber etwas differenzierter betrachtet werden, denn hier finden sich durchaus Unterschiede je nach Versorgungssektor.

3.1 Krankenhäuser

Im Jahr 2004 wurde nach einer Vorlaufphase in Deutschland für alle Krankenhäuser verpflichtend ein Finanzierungssystem eingeführt, das auf dem geschätzten durchschnittlichen Versorgungsaufwand bei definierten Krankheiten beruht. Dieses Prinzip – als *Diagnosis Related Groups* (DRG) bezeichnet – fasst Patientengruppen einer medizinischen Diagnose zusammen, bei denen davon ausgegangen wird, dass sie einen ähnlich großen Behandlungsaufwand haben und sieht dafür jeweils eine Pauschale zur Refinanzierung vor. Weil die DRG auf *medizinischen* Diagnosen aufbauen, vernachlässigen sie die Tatsache, dass *pflege*relevante Zustände der Patienten – auch als *Pflege*diagnosen zu bezeichnen – bei denselben medizinischen Diagnosen zu unterschiedlich hohem Pflegeaufwand führen. Wie im ersten Kapitel erläutert, besteht kein linearer Zusammenhang zwischen pflegerischem und ärztlichem Handlungsbedarf. Dem derzeitigen DRG-System liegt jedoch die Annahme zugrunde, dass mit der medizinischen Diagnose gleichzeitig der Ressourcenverbrauch für die Pflege abgebildet werden kann (Hunstein 2003). Auch empirische Ergebnisse zeigen, dass diese Grundannahme nicht haltbar ist und der Pflegeaufwand durch die DRG-Fallgruppen nicht adäquat abgebildet werden kann. (Ballard u. a. 1993, Eberl/Bartholomeyczik/Donath 2005, O'Brien-Pallas u. a. 1997, Welton/Halloran 2005). Das Prinzip der DRG ignoriert die Aufgabe der Pflege, die die Krankheitsfolgen, das Kranksein zum »Gegenstand« hat. Völlig unabhängig von der Art der medizinischen Diagnose hängt der Versorgungsaufwand einer Person auch davon ab, wie physisch und kognitiv selbständig sie ihre Alltagsaktivitäten durchführen kann, also wie ausgeprägt ihre Selbstpflegekompetenzen sind.

Durch die beschriebene Vergütungssystematik wird Pflege auf der betriebswirtschaftlichen Ebene des einzelnen Krankenhauses im Gegensatz zur ärztlichen Behandlung nicht als wertschöpfende Dienstleistung betrachtet, sondern allein als Kostenfaktor. Die Bereitschaft der Krankenhäuser, gerade hier, ungeachtet möglicher Folgen, Einsparungen im Pflegedienst vorzunehmen, wird verstärkt durch die Tatsache, dass der Pflegepersonalkostenanteil in deutschen Krankenhäusern fast ein Viertel der Brutto-Gesamtkosten beträgt und die pflegerische Berufsgruppe im Krankenhaus die größte Berufsgruppe darstellt. So kann sich der Geschäftsführung offenbar der Eindruck vermitteln, dass ruhig ein bisschen gespart werden kann, da dies bei einer so großen Gruppe wohl kaum ins Gewicht falle.

Tatsächlich wurde die Zahl der Pflegestellen in Krankenhäusern in den vergangenen Jahren deutlich gesenkt, während die der Arztstellen deutlich erhöht wurde. Bei gleichzeitiger Deckelung des Krankenhausbudgets muss bei der Aufstockung einer Arztstelle wegen der relativ besseren Vergütung mehr als eine Stelle in anderen Berufsbereichen des Krankenhauses gestrichen werden. Dennoch stellt sich die Frage, ob damit die Belastung in der Pflege gestiegen ist, nachdem gleichzeitig auch die Verweildauer und die Bettenzahl gekürzt wurden. Nimmt man nur die Zahl der ins Krankenhaus aufgenommenen Fälle und bezieht sie auf die Pflege- bzw. Arztstellen, so zeigt sich, dass die Fallzahl pro Vollzeitstelle in der Pflege deutlich zugenommen hat, seit 1991 um ca. ein Viertel (Simon 2008).

	2000	2006	Veränderungen in %	Veränderungen seit 1991
Fälle pro Pflegende	52	56	+ 8 %	+ 24 %
Fälle pro Arzt	159	136	- 15 %	- 11 %

Quelle: www.gbe-bund.de, eigene Berechnungen

Unterstellt werden kann, dass Pflege in diesem Denken ausschließlich als Unterstützung ärztlichen Handelns wahrgenommen wird, dass Pflegende die Assistenten der Ärzte sind, faktisch nach wie vor als »Heilhilfsberuf« begriffen werden. Dazu passt, dass in den vergangenen Jahren die Frage der Arbeitsteilung insbesondere im Krankenhaus wieder neu entflammt ist. Bereits zu Beginn der 1970er Jahre hatte es Bestrebungen gegeben, die Pflege durch verstärkte Technisierung und Übernahme ärztlicher Aufgaben zu professionalisieren (Pinding 1972). Personalmangel und Emanzipationsbestrebungen gemeinsam hatten in den 1980er Jahren dazu geführt, dass Pflegende sich zunehmend weigerten, auf Anordnung der Ärzte deren Maßnahmen zu übernehmen, wie z. B. Blutabnahmen durchzuführen, Spritzen oder Infusionen zu geben. Neben der Frage der Emanzipation und der Betonung von Eigenständigkeit war hier ein Machtspiel entflammt, das wahrscheinlich nicht nur mit rationalen Inhalten zu erklären war. Vorrangig schien das Empfinden einer mangelnden Wertschätzung durch die alles bestimmenden Ärzte. Nach wie vor stellt die Zusammenarbeit von Pflegenden und Ärzten ein großes Problem dar, da die Entscheidungsverantwortung für die Versorgung der Patienten im Krankenhaus zumeist von den Ärzten alleine beansprucht und auch von ihnen erwartet wird, obwohl in der Praxis Entscheidungswege oft anders verlaufen. Pflegende fühlen sich aber für ihre Kompetenz nicht anerkannt und müssen den Ärzten eher suggerieren, dass eigene Vorschläge eigentlich die Ideen der Ärzte seien (Bartholomeyczik u. a. 2008).

Festgehalten werden muss schließlich, dass Patienten im Krankenhaus versorgt werden, weil sie Pflege benötigen, denn ärztliche Behandlung ohne eine erforderliche Pflege können sie auch außerhalb des Krankenhauses erhalten. Dennoch wurde eine wissenschaftlich fundierte Entwicklung von Pflegeindikatoren für das DRG-System 2008 durch das Bundesgesundheitsministerium abgelehnt.

3.2   Langzeitpflege

Die Verabschiedung der Sozialen Pflegeversicherung als Sozialgesetzbuch XI (SGB XI) bedeutet für die Pflege einen ganz entscheidenden Schritt, weil sie damit erstmals als eigene Versorgungsart gesundheitspolitisch in eine sichtbare Form gebracht wurde. Pflege wird hier unabhängig von ärztlichem Handeln dargestellt, die Frage der Arztassistenz im Gegensatz zum SGB V, das die Finanzierung durch die Krankenversicherung regelt, überhaupt nicht berührt. Pflegen bezieht sich hier auf die Unterstützung bei ausgewählten Alltaghandlungen Pflegebedürftiger – im Gesetz als »Verrichtungen« bezeichnet.

Dennoch hat das SGB XI eine janusköpfige Funktion auch für die Professionalisierung der Pflege gehabt. Das liegt daran, dass Pflege hier bisher anhand willkürlich ausgewählter einzelner Bestandteile möglicher pflegerelevanter Tatbestände als Hilfe bei der Ernährung, der Ausscheidung, der Körperpflege und Teilen der Mobilität definiert wurde. Damit treten bei der Konkretisierung dieser Definition erhebliche Diskrepanzen zu den oben skizzierten Definitionen eines Pflegeverständnisses auf. Neben anderen Faktoren hat die Definition von Pflegebedürftigkeit im SGB XI maßgeblich dazu beigetragen, dass die pflegerische Versorgung in Deutschland in vielen Bereichen einen einseitigen Schwerpunkt bei jenen Methoden und Maßnahmen aufweist, die unmittelbar auf einzelne körperliche Probleme der Pflegebedürftigen ausgerichtet sind. Unterstützung bei psychischen und sozialen Problemlagen, umfassende Krankheitsbewältigung, Gesundheitsförderung und Prävention, aber auch die technisch aufwendige ambulante Schwerstkrankenpflege und andere Aspekte, die im internationalen Verständnis Kennzeichen einer modernen Pflege sind, stehen nach wie vor im Hintergrund des Versorgungsalltags insbesondere in der ambulanten Pflege und der stationären Altenpflege. Die oft kritisierte Unterlassung einer angemessenen Pflege von Menschen mit Demenz wurde in jüngerer Zeit einigen Nachbesserungen unterzogen, sodass inzwischen gesonderte Mittel für Menschen mit Demenz bereit gestellt wurden.

Weiterhin unterstellt das SGB XI, dass diese Pflege auch von Angehörigen erbracht werden kann. Für die zu Hause gepflegten Personen – und das sind nach wie vor die meisten – bedeutet dies, dass beruflich ausgeübte Pflege eigentlich nur vorgesehen ist, wenn die Angehörigen diese aus *Kapazitäts*gründen und weniger aus *Kompetenz*gründen nicht selbst leisten können. Damit wird Pflege zu einer Unterstützungsleistung, die jeder kann, wenn er nur will. Professionalität ist hier nicht vorgesehen. Dies hat u. a. zur Folge, dass Pflegeaufgaben der im SGB XI genannten Art auch in Pflegediensten, die mit ausgebildeten Pflegefachpersonen arbeiten, oder der stationären Altenpflege gerne an Hilfskräfte delegiert werden. Leider hat das ebenso zur Folge, dass manche Pflegende selbst diese Ausschnitte und das Verständnis für den wesentlichen Kern von Pflege halten.

Die Nicht-Professionalität ist auch eng damit verbunden, dass Langzeitpflege älterer Menschen eigentlich nicht als Kostenfaktor der Solidargemeinschaft erscheinen darf. Wie lässt sich sonst erklären, dass über die Beitragskosten zur Pflegeversicherung ausführlichst debattiert wird, dass bei Einführung der Pflegeversicherung wegen der sog. Lohnnebenkosten ein Feiertag geopfert werden musste, obwohl diese noch nicht einmal 2 % des Bruttolohns betragen?

Demgegenüber stehen die Schreckensberichte, die über die Vernachlässigung alter Menschen vor allem in der stationären Altenpflege ständig erscheinen, die zwar ein einseitiges Bild zeichnen, aber auch nicht alle reiner Phantasie entstammen (Breitscheidel 2005). Hohe Prävalenzen an Dekubitus, Stürzen, Fixierungen, Mangelernährung, erzwungener Inkontinenz, Förderung von Abhängigkeit bei Bewohnern in Altenheimen zeugen davon, dass es vielleicht doch nicht ganz so einfach ist, im Sinne der zu Pflegenden eine qualitativ gute Pflege zu leisten. Professionalität scheint offenbar doch notwendig zu sein.

Das Beispiel SGB XI zeigt aber auch, dass Skandale, Proteste aus der Praxis und Kritik aus der Pflegewissenschaft – wahrscheinlich alle gemeinsam – dazu beitragen können, dass sich etwas verändert. Im Herbst 2006 berief das Bundesgesundheitsministerium einen Beirat ein, in dessen Auftrag pflegewissenschaftliche Institute zunächst mit einer Literaturanalyse zum Pflegebegriff betraut wurden (Wingenfeld/Büscher/Schaeffer 2007), dann mit der Entwicklung eines Begutachtungsinstruments zur Feststellung des Ausmaßes und der Art der Pflegebedürftigkeit und schließlich mit den ersten Praxis- und Methodentests dieses neuen Instruments (Wingenfeld/Büscher/Gansweid 2008). Diese Arbeiten sind deshalb von großer Bedeutung, weil sie sich ebenfalls mit einem professionellen Pflegebegriff auseinandersetzen und dies – zumindest noch in der Phase vor dem Gesetzgebungsverfahren – von der politischen Administration zunächst akzeptiert wird (Stand Februar 2009).

3.3   Qualitätsinstrumente: Expertenstandards

Ein weiteres Beispiel soll die Ambivalenz zwischen der geforderten Professionalität und der Anerkennung dieser Professionalität auf gesundheitspolitischer Ebene beleuchten. Mit dem Ziel der Förderung der Pflegequalität wurden in den vergangenen Jahren wissensbasierte (*evidence-based*) Qualitätsinstrumente für die Pflege entwickelt. Hervorzuheben ist hierbei insbesondere die Initiative des Deutschen Netzwerks für Qualitätsentwicklung in der Pflege (DNQP), unter dessen Federführung seit 1999 nach festgelegten methodischen Kriterien (DNQP 2007) sieben Expertenstandards erarbeitet wurden. Die methodischen Kriterien entsprechen denen, die international auch für die Entwicklung ärztlicher Leitlinien (Europarat 2002) erarbeitet wurden. Gefördert wurden diese Arbeiten durch das Bundesministerium für Gesundheit, das damit eine wissenschaftlich fundierte und politisch unabhängige Arbeit unterstützte. Die Expertenstandards wurden außerdem als rechtlich relevante Vorabgutachten für die Qualität einiger pflegerischer Kernaufgaben akzeptiert. Die Entwicklung eines jeden Expertenstandards, die immer auch mit einer modellhaften Implementierung abgeschlossen wurde, konnte bisher als ein Zeichen für die Definitionsverantwortung der Pflege(wissenschaft) für die eigene Praxis verstanden werden. Kritik an den Expertenstandards von Seiten der Ärzteschaft oder auch von Gerontologen richtet sich vor allem auf die Monodisziplinarität, also die Fokussierung auf die Aufgaben der Pflegefachpersonen. Argumentiert wird, dass Versorgungsaufgaben immer nur interdisziplinär zu lösen seien. Das ist zwar grundsätzlich richtig, aber Interdisziplinarität ist immer nur dann funktional, wenn sie auf einer geklärten Disziplinarität aufbaut. Diese bedarf in vielen Bereichen der Pflege noch fundierter Ausarbeitungen und Definitionen, die gerade durch die Arbeit des DNQP deutlich vorangetrieben wurden.

Die unabhängige Definitionsverantwortung der Pflege für die Qualität ihrer Aufgaben scheint derzeit allerdings dem Prinzip der Pflegeversicherung geopfert zu werden. Dieses Prinzip besagt, dass die Festlegung von Qualitätskriterien bzw. die Kontrollhoheit über die Qualität der Pflege bei einem Konsortium aus Finanzierern und Trägern von Pflegeorganisationen liegt. Konkreter: Im Jahr 2008 wurde das Pflege-Weiterentwicklungsgesetz beschlossen (Bundesgesetzblatt 2008), das u. a. die Entwicklung und Umsetzung von Expertenstandards fordert, eine Forderung, die im Sinne der Professionalisierung von Pflege zunächst sehr zu begrüßen ist. Weiterhin verlangt das Gesetz jedoch, dass die Entwicklung von Expertenstandards in einer Verfahrensordnung zu regeln ist, auf die sich so genannte Vertragsparteien zu einigen hätten. Zu den Vertragsparteien zählen der Spitzenverband Bund der Pflegekassen, die Sozialhilfeträger und Kommunen als Finanzierer von Pflegeleistungen und die Vereinigung der Träger der Pflegeeinrichtungen auf Bundesebene (§ 113 SGB XI). Die Verfahrensregel beinhaltet, dass die Vertragspartner sich auf die Themen für die Expertenstandards einigen und nach der modellhaften Implementierung beschließen, ob dieser Standard in der Praxis als Norm eingeführt werden soll. Mit dieser Regelung, so wohlwollend sie gegenüber der Pflege ausgelegt werden könnte, ist der Pflege die Definitionsverantwortung wieder aus der Hand genommen worden, da an entscheidenden Punkten – der thematischen Auswahl und der Einführung in die Praxis – den Vertragsparteien die Entscheidungshoheit zugeordnet wurde. Die Entscheidung soll hier gerade von denjenigen getroffen werden, die die Geldströme kontrollieren, und denjenigen, die möglicherweise sogar Profitinteressen als Pflegeanbieter haben. Im ärztlichen Bereich ist es die Arbeitsgemeinschaft Wissenschaftlicher Medizinischer Fachgesellschaften, die die Qualität von Leitlinien überprüft und ihren Status beurteilt, und nicht etwa die Krankenversicherung. Die Pflege dagegen wird offenbar nicht als reif für die Definition der Qualität ihrer eigenen Aufgaben angesehen.

Trotz mancher ausdrücklich als positiv zu wertenden Entwicklung wird als *These 2* festgehalten, dass derzeit Pflege in großen Teilen des Gesundheitswesens nicht als erforderliches professionelles Handeln angesehen wird. Hier besteht weitgehend eine deutliche Diskrepanz zwischen dem Anspruch der Profession und der gesellschaftlichen Bedeutung.

4.   Fordern die Pflegenden die Professionalität ein?

Diese Frage kann nur anhand weniger Indizien beantwortet werden. Seit wenigen Jahren wird wieder eine vehemente Diskussion darüber geführt, welche Aufgaben Ärzte vor allem im Krankenhaus an die Pflegenden abgeben könnten. Gleichzeitig sollen die Pflegenden Aufgaben an Hilfskräfte delegieren. Auffallend bei dieser Diskussion ist, dass sie vor allem so geführt wird, dass ein Machtkampf zwischen den Berufsgruppen hervorsticht. Ein weiterer immer wieder betonter Aspekt dieser Diskussion sind haftungsrechtliche Fragen. Der Verband der Pflegedirektoren der Universitätskliniken hat eine Auflistung von Tätigkeiten herausgegeben, die von Pflegenden übernommen werden könnten (VPU 2007), hat dies aber weder inhaltlich mit einer Auffassung von den pflegerischen Kernaufgaben begründet noch mit einer Idee der Kernaufgaben der Ärzte. Das Deutsche Krankenhausinstitut befasst sich mit der »Neuordnung der Aufgaben des Ärztliche Dienstes« (Offermanns/Bergmann 2008), und der Sachverständigenrat zur Begutachtung der Entwicklung im Gesundheitswesen behandelt in seinem Gutachten 2007 ausführlich eine Neuaufteilung der Gesundheitsberufe (SVR 2007).

Weder die Versorgungsnotwendigkeit von Patienten im Krankenhaus noch die im Zusammenhang mit dem Thema Professionalisierung bedeutsamen Fragen, was die jeweiligen Professionen inhaltlich kennzeichnet, werden diskutiert. Weder für die Pflegenden werden Vorbehaltsaufgaben definiert noch für die Ärzte. Von daher ist eigentlich auch nicht klar, welche Aufgaben delegiert werden können bzw. warum welche Aufgaben als delegationsfähig angesehen werden.

Von den pflegerischen Berufsverbänden wird eine Delegation nicht grundsätzlich abgelehnt aber gefordert, dass diese mit entsprechender Qualifikation, Verantwortungsübernahme und Finanzierung in der Pflege einhergehen müsse. In diesem Zusammenhang wird auch gerne von Allokation gesprochen, bei der eine Aufgabe endgültig auf einen anderen Beruf übertragen wird. Dies geht weit über eine Delegation hinaus, bei der die letzte Verantwortung bei dem Delegierenden liegt.

Befragungen bei Pflegenden ergeben immer wieder, dass eine ganze Reihe von Pflegefachpersonen der Ansicht ist, dass die Übernahme ärztlicher Aufgaben die Pflege aufwerte. Hier spiegelt sich eine Auffassung wider, die in den 1970er Jahren als möglicher Weg einer Professionalisierung der Pflege angesehen wurde (Pinding 1972). Es scheint nach wie vor von den Pflegenden verinnerlicht, dass die einzig wichtigen Aufgaben der Gesundheitsversorgung in den Händen der Ärzte liegen.

Im ambulanten Bereich gibt es Modellprojekte vor allem in den neuen Bundesländern, die als gute Beispiele für die Delegation dienen können. Sozusagen als verlängerter Arm des Hausarztes werden Pflegende in der Praxis eingestellt, die im Namen des Arztes in der Regel bei Hausbesuchen vorbeugende, beratende, betreuende und Therapie überwachende Tätigkeiten übernehmen (van den Berg u. a. 2007). Entstanden ist dieses Modell vor dem Hintergrund des Hausärztemangels in den nördlichen neuen Bundesländern. Pflege ist explizit nicht Gegenstand dieser neuen Versorgungsart durch *Community Medicine Nurses*, obwohl hier selbstverständlich auch pflegerische Aufgaben berührt werden. Darüber hinaus gibt es nach wie vor ambulante pflegerische Versorgungsstrukturen in Form von Pflegediensten, die in dieses Projekt jedoch nicht eingebunden sind. Damit wurde die große Gelegenheit verpasst, die ambulante Versorgung etwas schnittstellenärmer zu machen, indem Pflegedienste und Hausärzte eher gemeinsam, als wie bisher voneinander unabhängig mit Reibungsverlusten zu Lasten der Patienten arbeiten.

Vermutlich ist die Struktur dieses Projekts auch auf die unheilvolle Zersplitterung der Versorgung zurückzuführen, die durch die Sozialgesetzgebung verfestigt wird. Pflegedienste werden vornehmlich als Dienstleister im Namen des SGB XI (Pflegeversicherung) gesehen mit einigen Ergänzungen nach SGB V zur häuslichen Krankenpflege (Krankenversicherung). Beides ist einer anderen »Schublade« zugeordnet als der Versorgungsauftrag des Hausarztes, obwohl dieser die häusliche Krankenpflege anordnen muss. Proteste aus den Pflegeberufen und -verbänden kamen zaghaft. Sicht- und hörbare Proteste der jüngeren Vergangenheit waren allerdings vor allem auf die katastrophale Personalausstattung im Krankenhaus gerichtet.

Auch aus der immer wieder öffentlich angeprangerten stationären Altenpflege ist wenig Protest der Betroffenen zu hören. Hier entsteht eher der Eindruck, dass die Verantwortlichen sich vor allem verteidigen wollen und darauf hinweisen, dass sie nach bestem Wissen und Gewissen die Bewohner versorgen. Es scheint die Angst vorzuherrschen, dass eine unzureichende Pflege die Fortführung der Einrichtung gefährdet, was auf jeden Fall abgewendet werden muss. Auch hier hätten die öffentlich skandalisierten Pflegesituationen zum Anlass genommen werden können, offensiv damit umzugehen, dass eine gute Versorgung nicht mit sparsamster Personalbesetzung und einem hohen Anteil von Hilfskräften – in der stationären Altenpflege ist nur ein Mindestanteil von 50 % Fachpersonal gefordert – zu leisten ist. Stattdessen ist es weit verbreitet, dass nachts 30 oder mehr schwerst Pflegebedürftige, darunter ein hoher Anteil von Menschen mit Demenz, von einer Pflegenden alleine verantwortlich versorgt werden sollen.

Die quantitative Personalentwicklung vor allem in den Krankenhäusern hat 2008 dazu geführt, dass eine Unterschriftenaktion mit der Klage über unhaltbare Zustände durch den wichtigsten Berufsverband gemeinsam mit der zuständigen Gewerkschaft initiiert wurde. Die Aufstockung von Stellen in Krankenhäusern wurde gefordert und vom Bundesgesundheitsministerium auch in einem gewissen Umfang versprochen. Es gibt allerdings bisher keine klaren Kriterien, wonach diese Stellen verteilt werden sollen. Forschungsbasiert Kriterien zu entwickeln, wurde vom Ministerium als zu teuer abgelehnt.

Auch wird das Thema der Bildung in der Pflege von den Pflegenden noch sehr zurückhaltend diskutiert, obwohl dies beim Wandel des Gesundheitswesens von zentraler Bedeutung ist. Die Berufsverbände schließen sich manchen Forderungen der Pflegewissenschaft zum Ausbau der Pflege-Hochschulbildung an, allerdings finden sich in den Verbänden durchaus noch Unterschiede. Außerdem gibt es nach wie vor Kontroversen zwischen Berufsverbänden und Gewerkschaften, wobei die letzteren massive Vorbehalte gegen grundständige Studiengänge in der Pflege äußern. Nur zaghaft entwickeln sich Studiengänge, die die Pflegeinhalte, die Methoden der Pflege zum Gegenstand haben. Stellenausschreibungen und Anforderungen an Studienabgänger konzentrieren sich jedoch vor allem auf Managementkompetenzen (Höhmann u. a. 2008).

Aus soziologischer Sicht kann der Befund passend so zusammengefasst werden: »Insgesamt scheinen die Pflege und ihre Berufsverbände – trotz der inzwischen erreichten Mitwirkung … – derzeit nicht in der Lage und einflussreich genug, um berufliche Autonomie und das von ihr angestrebte Monopol für pflegerische Aufgaben und Tätigkeiten durchzusetzen …. Dazu trägt u. a. bei, dass in Deutschland zwar ein pflegerischer Bedarf deutlich geworden ist, weniger aber, welche Qualifikation Pflege benötigt. Auch ist es der Pflege bislang nicht gelungen, gesellschaftlich ausreichend plausibel zu machen, welches ihre spezifische Kompetenz und ihr spezifischer Beitrag für die Lösung der anstehenden Probleme einer wachsenden und komplexer werdenden Pflegebedürftigkeit ist.« (Kälble 2005, 235 f.)

Zusammengefasst kann als *These 3* festgehalten werden, dass Angehörige der Pflegeberufe erst anfangen, ihren eigenen Versorgungsauftrag auch inhaltlich zu formulieren. Sie scheinen nach wie vor Schwierigkeiten zu haben, die Räume für die notwendige inhaltliche Kompetenz offensiv einzufordern.

5. Wie können Barrieren für die Professionalisierung erklärt werden?

Die folgenden Ausführungen können allenfalls Schlaglichter auf eine Entwicklung werfen, die eher zu weiteren Überlegungen anregt, als eine umfassende Erklärung abgeben zu können.

Die heute für selbstverständlich gehaltene Trennung in Medizin und Pflege bzw. ärztliche und pflegerische Berufszweige ist in der uns bekannten Art eigentlich kaum 200 Jahre alt. Die Trennung erfolgte im Wesentlichen erst bei der Aufspaltung der Heilkunde in eine männliche, naturwissenschaftlich orientierte ärztliche Domäne und in eine weibliche pflegerische Domäne. Letztere wurde vor allem in ihrer Funktion als Zu- und Nacharbeit der ärztlichen Domäne entwickelt. Diese Veränderungen fanden vor dem Hintergrund eines Wandels von Ökonomie, Wissenschaft und Forschung statt (Hampp/Zettel 1983):

Zum einen hatte bis Mitte des 19. Jahrhunderts ein tiefgreifender Wandel im Wissenschaftsverständnis stattgefunden, der mit einem immensen Bedeutungsgewinn empirischer körperbezogener Forschung unter Nutzung naturwissenschaftlicher Methodologie einherging. Diese naturwissenschaftliche Orientierung setzte sich vor allem an den im 18. Jahrhundert neugegründeten Universitäten durch. Die verschiedenen Heilberufe, die es zu dieser Zeit noch gegeben hatte, z. B. Bader, Augenstecher, Chirurgen, verschwanden zugunsten des universitär ausgebildeten Arztes. Nach der weitreichenden Ausrottung heilender Frauen im Zuge der Hexenverfolgung war der Heilberuf ein rein männlicher geworden (Bischoff 1984).

In dieser Zeit führten zum anderen die Industrialisierung und damit eine neue Form von Verstädterung dazu, dass eine ganz neue Klientel für Heilbehandlungen entstand. Diese bestand aus der proletarisierten Bevölkerung mit Lebensbedingungen, deren materielle und hygienische Voraussetzungen sich zunächst ständig verschlechterten. Gleichzeitig aber benötigten diese Menschen als Voraussetzung für ihre Existenz eine möglichst weitgehende körperliche Funktionsfähigkeit, die natürlich auch im Interesse der Arbeitgeber stand.

Verbunden mit diesen Entwicklungen erhielten die bis dahin eher als Aufbewahrungsstätten für Arme und Sieche zu bezeichnenden Krankenhäuser einen völlig anderen Charakter: Sie wurden neu als Stätten zur möglichen Gesundung kranker Menschen konzipiert. Unter Einbeziehung hygieneorientierter Richtlinien setzte in Deutschland zu Beginn des 19. Jahrhunderts ein richtiggehender Krankenhaus-Bauboom ein. Gleichzeitig entwickelten sich Krankenhäuser als Orte der Forschung für die sich naturwissenschaftlich entwickelnde Medizin.

Mit dem Siegeszug der naturwissenschaftlichen Medizin wurden alle nicht naturwissenschaftlich fassbaren Bereiche als unwissenschaftlich und damit unwichtig deklariert – und im Bereich der medizinischen Versorgung der Pflege zugewiesen. Nicht fassbar in diesem Sinne waren die Subjektivität, die Wahrnehmung des Kranken, seine allgemeinen Bedürfnisse und auch seine eigene Deutung vom Krankheitsgeschehen (Steppe 1997). Folgendes Zitat der Rot-Kreuz-Oberin Clementine von Wallmenich stammt aus dem Jahr 1902 und spitzt diese Auffassung als eine vorherrschende zu, auch wenn zu derselben Zeit von dem säkularen Berufsverband bereits eine mehrjährige Berufsausbildung gefordert wurde:

»Gerade vermöge ihrer Berufsausbildung müssen besonders die Schwestern die Hoheit der Wissenschaft begreifen und einsehen, daß sie selbst zu wissenschaftlichem Urteil nicht befähigt sind.« (Wallmenich 1902 nach Bischoff/Wanner 1993, 20)

Mit der in früheren Jahrhunderten so nicht vorzufindenden beruflichen Teilung der Krankenversorgung in eine heilende Medizin und eine fürsorgende Pflege war also auch eine Teilung erfolgt zwischen angeblich objektiver Wahrheit, in deren Besitz sich die wissenschaftlich gebildeten Ärzte und Männer sahen, und subjektivem und damit irrelevantem Alltagsverständnis, das den intuitiv und gefühlvoll handelnden Pflegepersonen und Frauen zugewiesen wurde. Diese zugeschriebenen und angeblich angeborenen weiblichen Fähigkeiten dienten zugleich dazu, Frauen den Zugang zum ärztlichen Beruf zu verwehren.

In den neu entstandenen Krankenhäusern waren Pflegende dafür zuständig, die Patienten sauber zu halten und mit Nahrung zu versorgen und sie damit für die ärztliche Behandlung vor- und nachzubereiten – um es reichlich verkürzt auf den Punkt zu bringen. Weiterhin sollten sie für ein sauberes Arbeitsfeld für die ärztliche Arbeit sorgen, ständig rufbereit sein, denn sie sollten als Assistentinnen der Ärzte fungieren. Den Pflegenden wurde also in erster Linie eine Art Hausfrauenfunktion im Krankenhaus zugewiesen, die im Hintergrund hinter der ausschließlich wichtigen ärztlichen Funktion zu wirken hatte (Bartholomeyczik 1999).

Betrachtet man die Jahre, um die es hier geht, nämlich die Mitte des 19. Jahrhunderts, zeigen sich bereits unterschiedliche Ansichten zur Pflege. So ist auch Florence Nightingale zu nennen, die bereits 1859 in ihrer Schrift »Notes on Nursing« beschrieb, welchen wichtigen Beitrag diese angeblich einfache, hausarbeitsnahe versorgende pflegerische Arbeit für die Gesundheit von Kranken leisten muss (Nightingale 2005). So wies sie schon damals darauf hin, dass z. B. ein Dekubitus nicht aufgrund einer bestimmten Krankheit entsteht, sondern dass dies ein Pflegefehler ist. Hierin ist schon Wesentliches zur Begründung einer professionellen Pflege mit Entscheidungsverantwortung enthalten: Pflegerisches Handeln trägt unabhängig von ärztlichen Maßnahmen Entscheidendes zur Gesundheit von Patienten bei.

Die Geschlechtsspezifik des Pflegeberufs kann als ein wesentliches Kriterium dafür gesehen werden, dass professionelles Handeln und damit die Entwicklung zur Profession in diesem Beruf kaum zu gelingen scheint. Festzuhalten bleibt, dass Frauen traditionsgemäß in den großen Professionen nur eine Minderheit darstellten (Schmidbaur 2002).

Geschlechtsspezifische Zuweisungen sind in Untersuchungen zur Krankenpflege in den 1970er Jahren sogar erneut bestätigt worden. Die Studien führten zu dem Schluss, dass das so genannte weibliche Arbeitsvermögen, gekennzeichnet durch Naturverbundenheit, diffuse Ganzheit der Arbeit, konkretes Erfahrungslernen und -wissen diesen Beruf charakterisiere und seine Besonderheit ausmache. Diese Besonderheit sei aber nicht zu professionalisieren, denn durch Professionalisierung würden die genannten und als erforderlich bezeichneten Kompetenzen des weiblichen Arbeitsvermögens zerstört (Ostner/Beck-Gernsheim 1979). Schließlich sei eine weitere Analyse aus den 1980er Jahre genannt, nach der Frauenberufe sich inhaltlich nur diffus charakterisieren ließen und kein klares Bild ergäben. Frauen seien dort eingesetzt, wo die Arbeitsanforderungen diffus seien, Frauenberufe bestünden aus »Arbeiten, die Männer nicht wollen, also übrig lassen« (Rabe-Kleberg 1987, 47).

Ein differenzierterer Blick auf Aufgabenbeschreibungen der Pflege zeigt zwar, dass sie häufig tatsächlich als diffus, als sehr breit, allumfassend und wenig spezifisch dargestellt werden (Bartholomeyczik 1997), dass sich aber aus dieser Diffusität relativ spezifische, auch primär von Frauen ausgeübte Berufe entwickelt haben. Dazu zählen vor allem die so genannten therapeutischen Berufe wie die Ergotherapie, die Logotherapie, die Physiotherapie, aber auch assistierende Berufe, die im Zuge der medizintechnischen Entwicklung an Bedeutung gewannen, wie Medizinisch Technische Assistenz mit verschiedenen Spezialisierungen und Medizinische Fachangestellte (früher: Arzthelferinnen). Die Geschichte der Professionalisierung ist hier auch immer die Geschichte der Bemühungen, die Diffusität zu fassen und zu konkretisieren, wie es die anfangs beschriebenen Definitionen von Pflege und die Pflegetheorien versuchen.

Die Berufsverbände selbst waren bei der Entwicklung im 20. Jahrhundert oftmals eher zögerlich, was meist mit der Angst vor dem Verlust von Mitgliedern erklärt wurde, die als noch konservativer eingeschätzt wurden. Insbesondere die Untersuchung von Schmidbaur (2002) anhand der Veröffentlichungen des größten weltlichen Pflegeberufsverbandes, des Deutschen Berufsverbandes für Pflegeberufe (DBfK) und seiner Vorgängerorganisationen, zeigt dies eindrücklich. Einerseits forderte die Berufsorganisation bereits bei ihrer Gründung eine berufsspezifische und verpflichtende Ausbildung, gegen deren Formalisierung sich anfangs vor allem die katholische Kirche wendete. Trotz ihres säkularen Verständnisses hielt die – nur für Frauen offene – Berufsorganisation zu Beginn des 20. Jahrhunderts jedoch andererseits an der religiös begründeten Bezeichnung »Schwester« fest, an der Betonung von Tracht und Haube und einem Berufszölibat: verheiratete Mitglieder mussten die Organisation verlassen. Das Berufszölibat der Berufsorganisation wurde erst nach dem Zweiten Weltkrieg aufgehoben. Männer in der Krankenpflege wurden noch in den 1960er Jahren vor allem für techniknahe Arbeitsplätze vorgesehen (z. B. bei Operationen), da es eine enge Verbindung des Mannes zur Technik gäbe. Erst 1967 wurde der Fachverband der Krankenpfleger in die Berufsorganisation aufgenommen.

Welche Bedeutung soziale Geschlechtszuschreibungen mit ihren Folgen für

Berufskonstruktionen im Zusammenhang mit Profession und Pflege haben, zeigt auch eine fast vergessene Geschichte zur Professionalisierung von Pflegearbeit. Bereits 1895 gab es eine Habilitation in Berlin unter dem Titel »Krankenpflege und spezifische Therapie«. Diese wurde allerdings nicht von einer »Schwester« verfasst, sondern von einem Arzt namens Martin Mendelsohn. Bekanntermaßen durften zu dieser Zeit Frauen an deutschen Universitäten auch noch nicht studieren.

Von Bedeutung ist, dass dieser Arzt Auffassungen vertrat, die heute noch aktuell sind, die er möglicherweise nur als Mann vertreten konnte, gleichzeitig aber die in der Pflege arbeitenden Frauen als nicht geeignet ansah, seine Vorstellungen einer wissenschaftlichen Krankenpflege umzusetzen. Wieweit diese Frauen Mendelsohns Arbeiten zur Kenntnis genommen hatten, muss genauer untersucht und kann hier nicht weiter ausgeführt werden. Jedenfalls wurden seine Vorstellungen nach wenigen Jahren vergessen, nachdem auch er selbst sich nicht mehr öffentlich dazu geäußert hat.

Unter der von ihm vertretenen wissenschaftlichen Krankenpflege verstand er die Aufgabe,

»...die täglichen Lebensgewohnheiten und Lebensverrichtungen des kranken Menschen unter dem Gesichtspunkt des Krankseins zu betrachten und zu regeln: Wachen und Schlafen, Ruhe und Bewegung, Essen und Trinken, Alleinsein und Geselligkeit, Nichtstun und Zerstreuung, Gemütsruhe und Erregung.« (Jacobsohn 1902 nach Dunajtschik 1997, 33)

Die hier beschriebenen »Lebensgewohnheiten« entsprechen den zu Beginn zitierten Grundbedürfnissen, Aktivitäten des täglichen Lebens oder Selbstpflegeerfordernissen. Sie beruhen auf dem aus der griechischen Klassik herrührenden *sex res non naturales*, wie sie im *corpus hippocraticum* beschrieben sind und die Diätetik als Regel gesunder Lebensführung konstituieren. Weiterhin entspricht unserer heutigen Auffassung, dass das Kranksein in den Vordergrund gestellt wird, das Erleben von Krankheit und nicht die Krankheit selbst.

Mendelsohn beschreibt zwei wesentliche Ziele der wissenschaftlichen Krankenpflege in der Praxis, nämlich
- die Förderung des Wohlbefindens und damit die Förderung der Gesundung und
- die »Abhaltung von Schädlichkeiten«, was heute unter dem großen Aufgabengebiet der Prophylaxen gefasst wird.

Das Wissenschaftliche sieht Mendelsohn – und das entspricht ebenfalls heutiger Auffassung – nicht primär in der technisch perfekten Handhabung von Krankenpflegemitteln, sondern er schreibt:

»... und die bloße Kenntnis der Handhabung der Krankenpflegemittel allein macht den, der sich damit beschäftigt, selbst wenn er ein Arzt wäre, nur zu einem guten Krankenwärter, zu nichts weiter. Für den wissenschaftlichen Therapeuten dagegen ist es unerläßlich, hier, wie überall, Ursache und Wirkung auf das genaueste zu beherrschen und zu verwenden ...« (Mendelsohn 1899 nach Dunajtschik 1997, 51).

Mendelsohn konstatierte schließlich vor der Gesellschaft deutscher Naturforscher und Ärzte in einer Rede: »die Krankenpflege ist in die Reihe der wissenschaftlichen Disciplinen eingetreten« (Mendelsohn 1898, 122). Als wissenschaftliche Therapierichtung innerhalb der Medizin fand Mendelsohn auch eine griechische Bezeichnung für die Krankenpflege. Er nannte sie Hypurgie, was soviel heißen soll wie »Unterstützungsmittel anwenden«.

Deutlich wird bei Mendelsohn die Abgrenzung zu der damals praktizierten Pflege bzw. den Pflegenden, die mit der Auffassung einer wissenschaftlichen Krankenpflege nicht verbunden waren – und die zu Teilen offenbar auch nicht damit verbunden werden wollten – wie das Wallmenich-Zitat nahelegt. Dieses Wollen bzw. Nicht-Wollen genauer zu untersuchen, wäre sicher ein wichtiger Gegenstand weiterer historischer Forschung.

Schon wenige Jahre nach Beginn des neuen Jahrhunderts verstummte die veröffentlichte Diskussion über die Hypurgie, was zu Teilen sicher auch mit der Person Martin Mendelsohn verbunden war. Die Erwähnung dieses Ansatzes ist jedoch von Bedeutung, weil sich in ihm eine Auffassung von Pflege findet, die der heutigen, von der Pflegewissenschaft vertretenen, sehr ähnelt. Um den gleichrangigen Platz in der Reihe der wissenschaftlichen Disziplinen wird heute wieder neu, aber sicher anders gekämpft.

Dies sind nur wenige Stichworte, die die Schwierigkeiten der Verberuflichung und dann der Professionalisierung darstellen. Es bleibt weiteren Forschungen vorbehalten, internationale Vergleiche zum Professionalisierungsprojekt der Pflegeberufe anzustellen. Interessant ist lediglich, dass in den USA Hochschulbildung für die Pflege lange vor dem Zweiten Weltkrieg bereits zu Beginn des 20. Jahrhunderts begann. Allerdings verbreitete sich auch in den USA die hochschulische Erstausbildung erst seit den 1950er Jahren sichtbarer, seit den 1970er Jahren werden mehr als die Hälfte aller »Registered Nurses« an Hochschulen ausgebildet mit deutlich steigender Tendenz. Eine schulische Ausbildung findet sich heute nur noch vereinzelt. Auch Großbritannien und die skandinavischen Länder waren der Entwicklung in Deutschland um Jahrzehnte voraus.

Darauf bezieht sich *These 4*, die letzte These: Dass die Entwicklung in den deutschsprachigen Ländern gegenüber den angelsächsischen oder auch skandinavischen so sehr hinterherhinkt, liegt daran, dass der Beruf nicht nur als weiblicher in patriarchalen Gesellschaftsstrukturen entstand, – das war in den anderen Ländern auch so –, sondern dass eine Verflochtenheit mit einem religiös begründeten Gehorsam und einer damit verbundenen beruflich-weiblichen Bescheidenheit stattgefunden hatte, die trotz der Säkularisierung lange weiter Bestand hatte.

6.   Fazit

Auch wenn die Autorin der Überzeugung ist, dass Pflegende professionell handeln müssen, wenn sie ihrem Auftrag gerecht werden sollen und für die zu Pflegenden gesundheitsfördernde Ergebnisse erzielen wollen, zeigt sich sehr deutlich, dass es offenbar schwer zu überwindende Hindernisse gibt. Dies sind Hindernisse, die sowohl im »Gegenstand« Pflege als auch in gesellschaftlichen Machtverhältnissen liegen. Die Machtverhältnisse werden gleich zweifach wirksam: zum einen sind es die Machtzuschreibungen an die traditionellen Professionen wie die der Medizin, der eine alleinige Definitionsmacht zu allen Fragen der Gesundheit zugeschrieben wurde und die sie nach wie vor beansprucht. Zum anderen sind es die Machtverhältnisse der Geschlechter, die zwar professionelles Handeln nicht per se, aber Professionen geschlechtsspezifisch besetzt sehen. Nach dieser Vorstellung sind für typische Frauenberufe Professionalisierungsbegriffe irrelevant.

Die heutige Pflegewissenschaft hat daher völlig unterschiedlich geartete Adressaten, die von der Notwendigkeit professionellen pflegerischen Handelns überzeugt werden müssen. Dies ist sowohl die Pflegepraxis als auch die Wissenschaftsszene. Eine genauere Analyse der letzten zehn Jahre würde hier aber auch positive Entwicklungen im Sinne einer Professionalisierung aufzeigen können, die nicht mehr rückgängig zu machen sind.

Literatur

ANA, American Nurses Association (1980): A Social Policy Statement. Kansas City, Missouri.

Ballard, K. A. u. a. (1993): Measuring variations in nursing care per DRG. In: Nurs Manage, 24. Jg., H. 4, 33 – 6, 40 – 1.

Bartholomeyczik, S. (1997): Professionalisierung der Pflege. Zwischen Abhängigkeit und Omnipotenz. In: Verhaltenstherapie und psychosoziale Praxis, 29. Jg., H. 1, 5 – 13.

Bartholomeyczik, S. (1999): Zur Entwicklung der Pflegewissenschaft in Deutschland. In: Pflege, 12. Jg., H. 3, 158 – 162.

Bartholomeyczik, S. u. a. (2008): Arbeitsbedingungen im Krankenhaus. Projektnummer: F 2032. Dortmund. http://www.baua.de/de/Publikationen/Fachbeitraege/F2032.html.

Bischoff, C. (1984): Frauen in der Krankenpflege. Frankfurt a. Main.

Bischoff, C./B. Wanner (1993): Wer gut pflegt, der gut lehrt? In: Bischoff, C./P. Botschafter (Hg.): Neue Wege in der Lehrerausbildung für Pflegeberufe. Melsungen, 13 – 31.

Breitscheidel, M. (2005): Abgezockt und totgepflegt. Berlin.

Bundesgesetzblatt (2008): Teil I, Nr. 20 vom 30. 5. 2008: Gesetz zur strukturellen Weiterentwicklung der Pflegeversicherung. Bonn, 874.

DNQP, Deutsches Netzwerk für Qualitätsentwicklung in der Pflege (2007): Methodisches Vorgehen zur Entwicklung und Einführung von Expertenstandards in der Pflege. Osnabrück.

Dunajtschik, A. (1997): Wissenschaftliche Krankenpflege. Die Hypurgie-Debatte um die Jahrhundertwende. Diplomarbeit, Fachhochschule Frankfurt, Fachbereich Pflege und Gesundheit.

Eberl, I./S. Bartholomeyczik/E. Donath (2005): Die Erfassung des Pflegeaufwands bei Patienten mit der medizinischen Diagnose Myokardinfarkt. In: Pflege, 18. Jg., H. 6, 364 – 372.

Europarat (2002): Entwicklung einer Methodik für die Ausarbeitung von Leitlinien für optimale medizinische Praxis. Empfehlung Rec(2001)13 des Europarates. In: Zeitschrift für ärztliche Fortbildung und Qualitätssicherung, 96. Jg. (Suppl. III), 1 – 60.

Fawcett, J. (1996): Pflegemodelle im Überblick. Bern.

Hampp, R./O. Zettel (1983): Die Geschichte des Arztberufs. In: Zettel, O. (Hg.): Gesundheitsberufe. Studien zu ihrer Entstehung und Veränderung. Frankfurt a. Main, 64 – 91.

Hartmann, H. (1972): Arbeit, Beruf, Profession. In: Luckmann, T./W. M. Sprondel (Hg.), Berufssoziologie. Köln.

Henderson, V. (1963): Grundregeln der Krankenpflege (ICN Basic Principles of Nursing Care). Frankfurt a. Main.

Höhmann, U. u. a. (2008): BuBI: Berufseinmündungs- und Berufsverbleibstudie Hessischer PflegewirtInnen. Eine Studie des Hessischen Instituts für Pflegeforschung (HessIP). In: Pflege & Gesellschaft, 13. Jg., H. 3, 215 – 234.

Hunstein, D. (2003): Pflegerische vs. Medizinische Aussagen in DRGs. In: Pflege & Gesellschaft, Sonderausgabe, 7. Jg., H. 4, 161 – 180.

Kälble, K. (2005): Die ›Pflege‹ auf dem Weg zur Profession? Zur neueren Entwicklung der Pflegeberufe vor dem Hintergrund des Wandels und der Ökonomisierung im Gesundheitswesen. In: Eurich, J. u. a. (Hg.): Soziale Institutionen zwischen Markt und Moral. Führungs- und Handlungskontexte. Wiesbaden, 215 – 245.

Mendelsohn, M. (1898): Die Stellung der Krankenpflege in der wissenschaftlichen Therapie. In: Verhandlungen der Gesellschaft Deutscher Naturforscher und Ärzte. 70. Versammlung in Düsseldorf. Leipzig.

Meleis, A. I. (1999): Pflegetheorie. Gegenstand, Entwicklung und Perspektiven des theoretischen Denkens in der Pflege. Bern.

Nightingale, F. (2005): Bemerkungen zur Krankenpflege. Die »Notes on Nursing« neu übersetzt und kommentiert von Christoph Schweikardt und Susanne Schulze-Jaschok. Frankfurt a. Main.

O'Brien-Pallas, L. u. a. (1997): Measuring Nursing Workload. Understanding the Variability. In: Nursing Economics, 15. Jg., H. 4, 171 – 182.

Oevermann, U. (1978): Probleme der Professionalisierung in der berufsmäßigen Anwendung sozialwissenschaftlicher Kompetenz. Einige Überlegungen zu Folgeproblemen der Einrichtung berufsorientierter Studiengänge für Soziologen und Politologen. Frankfurt a. Main.

Oevermann, U. (1981): Professionalisierung der Pädagogik, Professionalisierbarkeit pädagogischen Handelns. Frankfurt a. Main, unveröff. Manuskript.

Offermanns, M./K. O. Bergmann (2008): Neuordnung von Aufgaben des ärztlichen Dienstes. Düsseldorf.

Orem, D. (1996): Strukturkonzepte für die Pflegepraxis. Berlin

Ostner, I./E. Beck-Gernsheim (1979): Mitmenschlichkeit als Beruf. Eine Analyse des Alltags in der Krankenpflege. Frankfurt a. Main.

Parsons, T. (1967): Sociological Theory and Modern Society. New York.

Pinding, M. (Hg.) (1972): Krankenpflege in unserer Gesellschaft. Aspekte aus Praxis und Forschung. Stuttgart.

Rabe-Kleberg, U. (1987): Frauenberufe. Zur Segmentierung der Berufswelt. Bielefeld.

Sackett, D. L. u. a. (1996): Evidence based medicine. What it is and what it isn't. In: British Medical Journal, 312. Bd., H. 13, 71–72.

Schmidbaur, M. (2002): Vom »Lazaruskreuz« zu »Pflege aktuell«. Professionalisierungsdiskurse in der deutschen Krankenpflege 1903–2000. Königstein.

Simon, M. (2008): Personalabbau im Pflegedienst der Krankenhäuser. Hintergründe – Ursachen – Auswirkungen. Bern.

Steppe, H. (1997): Denn nur die Frau ist die geborene Krankenpflegerin. Zur Entstehung des Frauenberufs Krankenpflege im 19. Jahrhundert. In: Frauenbüro der Johannes-Gutenberg-Universität Mainz (Hg.): Ringvorlesungen zu Themen aus der Frauenforschung (Bd. 7). Mainz, 25–36.

SVR, Sachverständigenrat zur Begutachtung der Entwicklung im Gesundheitswesen (2007): Kooperation und Verantwortung. Voraussetzungen einer zielorientierten Gesundheitsversorgung. Gutachten. http://www.svr-gesundheit.de/Gutachten/Gutacht07/Kurzfassung%202007.pdf.

Van den Berg, N. u. a. (2007): Community Medicine Nurses. Arztunterstützung in ländlichen Regionen. In: Pflege & Gesellschaft, 12. Jg., H. 2, 118–134.

VPU, Verband der Pflegedirektorinnen und Pflegedirektoren der Universitätsklinika in Deutschland (2007): Übernahme ärztlicher Tätigkeiten. Praktische und rechtliche Grenzen bei der Delegation ärztlicher Tätigkeiten. Hamburg.

Welton, J. M./E. J. Halloran (2005): Nursing Diagnoses, Diagnosis-Related Group, and Hospital Outcomes. In: JONA (Journal for Nursing Administration), 35. Jg., H. 12, 541–549.

WHO, World Health Organization (1993): Nursing in Action. Strengthening Nursing and Midwifery to support health for All. Copenhagen.

Wingenfeld, K./A. Büscher/D. Schaeffer (2007): Recherche und Analyse von Pflegebedürftigkeitsbegriffen und Einschätzungsinstrumenten. Projektbericht. Bielefeld: www.uni-bielefeld.de/gesundhw/ag6/projekte/begutachtungsinstrument.html.

Wingenfeld, K./A. Büscher/B. Gansweid (2008): Das neue Begutachtungsassessment zur Feststellung von Pflegebedürftigkeit. Projektbericht. Bielefeld: www.uni-bielefeld.de/gesundhw/ag6/projekte/begutachtungsinstrument.html.

Manfred Hülsken-Giesler

Modernisierungsparadoxien der beruflichen Pflege im 21. Jahrhundert

1. Ausgangslage

Dass es gute Gründe gibt, die berufliche Pflege in Deutschland als eine tragende Profession im interdisziplinären und interprofessionellen Diskurs der Gesundheitsversorgung zu etablieren, lässt sich, vor dem Hintergrund der spezifischen Herausforderungen eines modernen Gesundheitssystems, kaum noch ernsthaft bestreiten. Ein auf die grundlegenden gesellschaftlichen Umwälzungen (demographischer Wandel, epidemiologische Entwicklung, Individualisierung der Gesellschaft u.a.m.) reagierender Strukturwandel ist ohne Beteiligung einer modernisierten Pflege, wie sie in ihren wesentlichen Aspekten im Folgenden skizziert werden soll, kaum vorstellbar. Die derzeitigen Dynamisierungen der institutionellen, rechtlichen, technischen und ökonomischen Rahmenbedingungen der Gesundheitsversorgung erfassen entsprechend auch die berufliche Pflege und wirken, so die hier zu entfaltende These, auf das pflegerische Handeln und auf das Selbstverständnis der beruflichen Pflege zurück. Diese Entwicklung lediglich affirmativ als »Prozess nachholender Modernisierung« (Schaeffer 2003, 227) zu beschreiben, verschleiert dabei sowohl beabsichtigte, aber unpopuläre Aspekte der Weiterentwicklung des Berufsstandes als auch unbeabsichtigte Nebenfolgen einer Transformation der Pflege unter Bedingungen der Modernisierung. Um diese Aspekte besser in den Blick zu bekommen, empfiehlt es sich, die verschiedenen Aspekte der Modernisierung differenziert als Einflussfaktoren einer Transformation der beruflichen Pflege in Deutschland zu untersuchen. Dabei wird deutlich, dass die Weiterentwicklung der beruflichen Pflege zu einer anerkannten Profession einerseits als Reaktion auf neue Herausforderungen einer modernisierten Gesellschaft zu verstehen ist, andererseits damit aber zentrale Faktoren einer allgemeinen gesellschaftlichen Modernisierung auch auf der Ebene der pflegeberuflichen Entwicklung zurückwirken, d. h. Kriterien einer gesamtgesellschaftlichen Modernisierung (ggf. in professionsspezifischer Ausprägung) auch zum Maßstab der Weiterentwicklung des Berufsstandes geraten.

In einem ersten Schritt ist daher zunächst das Konzept ›Modernisierung‹ begrifflich und analytisch zu konkretisieren und auf seine gesamtgesellschaftliche Relevanz zu befragen (Kap. 2). Die vor diesem Hintergrund bereits erkennbaren Rückwirkungen einer gesamtgesellschaftlichen Modernisierung auf das Berufsfeld der Pflege fordern eine bislang eher anwendungsorientiert ausgerichtete Pflegewissenschaft in Deutschland dazu auf, neben einer auf unmittelbare Problemlösung ausgerichteten Forschung zunehmend auch grundlagentheoretische Fragen zum Selbstverständnis und zur Weiterentwicklung der Disziplin zu thematisieren. In diesem Sinne wird im Weiteren eine vertiefte Analyse der mittlerweile auch empirisch nachvollziehbaren Transformationen am Beispiel der Dimensionen ›Professionalisierung‹ (Kap. 3), ›Interdisziplinarität‹ (Kap. 4) und ›Technisierung‹ bzw. ›Maschinisierung‹ (Kap. 5) im Kontext der beruflichen Pflege vorgenommen. Dass sich die Auswahl dieser Aspekte der Modernisierung des pflegerischen Handelns nicht zufällig begründet, sondern vielmehr systematisch aus dem Zusammenspiel der gegenwärtig relevanten Modernisierungsfaktoren ergibt, wird der vorgelegte Argumentationsstrang verdeutlichen.

2. Modernisierung

Während der Begriff der ›Moderne‹ im Allgemeinen zur epochalen Bezeichnung eines Kulturkreises verwendet wird, der das gesellschaftliche Zusammenleben in rationalen Bezügen begründet (vgl. Gumbrecht 1978), wird mit dem Begriff der ›Modernisierung‹ versucht, der Komplexität der prozessoralen Weiterentwicklung von modernen Gesellschaften gerecht zu werden. In einem herkömmlichen Verständnis bezeichnet Modernisierung einen progressiven, systemischen, globalen und irreversiblen Prozess des sozialen Wandels, der mit Merkmalen wie Industrialisierung, Rationalisierung und Säkularisierung, Demokratisierung und Emanzipation, Pluralisierung der Lebensstile, Massenkonsum, Urbanisierung und Steigerung der sozialen Mobilität einhergeht (vgl. Degele/Dries 2005). In Kritik gerät diese Interpretation etwa durch die Vernachlässigung der Relevanz von Traditionen auch in der Moderne sowie durch die systematische Ausblendung unbeabsichtigter Nebenwirkungen einer ausschließlich auf rationale Kontrolle fokussierten Gesellschaft. Van der Loo/van Reijen (1997, 11) beschreiben Modernisierung daher breiter als »einen Komplex miteinander zusammenhängender struktureller, kultureller, psychischer und physischer Veränderungen, der sich in den vergangenen Jahrhunderten herauskristallisiert und damit die Welt, in der wir augenblicklich leben, geformt hat und noch immer in eine bestimmte Richtung lenkt«. Modernisierung vollzieht sich demnach auf der Ebene der gesellschaftlichen Strukturen als Prozess der ›Differenzierung‹, auf der Ebene der Kultur[1] als Prozess der ›Rationalisierung‹, auf der Ebene der Person als Prozess der ›Individualisierung‹ und auf der Ebene der Natur als Prozess der ›Domestizierung‹.

›Differenzierung‹ beschreibt gesellschaftliche Phänomene der sinnhaften, funktionalen Spezialisierung im Sinne einer Verengung, Intensivierung und Abkopplung spezifischer Gesichtspunkte eines Handlungsfeldes, wie sie etwa in systemtheoretischer Perspektive vielfach beschrieben sind. ›Rationalisierung‹ markiert Phänomene der Systematisierung der Wirklichkeit, um »sie vorhersehbar und beherrschbar zu machen. Rationalisierung impliziert, dass unser Denken und Handeln immer mehr der Berechnung, Begründbarkeit und Beherrschung unterliegt.« (ebd., 34) ›Individualisierung‹ bezeichnet die Herauslösung des Individuums aus der Kollektivität gesellschaftlicher Traditionen und Abhängigkeiten, die mit der Begründung neuer, eigenständig gewählter Netzwerke sowie einer Pluralisierung von Lebensstilen einhergeht (vgl. ebd.). ›Domestizierung‹ beschreibt den Prozess der zunehmenden Unterwerfung der inneren wie der äußeren Natur des Menschen durch die Entwicklung und Optimierung von Disziplinierungstechniken auf einer sozialen und von technischdinglichen Artefakten auf einer umweltbezogenen Ebene.

Modernisierung vollzieht sich jedoch keineswegs linear, sondern in teilweise wenig harmonischen oder sogar gegenläufigen Prozessen, die durchaus auch paradoxe Phänomene hervorbringen können. Diese skizzieren die Autoren entsprechend als ›Differenzierungsparadox‹, als ›Rationalisierungsparadox‹, als ›Individualisierungsparadox‹ und als ›Domestizierungsparadox‹ (vgl. van der Loo/van Reijen 1997, 36 ff.).

Das ›Differenzierungsparadox‹ wird darin gesehen, dass die Ausdifferenzierung von Spezialisierungen einerseits mit einer Konzentration auf immer spezifischere Aufgaben und Funktionen einhergeht (»Maßstabsverkleinerung«, ebd., 38), dieser Prozess jedoch andererseits zunehmend übergreifende Koordinationsleistungen erfordert (»Maßstabsvergrößerungen«, ebd.). In diesem Sinne entwickelt sich zur Lösung komplexer Problemlagen etwa die gesellschaftliche *Notwendigkeit der interdisziplinären Zusammenarbeit*. Die Ausdifferenzierung gesellschaftlicher Teilbereiche am Maßstab einer auf Rationalität und Effizienz ausgerichteten Handlungslogik bringt nun eine Vielzahl von unterschiedlichen, gruppen-, sektoren- oder organisationsspezifischen Normen, Werten und Bedeutungen hervor. In der Folge zeigt sich ein ›Rationalisierungsparadox‹: das Handeln der einzelnen gesellschaftlichen Akteure orientiert sich zunehmend an Normen und Werten, die sich in den jeweils heterogenen

---

1 Van der Loo/van Reijen (1997, 31) legen hier einen sehr weiten Kulturbegriff zugrunde, der »eine Wirklichkeit von Auffassungen, Ideen, Symbolen, Werten, Normen und Bedeutungen, die unserem Handeln Richtung geben und ihm Sinn verleihen«, berücksichtigt.

gesellschaftlichen Teilbereichen rational begründen. Die in pluralen Zusam-
menhängen lebenden Individuen stehen damit zunehmend vor dem Problem,
sich aufgrund der Differenziertheit der Sphären und ihrer jeweils eigenen Werte,
Normen und Symbole kaum noch einen Überblick über Gesamtzusammen-
hänge verschaffen zu können. Die Fähigkeit, komplexe Entwicklungen und
Probleme zu begreifen, geht zunehmend verloren. Gleichzeitig, und zum Teil
bedingt in der dadurch drohenden ›neuen Unübersichtlichkeit‹ und Orientie-
rungslosigkeit, sind auf der anderen Seite Tendenzen der Generalisierung auszumachen, die durch eine Vermischung und Entwertung von zuvor getrennten
gesellschaftlichen Sphären (einschließlich der entsprechenden Werte, Normen
und Bedeutungen) charakterisiert sind. Diese generalisierten Aussagesysteme
verlieren zwar gegenüber den ursprünglichen Teilkulturen an Aussagekraft,
beanspruchen aber in ihrer Abstraktheit globale Gültigkeit. Prozesse der Pluralisierung und der Generalisierung wirken zeitgleich auf die moderne Gesellschaft ein. Das Problem, dass der moderne Mensch bei scheinbar zunehmender
Freiheit und Autonomie in neue Abhängigkeiten etwa von Expertenkulturen
gerät, beschreibt das ›Individualisierungsparadox‹. Als Beispiel führen van der
Loo/van Reijen die Entwicklungen im Bereich der Fürsorge an: »In fast allen
Gesellschaften war die Betreuung Armer oder Kranker eine Sache von Institutionen wie der Familie, der Nachbarschaft oder der Kirche. Dass diese Institutionen im Lauf der Modernisierung immer mehr Versorgungsfunktionen an den
Staat verloren, war in vieler Hinsicht gewiss eine positive Entwicklung. … Als
Kehrseite der Medaille geriet sie [die Fürsorge, Anm. M. H.-G.] immer mehr in
die Hände professioneller, bürokratischer Apparate.« (ebd., 42) Entsprechend
ist etwa die voranschreitende *Professionalisierung* der beruflichen Pflege als ein
Ausdruck dieser Entwicklung zu verstehen. Das ›Domestizierungsparadox‹ ist
schließlich im Vermögen des Menschen angelegt, sich über technisch-wissenschaftliche Innovationen die Natur zum Untertan zu machen, auf diese Weise
jedoch in zunehmende Abhängigkeit zu geraten »von den Mitteln, durch welche
beherrscht wird« (ebd., 35). Prozesse der *Technisierung* bzw. der *Maschinisierung* des soziotechnischen Systems der Gesundheitsversorgung ergreifen in
diesem Sinne zunehmend auch den personenbezogenen Dienstleistungssektor
der beruflichen Pflege und sind daher auf entsprechende Paradoxien zu befragen.

Degele/Dries (2005, 28) begreifen »Modernisierung als einen *multidimen-
sionalen, ambivalenten* und *paradoxen* Entwicklungsprozess« und führen diese
Charakterisierung im Begriff der ›ambivaloxen Dialektik‹ zusammen. Diese
bezeichnet die Gleichzeitigkeit von Ambivalenz (als wesentlichem Strukturmerkmal der Modernisierung) und Paradoxie (im Sinne der immanenten Wi-
dersprüchlichkeit einzelner Modernisierungsprozesse). Damit wird darauf
hingewiesen, dass entsprechende Modernisierungsparadoxa nicht zwingend

auftreten. Ebenso wenig sind alle Modernisierungsmechanismen immer gleich wirksam. Überdies erweitern Degele/Dries (ebd., 23 ff.) die von van der Loo/van Reijen vorgenommene Bestimmung von Modernisierung um dazu quer liegende Faktoren der ›Beschleunigung‹, der ›Globalisierung‹, der ›Vergeschlechtlichung‹ und der ›Integration‹ sowie der entsprechenden ambivaloxen Bewegungen.

Der Faktor ›Beschleunigung‹ verweist auf das zunehmende Tempo des sozialen Wandels sowie technologischer Innovationen in der Moderne, das wesentlich durch ökonomisches Kalkül sowie durch gesellschaftliche Rationalisierung und Differenzierung vorangetrieben wird. Diese Entwicklung gewährt den gesellschaftlichen Akteuren auf den ersten Blick neue Freiräume, da beschleunigte Prozesse zeitliche Ressourcen freigeben sollten, mündet jedoch zunehmend im so genannten ›Optionenambivalox‹: »Mit zunehmender Freiheit, über die eigene Zeitgestaltung selbst zu entscheiden, schwindet die dafür notwendige Zeit bzw. Muße.« (ebd., 175). Dass sich diese Entwicklung heute vor dem Hintergrund internationaler Verflechtungen und Abhängigkeiten vollzieht, beschreibt der Modernisierungsfaktor ›Globalisierung‹. Der ambivaloxe Charakter der Modernisierung zeigt sich darin, dass neben Prozessen der zunehmenden internationalen Verflechtung und Verdichtung von politischen, ökonomischen, gesellschaftlich-kulturellen und raum-zeitlichen Aspekten auch Tendenzen der Fragmentierung, Lokalisierung und De-Globalisierung erkennbar sind (vgl. ebd., 180 ff.). Inwiefern Modernisierung unter den Aspekten Macht und Hierarchie vorangetrieben wird, diskutieren die Autoren unter dem Faktor der ›Vergeschlechtlichung‹ (vgl. ebd., 206 ff.). Mit diesem Neologismus soll zum Ausdruck gebracht werden, dass »Modernisierung in grundlegender Weise mit einer Geschlechterdifferenzierung verbunden ist, die genau (und ausschließlich) zwei Geschlechter als natürliche Tatsachen konstruiert. Entscheidend ist dabei, dass gesellschaftliche Teilsysteme, Organisationen, Interessengruppen und Interaktionsformen den Mechanismus der Vergeschlechtlichung mit der Überführung von (Geschlechter-)Differenz in Hierarchie für weitere Modernisierungsprozesse nutzen. Dabei sind Macht und Hierarchie keine abstrakten und geschlechtsfreien Größen, sondern treten vergeschlechtlicht in Erscheinung, d. h. in Form sozial ungleich verteilter Ressourcen, Strukturen und Institutionen.« (ebd., 26) Dass eine moderne Gesellschaft vor diesem Hintergrund grundlegende Paradigmen der Gleichheit und der (Geschlechter-)Differenz gleichrangig thematisiert bzw. sogar in einen »wechselseitigen Steigerungszusammenhang« (ebd., 213) bringt, markiert die ambivaloxe Dialektik von Macht und Hierarchie in modernisierten Kontexten: »Ver- und Entgeschlechtlichung sind integrale Bestandteile von Modernisierungsprozessen« (ebd., 229). Der Modernisierungsfaktor ›Integration‹ verweist schließlich auf die Notwendigkeit, tendenziell auseinanderdriftende gesellschaftliche Teilbereiche in einen gesamtgesellschaftlichen Zusammenhang zu bringen, dabei aber ebenso notwendig Übergriffe in Kauf zu nehmen, die im Zusammenspiel unterschiedlicher gesellschaftlicher Rationalitäten entstehen. Pathologien lassen sich in diesem Zusammenhang immer dann ausmachen, wenn gesellschaftliches ›Gelingen‹ am Maßstab lediglich ausgesuchter, eindimensionaler Kriterien bemessen wird. So beschreibt etwa Habermas (1981) diesen ambivaloxen Aspekt der Modernisierung als Kolonialisierung der Lebenswelten durch systemische Funktionszusammenhänge.

Die klassischen, von van der Loo/van Reijen benannten Mechanismen der Modernisierung (›Differenzierung‹, ›Rationalisierung‹, ›Individualisierung‹ und ›Domestizierung‹) geraten im Kontext einer unter gesellschaftlichem (d. h. insbesondere ökonomischem und wissenschaftlichem) Legitimationszwang stehenden Pflege in Deutschland seit längerem in den Blick. Sie müssen aber wohl in erster Linie als Domänen eines professionalisierten Pflegemanagements verstanden werden, das entsprechend eine offensive Modernisierung der Pflegeberufe vorantreibt. Der postulierte ›postmoderne Wertepluralismus‹ legitimiert ein modernes Pflegemanagement etwa dazu, Mitarbeiter und Patienten als individualisierte Ressourcen (›Individualisierung‹) des Unternehmens wahrzunehmen, die über institutionell vermittelte Sinnangebote nutzbar zu machen sind (vgl. Borsi 1995b). Relevante institutionelle Handlungsträger (Menschen, Techniken, Organisationen) werden in diesem Sinne zur Optimierung von Informationsketten verkoppelt (›Rationalisierung‹), komplexen Problemlagen wird durch Spezialisierung und Interdisziplinarität begegnet (›Differenzierung‹), Krankheit wird als ein prinzipiell zu lösendes Problem begriffen (›Domestizierung‹) (vgl. Borsi 1995a).

In dieser Perspektive hat die berufliche Pflege ihren eigenständigen Beitrag zur Problemlösung im Kontext Gesundheitsversorgung vor dem Hintergrund grundlegender Modernisierungsprozesse zu leisten. Die Herausforderungen bestehen demnach konkreter in einem erheblichen Entwicklungsbedarf im Bereich der interdisziplinären, institutionsübergreifenden Versorgung und dafür bereitzustellender Kompetenzen und Strukturen einer interprofessionellen Kooperation und Koordination der relevanten Berufsgruppen und Institutionen. Sie beinhalten dabei insbesondere die Integration eines durch technisch-wissenschaftliche Innovationen sich zunehmend ausdifferenzierenden und spezialisierenden Leistungsangebots (vgl. Badura/Feuerstein 1996). Insofern umfasst der Professionalisierungs- und Verwissenschaftlichungsschub derzeit auch alle weiteren an der Gesundheitsversorgung beteiligten Berufsgruppen (vgl. Bollinger/Gerlach/Pfadenhauer 2005, Kälble 2006). Die Komplexität der in Folge dieser Entwicklung einsetzenden Dynamisierungsprozesse innerhalb und zwischen den traditionellen Gesundheitsberufen erhöht sich noch einmal erheblich vor dem Hintergrund »des übergreifenden Strukturwandels von der Industriegesellschaft zur wissensbasierten Informations- und Dienstleistungsgesellschaft[, der] zu neuen Aufgaben und Tätigkeitsfeldern für die Gesundheitsberufe und damit zu neuen und kontinuierlich sich verändernden Anforderungen an ihre Qualifikationen« (Kälble 2006, 213) führt. Gänzlich vernachlässigt wird dabei der Aspekt, ein pflegerisches Handeln in seiner Eigenlogik zu begründen und eine Weiterentwicklung des Berufsstandes an pflegespezifischen Maßstäben auszurichten.

3. Professionalisierung

Betrachtet man die gegenwärtigen Umwälzungen in der beruflichen Pflege als Professionalisierungsprozess, der für die Erbringung gesellschaftsrelevanter Leistungen gesellschaftliche Anerkennung (etwa in Form von Statusaufwertung oder erweiterter beruflicher Qualifikationsmöglichkeiten) verspricht, wird ein Professionsverständnis vertreten, das mittlerweile nicht mehr unumstritten ist. In der einschlägigen Diskussion der Professionstheorie stehen derzeit verschiedene Ansätze zur Erklärung von Entwicklung und Ausdifferenzierung eines Berufsstandes bzw. eines beruflichen Handelns nebeneinander. Tendenziell zeigt sich jedoch ein Perspektivwechsel von so genannten ›Merkmalstheorien‹ (Definition von Professionen; Herausarbeitung von Professionsmerkmalen) zu ›funktionalistischen Theorien‹ (gesellschaftliche Funktion von Professionen) und schließlich zu ›Machttheorien‹ (vgl. Kälble 2006). Ohne vertiefend auf diese Ansätze eingehen zu wollen, kann festgehalten werden, dass merkmalstheoretische Ansätze in der Professionssoziologie heute zwar als überholt gelten, ihr politisches bzw. berufspolitisches Gewicht als Maßstab der Professionalisierung eines Berufsstandes jedoch beibehalten haben (vgl. ebd.). Diese Entwicklung wird vor dem Hintergrund der modernisierungstheoretischen Debatten dazu herangezogen, auch eine Weiterentwicklung in Richtung einer modernisierten beruflichen Pflege einzufordern, die zentrale gesamtgesellschaftliche Modernisierungsbewegungen aufnimmt und berufsspezifisch transformiert (Schaeffer 1994, 2003, Weidner 1995, Dewe 2006). Vor diesem Hintergrund sind auch die in den Berufsfeldern Gesundheit und Pflege diskutierten merkmalstheoretisch begründeten Charakteristika einer Profession als Ausdruck der klassischen Modernisierungsfaktoren zu verstehen. Die Operationalisierung eines spezialisierten handlungsrelevanten Wissens auf der Grundlage wissenschaftlicher Begründung gilt etwa als Voraussetzung von Rationalisierung und Differenzierung, die Herstellung beruflicher Autonomie in Bezug auf Tätigkeitsfelder und Verwaltung berufsständischer Belange begünstigt die Etablierung von Expertenkulturen, und der Bezug auf den gesellschaftlichen Zentralwert Gesundheit fokussiert unmittelbar auf die Beherrschung biologischer und natürlicher Prozesse.

Damit wird ein Professionalisierungsprozess vorangetrieben, der seine Legitimation primär in einem disziplinfremden Begründungsrahmen sucht und dabei die Logik des pflegerischen Handelns aus den Augen zu verlieren droht (vgl. Remmers 2000). Diese Logik begründet sich — das ist einer der wenigen Aspekte, über die in den letzten Jahren im pflegewissenschaftlichen deutschsprachigen Diskurs ein weitgehender Konsens hergestellt werden konnte — in der gelungenen Verknüpfung von allgemeingültigen Erkenntnissen der Pflegewissenschaft sowie weiterer Bezugswissenschaften mit Dimensionen einer situativ und subjektiv erlebten Krankheitserfahrung der Betroffenen (vgl. Dornheim u. a. 1999). Die wissenschaftliche Begründungsperspektive eines professionellen Pflegehandelns lässt sich, wie in anderen Disziplinen auch, durch die Berücksichtigung eines mittelfristig anwachsenden Fundus pflege- bzw. bezugswissenschaftlicher Erkenntnisse einlösen (vgl. Brandenburg 2005). Um diese allerdings vor dem Hintergrund der lebensweltlichen Besonderheiten des Erkrankten angemessen zur Geltung zur bringen, bedarf es auf Seiten der Pflegenden einer hermeneutisch-individualisierenden Deutungsperspektive, die sich in einer kontextsensiblen Interaktion mit den Beteiligten begründet. Um die *Professionalität* eines pflegerischen Handelns in diesem Sinne zu bestimmen, wäre jedoch vielmehr der Anschluss an handlungstheoretische Professionsansätze zu suchen, die ihre Begründungslogik aus der Binnenebene der Dienstleistung bzw. der Versorgung herleiten (vgl. etwa Stichweh 2000, Oevermann 1996 oder Schütze 2000). Während auf dieser Basis die Grundkonstellation einer doppelten Handlungslogik als Merkmal der Professionalität für personenbezogene Dienstleistungsberufe generell zur Geltung zu bringen ist (vgl. Oevermann 1996), besteht das spezifische Moment der beruflichen Pflege in einem besonderen, situativ gebundenen Körper- und Leibbezug zum erkrankten Gegenüber (vgl. ausführlich Hülsken-Giesler 2008).[2] Vor diesem Hintergrund ist Pflegearbeit als Interaktionsarbeit (vgl. Robert Bosch Stiftung 1996), pflegerisches Handeln als »leibliches Tun« (Schnell 2005, 38, vgl. auch Uzarewicz/Uzarewicz 2005) und der Körper als ›Strukturkategorie‹ der Pflegewissenschaft (vgl. Uschok 2005) zu bestimmen. Eine Professionalisierung der Pflege im Sinne eines modernisierten Berufsstandes fokussiert dagegen vorrangig auf systemische Aspekte einer Prozessoptimierung, die sich primär an übergreifenden Kriterien etwa der Evidenzbasierung, der Operationalisierbarkeit oder der Evaluierbarkeit des pflegerischen Handelns orientiert und damit prioritär dem Modernisierungsfaktor Rationalisierung gerecht zu werden sucht. Ihr berufspolitisches Motiv findet diese Professionalisierungsstrategie in der Hoffnung, dass sich vor

---

2 Sinnverstehen auf einer körperlich-leiblichen Ebene ist in diesem Sinne als eine Form des Ausdrucksverstehens zu begreifen und kann als eine ›Hermeneutik der Mimesis‹ konzipiert werden (vgl. ausführlich Hülsken-Giesler 2008).

diesem Hintergrund Möglichkeiten eröffnen, neue Handlungsfelder und Verantwortlichkeiten für die Pflege einzufordern, um damit die Modernisierung der Pflege im Sinne des Faktors ›Differenzierung‹ voranzutreiben (vgl. Stemmer/Böhme 2008). Während diese Entwicklung der Stimme einer beruflichen Pflege im Konzert der Gesundheitsberufe ggf. tatsächlich ein höheres Gewicht verschaffen könnte, ist damit über die *Professionalität* des pflegerischen Handelns noch keinerlei Aussage getroffen.

4. Interdisziplinarität

Im Anschluss an merkmalstheoretisch inspirierte Professionalisierungsstrategien der Pflege besteht eine zentrale Aufgabe in der wissenschaftlichen Begründung pflegerischer Wissensbestände. In dieser Anforderung legitimiert sich die Akademisierung der Pflege einschließlich der Entwicklung einer Pflegeforschung in Deutschland. Modernisierung der Pflege meint in diesem Zusammenhang jedoch nicht nur die wissenschaftliche Begründung des pflegerischen Handelns, vielmehr ist diese Begründung in einer Sprache zu leisten, die der interdisziplinären Kommunikation zugänglich ist. Gesundheitsversorgung wird heute als interdisziplinäres Geschehen konzipiert. Voraussetzung dieser Interdisziplinarität ist die Orientierung an einem Problemlösungsansatz, der eine disziplinübergreifende Verwendung zulässt. Wie Manzei (2003) am Beispiel der biotechnologischen Medizin eindrücklich aufzeigt, realisiert sich diese disziplinübergreifende Weise der Problemlösung heute in der systemisch-kybernetischen Modellvorstellung der *transklassischen bzw. autopoietischen Maschine,* die die Beschreibung von materiellen und immateriellen Prozessen als algorithmische Schrittfolge zulässt und in diesem Sinne trotz zunehmender Spezialisierung der Einzeldisziplinen Systemintegration und Systemoptimierung erlaubt. Im Dunstkreis einer sich professionalisierenden US-amerikanischen Pflege der 1960er bis 1970er Jahre verankert sich diese Modellvorstellung als Pflegeprozess im Kern des pflegerischen Handelns (vgl. Habermann/Uys 2006). Die Begründung des pflegerischen Handelns mit dem kybernetischen Algorithmus des Pflegeprozesses stellt die Voraussetzung bereit, zwei wesentliche Anforderungen an eine modernisierte Pflege einzulösen: auf einer *horizontalen Ebene* ermöglicht die Entwicklung einer an der Systematik des kybernetischen Regelkreises orientierten Fachsprache die disziplin- und institutionsübergreifende Aggregation und Kommunikation von Gesundheitsdaten über geeignete systematische Schnittstellen. Auf einer *vertikalen Ebene* lassen sich auf einer Mikro- bzw. Mesoebene institutionell bestehende bzw. auf einer Makroebene gesellschaftlich entstehende Bedarfe an relevanten Daten zur Steuerung des Gesundheitssystems über eine stringente Operationalisierung des

Pflegewissens im Sinne einer entsprechenden Fachsprache einlösen. Die Möglichkeit der systematischen, differenzierten Verwertung der gewonnenen Pflegedaten in der Pflegepraxis, im Pflegemanagement, der Pflegebildung, der Wissenschaft und der Politik ist auch hier im geteilten theoretischen Fundament des systemisch-kybernetischen Zugriffs auf den spezifischen Gegenstand der Gesundheitsversorgung begründet.[3]

Die anvisierte systematische Integration der beruflichen Pflege in das System der modernen Gesundheitsversorgung wird dadurch konterkariert, dass pflegerelevante Kommunikationen über eine systemkonforme Fachsprache nur in Ansätzen geeignet sind, das auf der Binnenebene des pflegerischen Handelns erbrachte tatsächliche Leistungsgeschehen angemessen abzubilden (vgl. Hülsken-Giesler 2006, 2008). In der Folge vollzieht sich der seit einigen Jahren vorangetriebene Umbau des Pflegesystems im stationären wie im ambulanten Bereich im Wesentlichen nach Kriterien, die systemisch-ökonomischen Kalkülen geschuldet sind und pflegerelevante Aspekte dabei nahezu vollständig ausblenden (vgl. Slotala/Bauer/Lottmann 2008, Slotala/Bauer 2009).

5. Technisierung und Maschinisierung

Die vertiefende Reflexion der Prozesse einer zunehmenden Technisierung von Medizin und Pflege etwa bei Alan Barnard (2005) identifiziert Technik als ein Mittel, um Rationalität und Effizienz als zentrale Kriterien der Gesundheitsversorgung zu etablieren. Dass dabei ebenso weit reichende Differenzierungsprozesse zu beobachten sind, ist hinlänglich bekannt (vgl. Badura/Feuerstein 1996). Insofern kommt der zunehmenden Technikverwendung sowohl in den Krankenhäusern als auch im ambulanten Sektor eine strukturbildende Kraft etwa durch Setzung der zeitlichen, räumlichen und arbeitsorganisatorischen Rahmenbedingungen des pflegerischen bzw. des medizinischen Handelns zu (vgl. Schrems 1994, Barnard/Cushing 2001, Barnard 2005, zusammenfassend Hülsken-Giesler 2008, 2007a und 2007b).

Der flächendeckenden Etablierung der neuen Kommunikations- und Informationstechnologien im Bereich pflegerischer Versorgungsprozesse – in deutschen Krankenhäusern weitgehend abgeschlossen (vgl. Manzei 2009), im stationären Altenpflegesektor (vgl. Klein/Gaugisch/Stopper 2008) sowie im ambulanten Sektor (vgl. Mischke/Meyer 2007) in naher Zukunft zu erwarten – kommt vor dem Hintergrund der bisherigen Überlegungen jedoch eine neue Qualität zu: Der Computer muss hier als systematisch eingesetztes Medium der

---

3 Dass dies ein zentrales Motiv etwa für eine mittlerweile fast gänzlich eingestellte Diskussion um eine Theoriebildung in der Pflege darstellen könnte, sei an dieser Stelle nur angedeutet.

Systemintegration und der Systemoptimierung einer bislang eher systemwidrig konzipierten Pflege verstanden werden, denn erst mit der flächendeckenden Etablierung der Computertechnologie gelingt es, auf der Mikroebene der Versorgung erhobene Gesundheitsdaten einer systematischen Verwertung auf der Meso- und Makroebene zuzuführen (vgl. Remmers/Hülsken-Giesler 2007, ausführlich Badura/Feuerstein 1996). Primäres Ziel des aufwändigen Prozesses der Entwicklung und Etablierung einer computerkompatiblen Fachsprache der Pflege ist die Überführung von auf der Mikroebene der Pflegepraxis gewonnenen Pflegedaten in steuerungsrelevante Daten der Meso- und Makroebene der Gesundheitsversorgung.

5.1   Äußere Maschinisierung

Insofern die zunehmende Etablierung von dinglicher Technik, über die reine Verwendung von immer neuen Apparaten und Gerätschaften hinaus, stets auch die Formierung der Umgebung der Technikverwendung beinhaltet, lässt sich mit der Politikwissenschaftlerin Renate Genth (2002) auch von einer Maschinisierung der Gesellschaft bzw. hier des Gesundheitssystems oder konkreter: einer *Maschinisierung der Pflege* sprechen (vgl. ausführlich Hülsken-Giesler 2008).

Auf der Mikroebene des pflegerischen Handelns erhobene Daten müssen, um auf der Meso- und Makroebene systematische Verwertung zu erfahren, informationstechnologisch aufbereitet bzw. bereits in computerkompatibler Form erhoben werden. Die Entwicklung einer Fachsprache der Pflege orientiert sich daher nicht nur an der Logik des kybernetischen Regelkreises, sondern folgt insbesondere auch dem Interesse der computertechnischen Aufbereitung, die sich an der Operationalisierbarkeit der in Frage stehenden Gegenstände bzw. Phänomene festmacht. Die stringente Operationalisierung der pflegerischen Wissensbestände muss insofern als Voraussetzung der computerbasierten Nutzung von Pflegedaten gelten. Die Etablierung der Computertechnologie im Bereich der Pflege ist damit an die Bereitstellung einer *prämaschinell formierten Fachsprache* der Pflege gebunden. Diese Voraussetzung wurde bereits in den frühen 1970er Jahren von einer kleinen Gruppe US-amerikanischer Pflegender erkannt – entsprechend arbeitete man schon in dieser juvenilen Phase der Computerverwendung in den Krankenhäusern an den Vorläufern der heute weit verbreiteten Pflegefachsprache der NANDA (vgl. NANDA 2008). Mittlerweile hat sich weltweit eine Vielzahl von Pflegeklassifikationssystemen etabliert, deren gemeinsame Kennzeichen einerseits darin bestehen, dass sie eine hoch operationalisierte, computerkompatible Fachsprache bereitstellen, und andererseits in enger Anlehnung an den kybernetischen Regelkreis der Problemlösung als

Klassifikationssysteme der Pflegediagnosen, der Pflegeergebnisse oder der Pflegeinterventionen konzipiert wurden.

Während der Pflegewissenschaft in diesem Zusammenhang die Aufgabe zukommt, »die Begriffsgeographie der Pflege durch pflegerisch relevante Definitionen der vorgefundenen Termini inhaltlich festzulegen [und] Terminologienormen für die Pflege als Teilmenge des Gesundheitsbereichs festzulegen« (Nielsen 2003, 113), besteht der Beitrag einer im Aufbau befindlichen Pflegeinformatik in Deutschland darin, den »strukturellen Aufbau von Begriffsystemen als Voraussetzung für die computerunterstützte Behandlung solcher Terminologiesysteme« (ebd.) voranzutreiben. Auf der praktischen Ebene hat ein Pflegemanagement für die Bereitstellung der organisatorischen Rahmenbedingungen zur optimalen Nutzung computerbasierter Daten Sorge zu tragen, während schließlich eine modernisierte und professionalisierte Pflegepraxis sowohl für die Generierung systemrelevanter Gesundheitsdaten in Form einer systemkompatiblen Fachsprache als auch für die fachgerechte Umsetzung im kybernetischen Regelkreis generierter und zukünftig wohl computergestützt ermittelter Problemlösungen zuständig ist (vgl. ebd.).

5.2   Innere Maschinisierung

Mit der Philosophin Elisabeth List (2001, 11) kann man davon sprechen, »dass das Neue und wohl auch Bedenkliche an der zeitgenössischen Technikentwicklung darin liegt, dass sie sich nicht auf neue Formen und Aspekte der technischen Aneignung der äußeren Natur richtet, sondern auf Bereiche der kreatürlich lebendigen Natur, einschließlich des menschlichen Lebens«. Während List sich hier primär auf Entwicklungen in der modernen Medizin bezieht, etwa der Transplantationsmedizin oder der Biotechnologie, lässt sich auch im Bereich der beruflichen Pflege eine »innere Maschinisierung« durch die Etablierung einer computerkompatiblen, systemkonformen Pflegefachsprache nachzeichnen.

Die Rede von der inneren Maschinisierung der Pflege bzw. der Pflegenden spielt hier auf empirisch nachweisbare Tendenzen an, dass der routinierte Einsatz der Computertechnologie etwa zu Zwecken der Pflegedokumentation im Rahmen des Pflegeprozesses auf die pflegerische Wahrnehmung der Pflegesituation zurückwirkt. Eine zwar noch überschaubare, aber anwachsende Zahl von Studien zur Computerverwendung in der Pflege verweist darauf, dass die computergestützte Operationalisierung des pflegerischen Handelns die »Beziehungsgestaltung als Grundlage einer guten Pflege« (Bartholomeyczik 2003, 17) und hier insbesondere die Wahrnehmungs- und Empfindungsfähigkeit der

Pflegenden nachhaltig beeinflusst (vgl. ausführlich Hülsken-Giesler 2008).[4] Systematisierung und Strukturierung der pflegerischen Arbeit beeinflussen demnach nicht nur »das reflektierende Denken«, vielmehr wird schon die unmittelbare Wahrnehmung der Pflegesituation beeinflusst. Neben der zu erwartenden Entwicklung, dass der systematische Computereinsatz im Bereich professioneller Pflege – vergleichbar mit ähnlichen Prozessen in der Medizin – zu einer Ausdifferenzierung expliziter Wissensbestände insbesondere auf der Ebene der Beschreibung bzw. Dokumentation der Pflegesituation führt, ist damit die Verdrängung von professionstheoretisch mindestens ebenso relevanten Formen eines impliziten Wissens zu konstatieren, das maßgeblich in jenen Dimensionen einer nicht operationalisierbaren Pflegearbeit begründet ist, die als situativ gebundene körperlich-leibliche Interaktionen beschrieben wurden (vgl. ebd.). Das besondere Risiko dieser Entwicklung besteht darin, dass damit jene in lebensweltlichen, d. h. sinnvermittelten Kontexten von Gesundheitsarbeit verankerten hermeneutischen Kompetenzen individuellen Fallverstehens zunehmend entwertet und verschüttet werden, die ein pflegeberufliches Handeln als Beziehungsarbeit erst ermöglichen. Dieser lebensweltliche Bezug droht angesichts eines sich wissenschaftlich-technisch zunehmend verselbständigenden Systems von Expertenkulturen einem lediglich instrumentellen Zugriff zu weichen (vgl. Habermas 1981). Im Zuge einer computerinduzierten Operationalisierung des pflegerischen Handelns könnte damit gewissermaßen nachholend ein Prozess ratifiziert werden, der sich im Bereich der Medizin bereits als eine »*Entgrenzung von Technisierung und Biologisierung im Systembegriff*« (Manzei 2003, 209) vollzogen zu haben scheint. Die gesellschaftliche Erwünschtheit und ethische Legitimierbarkeit dieses Prozesses ist weitgehend ungeklärt (vgl. Remmers/Hülsken-Giesler 2007).

6.   Paradoxien einer modernisierten Pflege

Weltweit zu beobachtende Tendenzen der Professionalisierung und Technisierung bzw. Maschinisierung der Pflege sowie der zunehmenden interdisziplinären Kooperation der relevanten Gesundheitsberufe auf der Basis kompatibler Fachsprachen lassen sich als Ausdruck einer globalen Modernisierung der

---

4 Die hier vorgelegte These begründet sich im Wesentlichen mit folgenden Studien: Campbell 1990, Harris 1990, Wagner 1991, 1993a, 1993b, Latimer 1995, Newton 1995, Simpson/Kenrick 1997, Wilson/Fulmer 1998, Purkis 1999, Darbyshire 2000, 2004, Larrabee 2001, Lee/Ye/Ho 2002, Björvell/Wredling/Thorell-Ekstrand 2003, Curell/Urquhart 2003, Stricklin/Bierer/Struk 2003, Lee/Chang 2004, Köhler/Bergvall-Kåreborn 2004, Lee 2005, 2006, Lee u. a. 2005, Söderhamn/Köhler 2005a, 2005b, Köhler/Mirijamdotter/Söderhamn 2005, Urquhart/Curell 2005.

Pflege verstehen. Einerseits orientieren sich diese Entwicklungen international an denselben pflegeunspezifischen Prinzipien (Etablierung des kybernetischen Regelkreises der Problemerkennung und Problemlösung, Entwicklung von computerkompatiblen, standardisierten Terminologie- und Klassifikationssystemen) und begründen damit die anvisierte systematische Integration der Pflege in das System der Gesundheitsversorgung, andererseits sind im Anschluss daran deutlich auch ambivaloxe Phänomene erkennbar. So sind etwa Fragen der Reichweite des pflegerischen Handlungsfeldes, der Standardisierung pflegerischer Handlungen oder der Dokumentation des Leistungsgeschehens national, regional und sogar lokal äußerst uneinheitlich geregelt (Globalisierungsparadox). Die pflegespezifischen Ausdifferenzierungen von Handlungsfeldern und Expertisen anhand pflegeunspezifischer Kriterien einer systemisch-kybernetischen Problemlösung können bspw. als Ausdruck eines Differenzierungsparadoxes verstanden werden. Das Ansinnen, eine Weiterentwicklung der beruflichen Pflege über die Etablierung von *Case Management* oder auch der so genannten *Advanced Practice Nurses* voranzutreiben (vgl. Stemmer/Böhme 2008), kann hier als Beispiel gelten. Im Kern der Arbeit dieser Akteure steht der Umgang mit disziplinübergreifenden Instrumenten (Versorgungspfade, Problemlösungsprozesse). Die gleichzeitige Durchdringung aller pflegerischen Handlungsfelder mit ökonomischen Kalkülen verweist auf ein Rationalisierungsparadox, insofern Rationalitäten, Normen und Werte, die ihre Begründung innerhalb des gesellschaftlichen Teilbereichs der Gesundheitsversorgung finden, zunehmend mit übergreifenden Steuerungsmedien aus der gesellschaftlichen Sphäre der Wirtschaft versehen werden und entsprechende Transformationen etwa mit Blick auf die Bestimmung der Kernaufgaben der beruflichen Pflege erkennbar werden (vgl. die Beiträge von Remmers und Slotala in diesem Band). Eine expertokratisch ausgerichtete Professionalisierung und prämaschinelle Formierung einer von ihrer Binnenlogik her am Einzelfall orientierten Pflegearbeit muss als Ausdruck des Individualisierungsparadoxes gelten, Domestizierungsparadoxa entstehen durch unvermeidliche technische Abhängigkeiten und Aufmerksamkeitsverschiebungen in einem interdisziplinär vernetzten Gesundheitssystem. Ebenso zeigen sich Beschleunigungsparadoxa insbesondere im Kontext der Technisierung und der Maschinisierung des Gesundheitswesens insofern, dass die technisch (und damit auch zeitlich) optimierte Erhebung expliziter Wissensbestände der Pflege nicht primär mit einer Ausweitung von (zeitlichen) Potentialen für eine patientennahe Pflegearbeit einhergeht, sondern vielmehr zu einer systematischen Entwertung wesentlicher (ggf. zeitintensiv zu generierender) impliziter Wissensbestände führt. Dass diese Entwicklung schließlich die Professionalisierung eines typischen Frauenberufes bei gleichzeitiger Reproduktion bestehender Machtverhältnissen innerhalb eines etablierten Systems zur Folge hat (vgl. z. B. Powers 1999, Backes/Amrhein/Wolfinger 2008), lässt sich in modernisierungstheoretischer Perspektive mit Degele/ Dries als ein ambivaloxes Phänomen der ›Vergeschlechtlichung‹ bezeichnen. Schließlich sollte das Zusammenspiel dieser Faktoren als ambivaloxer Ausdruck einer Integration der Pflege in das System der Gesundheitsversorgung verstanden werden, der im Ergebnis auf eine Transformation der vielfältigen pflegerischen Erfahrungs- und Wissensformen in einen spezifischen Wissenstypus maschinenlogischer Prägung hinausläuft. Degele (2002, 167 f., Hervorhebungen im Original) beschreibt diesen auch in weiteren Bereichen nicht unbekannten Prozess als ein ›Informieren‹ von Wissen: »Ein solches Informieren als ›in eine Form bringen‹ umfasst sowohl den Prozess des Formgebens wie auch das Ergebnis der Formgebung. Zentrale Medien der Informierung sind Computer. Mit der ›Informierung von Wissen‹ ist gemeint, dass der Einsatz von Computern Wissen in eine neue, nämlich inhaltsarme und dafür verarbeitungs- und inszenierungsfreundliche Form bringt. Das Ergebnis der Formierung besteht darin, dass ›Wissen zweiter Ordnung‹ wichtiger wird als inhaltliches Domänenwissen, also Wissen darüber, wie inhaltsspezifisches Domänenwissen zu organisieren, zu inszenieren und in Aktion zu bringen ist. Grund: Inhaltliches Wissen verliert an Bedeutung, denn es veraltet zu schnell, und es wird zuviel. Die Kommunikation *über* und die Inszenierung *von* Wissen (jenseits von richtig und falsch) wird wichtiger als das Wissen selbst.«

Lässt sich also eine berufliche Pflege umstandslos auf die beschriebenen Modernisierungsprozesse ein, wird auch auf der Ebene der hier beispielhaft nachgezeichneten Dimensionen mit ambivaloxen Prozessen zu rechnen sein: eine zur Verbesserung der Versorgungsqualität angestoßene Professionalisierung geht mit Deprofessionalisierung einher, mit einer zur Verbesserung des reibungslosen Ablaufes vorangetriebenen Maschinisierung gerät der ›Gegenstand‹ der Versorgung zum ›blinden Fleck‹, und in einer zur Optimierung der Problemlösungsprozesse angelegten interdisziplinären Zusammenarbeit ist das Ergebnis der Bemühungen bereits determiniert.

Ida Jean Orlando weist schon 1987 darauf hin, dass die professionelle Pflege »beim Eintritt in das 21. Jahrhundert die Möglichkeit [hat], zwischen zwei alternativen Wegen zu wählen. Der eine ist ein abhängiger Weg, der andere ist unabhängig« (Orlando 1997, 267). Die Pflege bleibt demnach ein abhängiger Berufsstand, wenn sie sich weiterhin primär in enger Anlehnung an disziplinfremde Anforderungen definiert. Einen »radikal unabhängigen Weg« (ebd., 272) sieht Orlando dann realisiert, wenn Pflege »unterscheidbar und unabhängig von anderen Professionen« (ebd.) ist. Mit Barnum (2006, 166) lässt sich allerdings das zentrale Paradox einer modernisierten Pflege darin sehen, dass diese Unterscheidbarkeit und Unabhängigkeit auch zukünftig in Modellen begründet wird, die folgende Eigenschaften aufzeigen: »(1) compatible with the medical model and collegial in nature; (2) compatible with branching logic in computer-driven systems, which will still be around; and (3) more streamlined than the Nursing Process system«.

Literatur

Backes, Gertrud M./Ludwig Amrhein/Martina Wolfinger (2008): Gender in der Pflege. Herausforderungen für die Politik. Expertise im Auftrag der Friedrich-Ebert-Stiftung. Bonn.

Badura, Bernhard/Günter Feuerstein (1996): Systemgestaltung im Gesundheitswesen. Zur Versorgungskrise der hochtechnisierten Medizin und den Möglichkeiten ihrer Bewältigung. Weinheim, München.

Barnard, Alan (2005): Understanding technological competence through philosophy of technology and nursing. In: Locsin, Rozzano C. (Hg.): Technological competency as caring in nursing. A model for practice. Indianapolis/Indiana, 13 – 40.

Barnard, Alan/Angela Cushing (2001): Technology and historical inquiry in nursing. In: Locsin, Rozzano C. (Hg.): Advancing technology, caring and nursing. Westport/Connecticut, 12 – 21.

Barnum, Barbara Stevens (2006): The nursing process worldwide. What is its future? In: Habermann, Monika/Leana R. Uys (Hg.): The nursing process. A global concept. Edinburgh u. a., 155 – 167.

Bartholomeyczik, Sabine (2003): Pflegediagnostik als Prinzip. In: Etzel, Birgit S. (Hg.): Pflegediagnostik und Pflegeklassifikationssysteme. Entwicklung und Anwendung. Stuttgart, 11 – 26.

Björvell, Catrin/Regina Wredling/Ingrid Thorell-Ekstrand (2003): Improving documentation using a nursing model. In: Journal of Advanced Nursing, 43. Bd., H. 4, 402 – 410.

Bollinger, Heinrich/Anke Gerlach/Michaela Pfadenhauer (Hg.) (2005): Gesundheitsberufe im Wandel. Soziologische Beobachtungen und Interpretationen. Frankfurt a. M.

Borsi, Gabriele M. (1995a): Handlungsketten – Machtketten. Neue Anforderungen an das Pflegemanagement (1. Teil). In: Pflege, 8. Jg., H. 1, 70 – 81.

Borsi, Gabriele M. (1995b): Handlungsketten – Machtketten. Neue Anforderungen an das Pflegemanagement (2. Teil). In: Pflege, 8. Jg., H. 2, 95 – 106.

Brandenburg, Hermann (2005): Zwei Seiten einer Medaille. Der Theorie/Praxis-Transfer in der Pflege. Mythen und gangbare Wege. In: Nightingale, 3. Jg., H. 2, 29 – 38.

Campbell, Marie (1990): Systematization of nursing and the promise of computers. A new phase in nurses' struggle for control of their practice? In: Dimitz, Erich (Hg.): Computers in hospital care. Proceedings. International Colloquium, Österreichische Akademie der Wissenschaften. Wien, Juni 8 – 9.

Curell, Rosemary/Christine Urquhart (2003): Nursing record systems. Effects on nursing practice and health care outcomes. Cochrane Database of Systematic Reviews, Issue 3.

Darbyshire, Philip (2000): User-friendliness of computerized information systems. In: Computers in Nursing, 18. Jg., H. 2, 93 – 99.

Darbyshire, Philip (2004): ›Rage against the machine?‹. Nurses' and midwives' experiences of using computerised patient information systems for clinical information. In: Journal of Clinical Nursing, 13. Jg., 17 – 25.

Degele, Nina (2002): Einführung in die Techniksoziologie. München.

Degele, Nina/Christian Dries (2005): Modernisierungstheorie. Eine Einführung. München.

Dewe, Bernd (2006): Professionsverständnisse. Eine berufssoziologische Betrachtung. In: Pundt, Johanne (Hg.): Professionalisierung im Gesundheitswesen. Positionen - Potenziale - Perspektiven. Bern, 23 - 35.

Dornheim, Jutta u. a. (1999): Pflegewissenschaft als Praxiswissenschaft und Handlungswissenschaft. In: Pflege und Gesellschaft, 4. Jg., H. 4, 73 - 79.

Genth, Renate (2002): Über Maschinisierung und Mimesis. Erfindungsgeist und mimetische Begabung im Widerstreit und ihre Bedeutung für das Mensch-Maschine-Verhältnis. Frankfurt a. M. u. a.

Gumbrecht, Hans Ulrich (1978): Modern, Modernität, Moderne. In: Geschichtliche Grundbegriffe. Historisches Lexikon zur politisch-sozialen Sprache in Deutschland. Bd. 4 (Mi–Pre), hg. von Otto Brunner, Werner Conze und Reinhart Koselleck. Stuttgart, 93 - 131.

Habermann, Monika/Leana R. Uys (2006): The nursing process. A global concept. Edinburgh u. a.

Habermas, Jürgen (1981): Theorie des kommunikativen Handelns. Bd. 1: Handlungsrationalität und gesellschaftliche Rationalisierung. Bd. 2: Zur Kritik der funktionalistischen Vernunft. Frankfurt a. M.

Harris, Barbara Lee (1990): A qualitative study of computer-mediated nursing care plans form the perspective of the staff nurse. Ann Arbor/Mich., Syracuse University.

Hülsken-Giesler, Manfred (2006): Die Pflege und die Sprache der Wissenschaft. In: Abt-Zegelin, Angelika/Martin W. Schnell (Hg.): Die Sprachen der Pflege. Interdisziplinäre Beiträge aus Pflegewissenschaft, Medizin, Linguistik und Philosophie. Hannover, 79 - 87.

Hülsken-Giesler, Manfred (2007a): Pflege und Technik. Annäherung an ein spannungsreiches Verhältnis. Zum gegenwärtigen Stand der internationalen Diskussion. 1. Teil. In: Pflege, 20. Jg., H. 2, 103 - 112.

Hülsken-Giesler, Manfred (2007b): Pflege und Technik. Annäherung an ein spannungsreiches Verhältnis. Zum gegenwärtigen Stand der internationalen Diskussion. 2. Teil. In: Pflege, 20. Jg., H. 3, 164 - 169.

Hülsken-Giesler, Manfred (2008): Der Zugang zum Anderen. Zur theoretischen Rekonstruktion von Professionalisierungsstrategien pflegerischen Handelns im Spannungsfeld von Mimesis und Maschinenlogik. Band 3 der Reihe Pflegewissenschaft und Pflegebildung, hg. von Hartmut Remmers. Göttingen.

Kälble, Karl (2006): Gesundheitsberufe unter Modernisierungsdruck. Akademisierung, Professionalisierung und neue Entwicklungen durch Studienreform und Bologna-Prozess. In: Pundt, Johanne (Hg.): Professionalisierung im Gesundheitswesen. Positionen - Potenziale - Perspektiven. Bern, 213 - 233.

Klein, Barbara/Petra Gaugisch/Katrin Stopper (2008): »Pflege 2015«. Neue Arbeitsanforderungen und zukünftige Qualifizierungsbedarfe. Abschlussbericht Fraunhofer Institut Arbeitswirtschaft und Organisation im Auftrag der Hans-Böckler Stiftung und der Dienstleistungsgewerkschaft verdi. Online im Internet, URL: http://www.boeckler. de/pdf_fof/S-2006-896-4-1.pdf (in der Version vom 06.10.2008).

Köhler, Veronica/Anita Mirjamdotter/Olle Söderhamn (2005): People, technology and work practices. Understanding the processes of sensemaking when using IT in a nursing context. In: Köhler, Veronica (2006): Co-creators of scope of action. An exploration of the dynamic relationship between people, IT, and work in a nursing context. Licentiate Thesis, Department of Business Administration and Social Sciences, Luleå University of Technology, Luleå, Sweden. Online im Internet, URL: http://epubl.ltu.se/1402 – 1757/2006/15/ (in der Version vom 08.12.2006).

Köhler, Veronica/Brigitta Bergvall-Kåreborn (2004): Scope of action as interplay between artifact, usage and context. In: Köhler, Veronica (2006): Co-creators of scope of action. An exploration of the dynamic relationship between people, IT, and work in a nursing context. Licentiate Thesis, Department of Business Administration and Social Sciences, Luleå University of Technology, Luleå, Sweden. Online im Internet, URL: http://epubl.ltu.se/1402 – 1757/2006/15/ (in der Version vom 08.12.2006).

Larrabee, June (2001): Evaluation of documentation before and after implementation of a nursing information system in an acute care hospital. In: Computers in Nursing, 19. Jg., H. 2, 56 – 65.

Latimer, Joanna (1995): The nursing process re-examined. Enrolment and translation. In: Journal of Advanced Nursing, 22. Bd., H. 2, 213 – 220.

Lee, Ting-Ting (2005): Nurses' concerns about using information systems. Analysis of comments on a computerized nursing care plan system in Taiwan. In: Journal of Clinical Nursing, 14. Jg., 344 – 353.

Lee, Ting-Ting (2006): Nurses' perceptions of their documentation experiences in a computerized nursing care planning system. In: Journal of Clinical Nursing, 15. Jg., H. 11, 1376 – 1382.

Lee, Ting-Ting u. a. (2005): Factors affecting the use of nursing information systems in Taiwan. In: Journal of Advanced Nursing, 50. Bd., H. 2, 170 – 178.

Lee, Ting-Ting/Pi-Chen Chang (2004): Standardized care plans. Experiences of nurses in Taiwan. In: Journal of Clinical Nursing, 13. Jg., 33 – 40.

Lee, Ting-Ting/Chao-Hsing Yeh/Lun-Hui Ho (2002): Application of a computerized nursing care plan system in one hospital. Experiences of ICU nurses in Taiwan. In: Journal of Advanced Nursing, 39. Bd., H. 1, 61 – 67.

List, Elisabeth (2001): Grenzen der Verfügbarkeit. Die Technik, das Subjekt und das Lebendige. Wien.

Loo, Hans van der/Willem van Reijen (1997): Modernisierung. Projekt und Paradox. 2., aktual. Aufl. München.

Manzei, Alexandra (2003): Körper – Technik – Grenzen. Kritische Anthropologie am Beispiel der Transplantationsmedizin. Münster u. a.

Manzei, Alexandra (2009): Neue betriebswirtschaftliche Steuerungsformen im Krankenhaus. Wie durch die Digitalisierung der Medizin ökonomische Sachzwänge in der Pflegepraxis entstehen. In: Pflege und Gesellschaft, 14. Jg., H. 1, 38 – 53.

Mischke, Claudia/Martha Meyer (2007): Telematik und Pflege. Im Sinne von User Involvement eine Chance? In: Groß, Dominik/Eva-Maria Jacobs (Hg.): E-Health und technisierte Medizin. Neue Herausforderungen im Gesundheitswesen. Berlin, 175 – 192.

NANDA International (2008): NANDA-Pflegediagnosen. Definitionen und Klassifikationen 2007 – 2008. Bad Emstal.

Newton, C. (1995): A study of nurses' attitudes and quality of documents in computer care planning. In: Nursing Standard, 9. Jg., H. 38, 35 – 39.

Nielsen, Gunnar H. (2003): Beispiele der statistischen Auswertung einer ICNP-basierten elektronischen Pflegedokumentation. In: Lauterbach, Andreas (Hg.): Pflegeinformatik in Europa. Bd. 1: Terminologien und Anwendungen. Zürich, Hungen, 87–91.

Oevermann, Ulrich (1996): Theoretische Skizze einer revidierten Theorie professionellen Handelns. In: Combe, Arno/Werner Helsper (Hg.): Pädagogische Professionalität. Untersuchungen zum Typus pädagogischen Handelns. Frankfurt a. M., 70–182.

Orlando, Ida Jean (1997): Pflege im 21. Jahrhundert. In: Schaeffer, Doris u. a. (Hg.): Pflegetheorien. Beispiele aus den USA. Bern u. a., 267–280. (Erstveröffentlichung 1987 unter dem Titel: Nursing in the 21st Century. Alternate paths. In: Journal of Advanced Nursing, 12. Bd., 405–412.)

Powers, Penny (1999): Der Diskurs der Pflegediagnosen. Bern u. a.

Purkis, Mary Ellen (1999): Embracing technology. An exploration for the effects of writing nursing. In: Nursing Inquiry, 6. Jg., H. 3, 147–156.

Remmers, Hartmut (2000): Pflegerisches Handeln. Wissenschafts- und Ethikdiskurse zur Konturierung der Pflegewissenschaft. Bern u. a.

Remmers, Hartmut/Manfred Hülsken-Giesler (2007): Zur Technisierung professioneller Pflege. Entwicklungsstand, Herausforderungen, ethische Schlussfolgerungen. In: Groß, Dominik/Eva-Maria Jacobs (Hg.): E-Health und technisierte Medizin. Neue Herausforderungen im Gesundheitswesen. Berlin, 193–212.

Robert Bosch Stiftung (Hg.) (1996): Pflegewissenschaft. Grundlegung für Lehre, Forschung und Praxis. Gerlingen.

Schaeffer, Doris (1994): Zur Professionalisierung von Public Health und Pflege. In: Schaeffer, Doris/Martin Moers/Rolf Rosenbrock (Hg.): Public Health und Pflege. Zwei neue gesundheitswissenschaftliche Disziplinen. Berlin, 103–126.

Schaeffer, Doris (2003): Professionalisierung der Pflege. In: Büssing, André/Jürgen Glaser (Hg.): Dienstleistungsqualität und Qualität des Arbeitslebens im Krankenhaus. Göttingen u. a., 227–243.

Schnell, Martin W. (2005): Sprechen, warum und wie? In: Abt-Zegelin, Angelika/Martin W. Schnell (Hg.): Sprache und Pflege. 2., vollst. überarb. u. aktualisierte Aufl. Bern, 33–41.

Schrems, Berta (1994): Zeitorganisation in der Krankenpflege. Zeitliche Dimension von Frauenarbeit am Beispiel der Pflegeberufe. Frankfurt a. M.

Schütze, Fritz (2000): Schwierigkeit bei der Arbeit und Paradoxien des professionellen Handelns. Ein grundlagentheoretischer Aufriss. In: Zeitschrift für qualitative Bildungs-, Beratungs- und Sozialforschung, 1. Jg., H. 1, 49–96.

Simpson, G./M. Kenrick (1997): Nurses' attitudes toward computerization in clinical practice in a British general hospital. In: Computers in Nursing, 15. Jg., 37–42.

Slotala, Lukas/Ullrich Bauer (2009): »Das sind bloß manchmal die fünf Minuten, die fehlen.« Pflege zwischen Kostendruck, Gewinninteressen und Qualitätsstandards. In: Pflege und Gesellschaft, 14. Jg., H. 1, 54–66.

Slotala, Lukas/Ullrich Bauer/Kathrin Lottmann (2008): Pflege unter Bedingungen des ökonomischen Wandels. In: Gerhardt, Moritz/Stephan Kolb u. a. (Hg.): Medizin und Gewissen. Im Streit zwischen Markt und Solidarität. Kongressdokumentation Nürnberg 20.–22. Oktober 2006, 383–396.

Söderhamn, Olle/Veronika Köhler (2005a): The narrated meaning of using electronic patient records in nursing care. In: Theoria. Journal of Nursing Theory, 14. Jg., H. 1, 4–10.

Söderhamn, Olle/Veronika Köhler (2005b): Nurses' opportunities for work integrated learning when using a classification system in electronic patient records. In: Theoria. Journal of Nursing Theory, 14. Jg., H. 3, 4–9.

Stemmer, Renate/Hans Böhme (2008): Aufgabenverteilung im Krankenhaus der Zukunft. Einige Aussagen eines Gutachtens für das Sozialministerium Rheinland-Pfalz. In: Pflege und Gesellschaft, 13. Jg., H. 3, 197–215.

Stichweh, Rudolf (2000): Professionen im System der modernen Gesellschaft. In: Merten, Roland (Hg.): Systemtheorie sozialer Arbeit. Neue Ansätze und veränderte Perspektiven. Opladen, 29–38.

Stricklin, M. L. V./X. Bierer/C. Struk (2003): Home care nurses' attitudes toward computers. A confirmatory factor analysis of the Stronge and Brodt instrument. In: CIN. Computers, Informatics, Nursing, 21. Jg., 103–111.

Urquhart, Christine/Rosemary Curell (2005): Reviewing the evidence on nursing record systems. In: Health Informatics Journal, 11. Jg., H. 1, 33–44.

Uschok, Andreas (2005): Körper und Pflege. In: Schroeter, Klaus R./Thomas Rosenthal (Hg.): Soziologie der Pflege. Grundlagen, Wissensbestände und Perspektiven. Weinheim, München, 323–337.

Uzarewicz, Charlotte/Michael Uzarewicz (2005): Das Weite suchen. Einführung in eine phänomenologische Anthropologie für Pflege. Stuttgart.

Wagner, Ina (1993a): Women' voice. The case of nursing information systems. In: AI & Society, 7. Jg., H. 4, 295–310.

Wagner, Ina (1993b): Neue Reflexivität. Technisch vermittelte Handlungs-Realitäten in Organisationen. In: Dies. (Hg.): Kooperative Medien. Informationstechnische Gestaltung moderner Organisationen. Frankfurt a. M., 7–66.

Wagner, Ina (1991): Transparenz oder Ambiguität? Kulturspezifische Formen der Aneignung von Informationstechniken im Krankenhaus. In: Zeitschrift für Soziologie, 20. Jg., H. 4, 275–289.

Weidner, Frank (1995): Professionelle Pflegepraxis und Gesundheitsförderung. Eine empirische Untersuchung über Voraussetzungen und Perspektiven des beruflichen Handelns in der Krankenpflege. Frankfurt a. M.

Wilson, R./T. Fulmer (1998): Home health nurses' initial experiences with wireless, pen-based computing. In: Public Health Nursing, 15. Jg., 225–232.

Arne Manzeschke

Transformation der Pflege. Ethische Aspekte eines subtilen und zugleich offenkundigen Wandels

1. Transformation – wohin und wozu?

Der Band ist eine Einladung darüber nachzudenken, was derzeit geschieht in und mit der Pflege im deutschen Gesundheits... – ja, was denn genau: Ist es noch zutreffend, von Gesundheits*wesen* zu schreiben? Ist nicht der Begriff Gesundheits*wirtschaft* bzw. Gesundheits*markt* der aktuelle und angemessene? Welche realen gesellschaftlichen Veränderungen stehen hinter dieser eher unscheinbaren semantischen Verschiebung?

›Transformation‹ ist derzeit in praktisch allen Sektoren gesellschaftlichen Zusammenlebens zu beobachten. Der sozialwissenschaftliche Terminus hat sich weitgehend abgelöst von philosophischen Reflexionen zu ›Wandel‹ und ›Veränderung‹, welche stärker das Problem von Kontinuität und Diskontinuität bei einem Gegenstand in den Blick nehmen: »Wie kann gedacht werden, daß sich an einem mit sich selbst identischen Subjekt (x) Veränderungen vollziehen, ohne daß entweder die Veränderung oder die Identität für unwirklich erklärt wird oder wiederum beide auf verschiedene Subjekte verteilt werden?« (Zachhuber/ Weichenhan 2004, 312). Demgegenüber konzentriert sich die Transformationsforschung wesentlich auf die »kausale Analyse der Faktoren und Impulse des Wandels« (Pankoke 2004, 319). An der Frage, ob ein Ding mit sich unter den Bedingungen der Veränderungen identisch bleibt, eine Materie also ohne Substanzverlust von einer Form in die nächste überführt werden kann (Transformation), ist die soziologische Transformationsforschung nicht zuletzt deshalb weniger interessiert, weil die der Philosophie zugrunde liegenden ontologischen (das Wesen eines Subjektes (x) betreffend) und teleologischen Konzepte (das Ziel eines Subjektes (x) betreffend, das in seinem Wesen begründet ist) in einer modernisierungstheoretischen Perspektive praktisch keine Rolle mehr spielen. – Gleichwohl bleibt die Frage relevant, ob zum Beispiel die Pflege im deutschen Gesundheitswesen im Zuge der Ökonomisierung mit sich identisch bleibt, oder die Veränderungen auch die (innere) Substanz der Pflege betreffen. In dem Fall wäre nach den Folgen für die Akteure (Professionelle im Gesundheitssystem,

Patientinnen und Patienten, Angehörige, Versicherte u. a.) und für das Gesundheitssystem insgesamt zu fragen.

Die Deutekünste scheinen der Transformation immer ein wenig hinterher zu
hinken; vor allem aber geben sie nur selten eine befriedigende Erklärung für die
aktuellen Phänomene, so dass mit ihnen auch gut gelebt werden könnte. Die
Vorstellung, dass Lebensformen und Institutionen ein gutes Leben ermöglichen
können und sollen ist eine, die traditionell der praktischen Philosophie, genauer
der Ethik zugewiesen wird (vgl. Oelmüller/Dölle/Piepmeier 1978; Liebsch 2001).
Die Ethik kann sich deshalb nicht mit der möglichst plausiblen *Erklärung* von
Sachverhalten sozialer Natur, wie zum Beispiel Transformationsprozessen, zu-
frieden geben, sondern drängt auf ein *Verstehen*, darauf, dass diese sozialen
Phänomene auf ihre normativen Grundlagen und Sinndeutungszusammen-
hänge hin durchdrungen, kritisch befragt und auf eine gute Praxis hin entworfen
werden (vgl. Hollis 1995).

Die These, die ich in diesem Beitrag vertrete, lautet: Im Zuge der Transformationsprozesse im deutschen Gesundheitswesen erfahren die Pflege als Institution und die Pflegekräfte als individuelle Akteure insgesamt einen Verlust
an Handlungsfreiheit, der zu einem Verlust an Engagement, Verantwortung und
Berufsethos auf der individuellen Ebene führt. Auf der institutionellen Ebene
geht damit ein Verlust an substanzieller symbolischer Kommunikation einher.
Zusammen genommen ist das auch mit einem Verlust an Versorgungsqualität
verbunden.

Der Begriff einer institutionalisierten symbolischen Kommunikation ist er-
klärungsbedürftig. Pflege ist nicht nur ein Berufsstand und eine gesellschaftlich
bedeutungsvolle Handlung, sie stellt soziologisch betrachtet auch eine *Institution* dar. Als solche bietet sie eine dauerhafte Form regelgeleiteten sozialen
Handelns. In diesem regelgeleiteten sozialen Handeln kanalisiert die Institution
Pflege nicht nur die potentiell unendlichen Möglichkeiten des Wahrnehmens
und Handelns (Was gilt als pflegebedürftig und was ist dann zu tun?); darüber
hinaus bietet die Kommunikation in dieser Institution idealerweise auch einen
Raum für eine symbolische Dimension, in der sich die Glieder einer Gesellschaft
über die Grundlagen ihres Zusammenlebens verständigen und versichern. Es
geht in der institutionalisierten Kommunikation also nicht nur um Dinge wie
Diagnose, Therapie, Terminabsprachen etc., sondern auch um grundlegende
Fragen der sozialen Anerkennung und Sicherheit, des Umgangs mit Sterben und
Tod. In dem Maße nun, in dem der Raum der Kommunikation insgesamt ein-
geschränkt wird, in dem Maße, so die These, leidet auch die symbolische
Kommunikation. Das hat nicht nur Folgen für die konkrete Behandlung, bei der
Kommunikationsmängel Behandlungsfehler provozieren, sondern es impliziert
auf der institutionellen Ebene negative Folgen für den gesellschaftlichen
Selbstverständigungsprozess über das, was in der Gesellschaft gelten soll – in

diesem Fall in der Wahrnehmung und im Umgang mit pflegebedürftigen Menschen. Pointiert gesagt, und im Folgenden noch genauer zu illustrieren, ist der mögliche ›Verlust an Zuwendung‹ von Pflegenden gegenüber ihren Patientinnen und Patienten nicht nur ein Mangel auf der Ebene des konkreten kurativen oder palliativen Handelns, sondern reicht sehr viel weiter in die Ebene des gesellschaftlichen Zusammenlebens hinein. Hier könnte der ›Verlust der Zuwendung‹ mit einer verringerten sozialen Kohäsion und mit ermäßigten moralischen oder politischen Pflichten gegenüber Anderen einhergehen.

Um diese These näher zu erläutern und zu belegen, werde ich in einem ersten Abschnitt einige Aspekte des Transformationsprozesses genauer beschreiben (Ökonomisierung, Industrialisierung, Technisierung). In einem zweiten Abschnitt werde ich die Problematik gegenwärtiger Transformationsprozesse auf der Mikroebene der professionellen Akteure (vor allem pflegerisches und medizinisches Personal) skizzieren und danach fragen, welche Faktoren für ein Sinken der Versorgungsqualität identifiziert werden können und ob und wie der zuvor behauptete ›Verlust der Zuwendung‹ als ein solcher Faktor empirisch verifiziert und bewertet werden kann. In einem dritten Teil werde ich die Folgen dieser Konstellation aus einer ethischen Perspektive beleuchten und zeigen, dass die ethische Kategorie der Supererogation hilfreich für das Verständnis von und die Kritik an gegenwärtigen Transformationsprozessen sein kann. Kurz gesagt geht es darum, dass gegenwärtige Konzepte vor allem auf die Effizienzsteigerung der Organisationen abstellen, aber dabei den notwendigen Gegenpol der Belastbarkeit von Systemen notorisch ignorieren. In einem vierten Abschnitt werde ich ausblicksartig Folgerungen für die weitere Gestaltung der Transformationsprozesse skizzieren.

2. Verlust der Zuwendung als Folge der Transformation?

Zu Beginn des Jahres 2009 meldete das Deutsche Ärzteblatt mit Berufung auf eine Online-Befragung unter 2000 Pflegekräften, dass sich die Pflegesituation in den deutschen Krankenhäusern deutlich verschlechtert habe (o.V. 2009). Im Herbst zuvor hatte ein Verbund von kommunalen Krankenhausträgern eine Plakatkampagne mit der Überschrift »Zuwendung ist unwirtschaftlich … für uns aber selbstverständlich« geschaltet. Im Seitentext wurde dazu erläutert: »Ein großes Krankenhaus ist keine Medizinfabrik, in der man beliebig die Zeit verdichten und Personal abbauen kann. Gute Pflege und Medizin brauchen Zeit, Zuwendung und qualifiziertes Personal. Seit 1997 sind allein die Personalkosten in den Kliniken um 34 % gestiegen. Nach dem Gesetz zur Krankenhausfinanzierung durfte die Leistungsvergütung jedoch nur um 11 % steigen. Da entsteht schnell eine Lücke von 8 bis 9 Mio. Euro im Jahr. Wir fordern deshalb, dass eine leistungsgerechte Finanzierung ebenfalls selbstverständlich ist«.

Der Plakattext bringt ein akutes Dilemma vermutlich aller Krankenhäuser auf den Punkt, auch wenn es hier nur von kommunalen Trägern formuliert wird: Um ihrem eigenen fachlichen Anspruch nach guter und zuwendungsorientierter Pflege und Medizin gerecht zu werden, müsste mehr Personal bereitgestellt und entsprechend bezahlt werden, das aber über die aktuellen Fallpauschalen (DRG) nicht refinanziert werden kann.

Den Krankenhausträgern, die hier mehr Geld für das System fordern, ist vielleicht insofern Recht zu geben, als sie alle zu den kommunalen Maximalversorgern gehören, die im DRG-System mit strukturellen Nachteilen zu kämpfen haben und dafür einen Ausgleich verlangen. Die strukturellen Nachteile bestehen unter anderem darin, dass ›unlukrative‹ Patientengruppen, also solche, die aufgrund ihrer Hauptdiagnose und der zu erbringenden Leistung keinen Gewinn für das Haus erwarten lassen, von Häusern der Maximalversorgung in der Regel nicht an andere Häuser weitergereicht werden können, was an anderer Stelle durchaus möglich erscheint. Damit sammelt sich für diese Krankenhäuser im Verlauf eines Jahres ein strukturelles Defizit an, das durch Bemühungen um Effizienz allein nicht kompensiert werden kann. Ob diese Argumentation so im Einzelnen zutrifft, kann hier nicht entschieden werden. Im Folgenden will ich mich auf das zugrunde liegende Problem konzentrieren: Nicht nur kommunale Krankenhäuser erfahren zunehmend eine Diskrepanz zwischen den eigenen professionellen Ansprüchen hinsichtlich qualitativ hochwertiger Versorgung und der ökonomisch vorstrukturierten Behandlungswirklichkeit. Diese Diskrepanz ist über weitere Prozess- und Strukturoptimierung nicht zu lösen, da die strukturellen Anreizsysteme selbst hochwertige Pflege und Medizin, die sich immer auch zuwendungsorientiert verstehen, gar nicht abbilden und entsprechend vergüten können. Insofern halte ich die von den kommunalen Krankenhausträgern anvisierte Strategie für untauglich. Das artikulierte Problem bleibt auch mit mehr Geld im System bestehen. Es findet sich auch nicht allein im Krankenhaus und nicht allein in der Pflege, doch lässt es sich hier recht eindrücklich illustrieren. Hierfür ist auf einige wichtige Phänomene einzugehen, die dem Transformationswandel seine Prägekraft verleihen.

Ökonomisierung, *Industrialisierung* und *Technisierung* sind drei zentrale Phänomene, die den Wandel der Organisationen in der Gesundheitsversorgung bestimmen. *Ökonomisierung* tritt allerdings nicht nur im Sinne der Rationalisierung von Prozessen und Strukturen in der Organisation auf, so dass das Verhältnis von Organisationszielen und eingesetzten Mitteln auf eine möglichst effiziente Weise bestimmt wird. Die gegenwärtige Ökonomisierung als Prozess hat diesen beschränkten rationalen Anspruch längst überschritten und zielt als *Kommerzialisierung* darauf, mit der Versorgung von Kranken möglichst großen

Gewinn zu machen. Es ist eingetreten, was Hagen Kühn und Michael Simon in ihren sozialwissenschaftlichen Untersuchungen zu den Auswirkungen prospektiver Finanzierung gegen Ende der 1990er Jahre perhorresziert hatten. Ihr zentraler Befund lautete damals: »… neben Verbesserungen der Ablauforganisation sowie Ansätzen zu Qualitätsmanagement und übergreifender Kooperation [ist] eine Ökonomisierung des ärztlichen und pflegerischen Denkens und Handelns [zu beobachten]. Ökonomisierung meint nicht ›Wirtschaftlichkeit‹, sondern die Tendenz zur Überformung der Dienstleistungsorientierung durch ökonomische Kalküle und Ziele, vermittelt über tatsächliche oder vermeintlich wirtschaftliche Zwänge. … Verfolgt man diese Entwicklungslinie bis zum Horizont, dann zeichnet sich eine Umkehrung der Zweck-Mittel-Relation ab: Geld wäre nicht mehr Mittel zum Zweck der Versorgung von Kranken, sondern die Versorgung von Kranken wäre Mittel zum Zweck der Erzielung und Optimierung von Erlösen« (Kühn/Simon 2001, 4). Fast zehn Jahre später sind wir in der Lage, diese Tendenz zu bestätigen und das Ausmaß noch etwas genauer zu beschreiben.

Technisierung im hier verstandenen Sinne meint die Gestaltung der Prozesse, Strukturen und Beziehungen der Organisation Krankenhaus durch systematische Anwendung von technologischem Denken auf diese Prozesse, Strukturen und Beziehungen. Es geht bei der Technisierung darum, die Handlungsreichweite von Menschen durch entsprechende technische Instrumente und Prozeduren zu erweitern. So können im diagnostischen, kurativen, aber auch palliativen Bereich das Repertoire an Optionen, die Präzision der Eingriffe, die Reproduzierbarkeit von Ergebnissen erhöht und ihre Kosten gleichzeitig gesenkt werden. Es geht darum, die Ambivalenz dieser Technisierung zu erfassen. So sehr sie es einerseits ermöglicht, Patienten umfassender, präziser, nachhaltiger zu behandeln, so beinhaltet diese Technisierung doch auch einen Verfremdungseffekt, der auf die Beziehungen der Menschen, die in dieser Organisation arbeiten bzw. in ihr versorgt werden, durchschlägt (vgl. Badura/Feuerstein/Schott 1993, bes. Kap. 3; Manzeschke/Reiher/Nagel 2005). Pierre Klossowski hat diese Ambivalenz in einer subtilen Analyse näher ausgeführt: »Die Fabrikation geräteartiger, immer komplexer werdender Objekte, führt zwei oder drei Fähigkeiten zusammen, die durch eine beliebige Operation determiniert werden, und trennt das Sensible von seinem körperlichen Agenten. Nicht nur übertreffen die ›Augen, die nicht sehen‹ und die ›Ohren, die nicht hören‹ die manuelle, in ihrem Kontakt begrenzte Ausübung, sondern auch das aus ihnen zusammengesetzte Instrument projiziert sich seinerseits in die zu produzierenden Objekte, und zwar in Form ebenso vieler physisch und mental ausdifferenzierter Funktionen, mit denen die betreffenden Objekte antworten« (Klossowski 1998, 36). Die technischen Instrumente und Prozeduren lassen also nicht nur die menschlichen Sinne weniger leistungsfähig erscheinen, sie verändern obendrein die Aufmerksamkeit gegenüber dem, was Klossowski ›Objekte‹ nennt und in diesem Kontext passend unpassend die Patientinnen und Patienten meint. Diese müssen auf das Auskunft geben, was von ihnen technisch abgefragt wird. Umgekehrt bedeutet die Mensch-Technik-Koppelung, dass eben auch nur das abgefragt und im Behandlungsprozess bearbeitet werden kann, was technisch eruierbar und darstellbar ist. Auch wenn diese Problematik vor allem mit der Medizin verbunden wird (vgl. Foucault 1973; Porter 2007, bes. Kap. 17 f.), so betrifft sie doch auch und zunehmend die Pflege, die im Zuge der Professionalisierung sich auch technisch immer weiter aufrüstet (vgl. Streich 1993; Manzei 2009). Wie noch zu zeigen sein wird, geht es mir nicht darum, den Prozess der Technisierung als solchen abzulehnen, sondern vielmehr die Ambivalenz des Prozesses mit ihren Folgen für die Zusammenarbeit zwischen Professionellen, für das Verhältnis zu den Patientinnen und Patienten sowie für das soziale Miteinander in den Blick zu nehmen.

Industrialisierung meint schließlich die Gestaltung der Prozesse, Strukturen und Beziehungen der Organisation nach den Mustern industrieller Produktion, die als die effizientesten und damit auch als die lukrativsten gelten. Zu den wichtigen Elementen industrieller Produktionsweise gehört ein hoher Grad an Automatisierung bzw. Mechanisierung, ein hohes Maß an Standardisierung in den Arbeitsgängen und ein Kontroll- und Evaluationsprozess, der eine kontinuierliche Verbesserung der Leistungen ermöglichen soll. In diesem Zusammenhang ist es interessant, dass im Gesundheitswesen – auch das lässt sich im Krankenhaus *in nuce* studieren – immer wieder fordistische Tendenzen (z. B. die Funktionspflege) eine Rolle gespielt haben und derzeit auf eine »industrielle Revolution der gesundheitsassoziierten Dienstleistung« hinauslaufen, die von einem »virtuellen Patienten« autonom und konsumbewusst selbst gesteuert wird (Münch 2007, 48 f.). Das geschieht in einem Moment, in dem andere Produktionszweige eher von postfordistischen Tendenzen gekennzeichnet sind (vgl. Häfner 2007, 114). Fordistische Produktion ist charakterisiert durch hochgradig arbeitsteilige, automatisierte, auf wenige spezialisierte Verrichtungen reduzierte Arbeitsprozesse. Geleitet von der Vorstellung, dass sich auch die Gesundheitsversorgung von den industriellen Mustern zu höherer Effizienz, höherer Qualität und zu einer gewinnorientierten Produktion anleiten lässt, wurde in den vergangenen Jahren über Technisierung, Qualitätsmanagement, *Pathways*, Behandlungsstandards und Ähnliches die Industrialisierung des Krankenhauses, aber auch anderer Segmente des Gesundheitswesens betrieben (vgl. Kühn 1998). Die Industrialisierung lässt sich als konsequente Zusammenführung der Prozesse der Ökonomisierung und der Kommerzialisierung einerseits und der Technisierung andererseits verstehen. Industrialisierung vereint die Ziele der Effizienz und der Lukrativität, der maximalen Produktivität und der maximalen Rendite. Es ist keine Frage, dass wir derzeit noch nicht am Scheitelpunkt dieser Entwicklungen angelangt sind. Gerade deshalb erscheint es mir umso wichtiger, diese Prozesse kritisch zu beobachten und danach zu fragen, mit welchen Konsequenzen sie verbunden sind und wie wir diese Konsequenzen ethisch zu beurteilen haben.

3. Empirische und ethische Aspekte der Transformation

Vorausgesetzt, der in der Plakatkampagne unterstellte ›Verlust der Zuwendung‹ findet tatsächlich statt, dann ergeben sich weitere Fragen: Warum und inwiefern sollte der ›Verlust der Zuwendung‹ als fachlich und ethisch problematisch qualifiziert werden? Geht er tatsächlich mit einer Minderung der fachlichen Qualität einher? Ist die Reduktion von Zuwendungsanteilen deshalb ethisch problematisch, weil damit gegen moralische Forderungen verstoßen wird? Könnte sich das dargestellte Problem nicht als eines des Übergangs verstehen lassen, in dem ein überkommenes Bild von guter professioneller Pflege durch ein neues ersetzt wird? Könnte es nicht sein, dass Zuwendung, so wie sie über viele Jahrzehnte, wenn nicht Jahrhunderte, in Anlehnung an das christliche Ideal der Nächstenliebe verstanden wurde, in einem doppelten Sinne – ökonomisch und moralisch – nicht mehr leistbar ist und deswegen verabschiedet werden sollte?

Noch 2006 konstatiert das Institut für Qualität und Wirtschaftlichkeit im Gesundheitswesen (IQWiG) in einer Metastudie: »In Deutschland existiert bislang kein zuverlässiges System, das eine Verschlechterung der Behandlungsergebnisse aufgrund nicht ausreichender Pflegekapazität anzeigt. Es bleibt unklar, inwieweit der Personalabbau in der stationären Pflege in Deutschland eine Verschlechterung der Ergebnisqualität nach sich zieht. Daher gibt es in Deutschland einen erheblichen Forschungsbedarf zur wissenschaftlichen Untersuchung möglicher Zusammenhänge zwischen der Pflegekapazität und der Ergebnisqualität« (IQWiG 2006, vif.).

Mittlerweile gibt es jedoch starke empirische Hinweise darauf, dass die Veränderung der Strukturen und Prozesse im stationären (aber auch ambulanten) Sektor, vor allem die Reduktion der Pflegekräfte, mit einer Reduktion der Kommunikationsanteile zwischen Personal und Patienten einhergeht. Eine Arbeitsgruppe um Sabine Bartholomeyczik hat über mehrere Jahre mit Multimomentaufnahmen die Tätigkeit von Pflegekräften im Krankenhaus dokumentiert und ist zu dem Ergebnis gekommen, dass seit Einführung der DRG die Kommunikationsanteile um 50 % zurückgegangen sind (Bartholomeyczik 2007). Im Forschungsprojekt ›Diakonie und Ökonomie‹, das die Auswirkungen der DRG-Einführung auf die Selbstwahrnehmung und Handlungsstrategien von Mitarbeitenden in Krankenhäusern qualitativ untersuchte (vgl. Manzeschke

2008), hat die Mehrzahl der Befragten Kommunikation mit allen Beteiligten und auf allen Ebenen als *die* große Herausforderung angesehen. Für sie ist durch Arbeitsvermehrung, Arbeitsverdichtung und neu hinzugekommene Arbeitsfelder (insbesondere Dokumentation) der Anteil an Patientenkontakten deutlich zurückgegangen. Das wird von ihnen als abträglich für die Versorgung, aber auch für ihre eigene Motivation und ihr Berufsethos angesehen.

Das Forschungsprojekt Wandel der Arbeit in Medizin und Pflege (WAMP), durchgeführt am Wissenschaftszentrum Berlin und dem Zentrum für Sozialpolitik in Bremen, kommt aufgrund seiner breit angelegten qualitativen und quantitativen Längsschnittstudie zu ähnlichen, aber statistisch stärker validierten Ergebnissen hinsichtlich der Faktoren Psychosoziale Betreuung und Versorgungsqualität (Braun u. a. 2008, bes. 263 ff.). Danach wird allgemein eine umfassende psychosoziale Betreuung der Patienten befürwortet. Allerdings sehen Ärzte und Ärztinnen in ihrer eigenen Praxis immer weniger die Möglichkeit, diese zu leisten, und betrachten das wesentlich als Aufgabe der Pflege (ebd., 264). Die Pflege ihrerseits ist aufgrund von Stellenabbau und den oben geschilderten Gründen ebenso wenig in der Lage, die als nötig erachtete psychosoziale Betreuung der Patienten und Patientinnen zu erbringen. »Auch bei den Pflegekräften herrscht also ein ausgeprägtes Spannungsverhältnis zwischen dem Anspruch, psychosoziale Versorgung erbringen zu wollen und einer Praxis, die ihnen dies in den meisten Fällen nicht oder nicht ausreichend gestattet. Deutlich wird auch, dass die Hoffnung der Ärzte, die Pflege könne ihnen diese Aufgabe abnehmen, nicht erfüllt wird. Da diese Fragen Kernbereiche des traditionellen pflegerischen Berufsbildes berühren, muss befürchtet werden, dass unter DRG-Bedingungen diese Normen so unter Druck geraten sind, dass sich im pflegerischen Selbstverständnis … eine Anpassung an die Praxis vollzieht« (ebd., 267).

Diese Einschätzung ist ein starkes Indiz für die eingangs geäußerte These, dass der Transformationsprozess die Pflege in ihrer Substanz, nämlich im Selbstverständnis ihrer Professionellen, verändert. Sie ist obendrein ein Hinweis darauf, dass diese Transformation auch ethische Implikationen beinhaltet; denn die beschriebene Veränderung des Selbstverständnisses begründet sich damit, dass moralische Normen so nicht mehr eingehalten werden können.

Diese Hinweise mögen genügen, um festhalten zu können, dass ein Zusammenhang zwischen reduzierten Personalkapazitäten, hochgradig verdichteten Versorgungsprozessen, restringierter Kommunikation zwischen den Akteuren und einer verringerten Versorgungsqualität – mindestens in psychosozialer Hinsicht – mehr als nur wahrscheinlich ist.

Ob allerdings der beobachtbare Kommunikations- und Motivationsverlust unmittelbar mit einem Mangel an ›genuiner‹ pflegerischer und medizinischer (unter Abzug der psychosozialen Versorgung) Versorgungsqualität einhergeht, ist empirisch nicht so eindeutig zu beantworten. Dafür mag es mehrere Gründe geben. Zum einem verfügen wir noch nicht über genügend empirische Daten. Das ist nicht zuletzt der verzögerten Begleitforschung zu den Auswirkungen der DRG anzulasten, die erst auf erheblichen Druck des Sachverständigenrates im Sommer 2008 ausgeschrieben wurde – mit gut fünfjähriger Verspätung. Ein anderer gewichtiger Grund dürfte meines Erachtens aber darin liegen, dass die Definition von Qualität darüber entscheidet, ob hier eine gleichbleibende, sinkende oder gar steigende Qualität konstatiert wird. Auch wenn es in der philosophischen Diskussion schon seit dem Mittelalter Überlegungen zum Verhältnis von Qualitäten zu Quantitäten gibt und seit der Neuzeit eine Durchlässigkeit zwischen beiden zu konstatieren ist (vgl. Blasche 1989, 1767), so halte ich die Versuche, (Pflege-)Qualität über quantifizierbare Daten festzustellen, für einen fatalen Kategorienfehler, der in den aktuellen Debatten so gut wie gar nicht thematisiert wird. Eine Qualität ist eine Eigenschaft (*qualitas*) und damit etwas kategorial völlig anderes als eine Menge (*quantitas*). Zu Recht hat Nietzsche auf das mit dem Qualitätsbegriff verbundene Werteempfinden verwiesen, das sich eben nicht einfach in Quantitäten darstellen lässt (vgl. Blasche 1989, 1777). Die Vermischung von Qualitäten und Quantitäten, wie sie etwa bei Qualitätsmessungen vorgenommen wird, ist logisch mindestens problematisch. Eine Messung (Quantifizierung) der Qualität ist theoretisch nicht so leicht zu haben, wie es heutige Diskussionen um Qualitätsmanagement und Qualitätsmessung nahelegen. In der Praxis hat das paradoxerweise zur Folge, dass wir einerseits von Qualitätsverlusten sprechen, wie es im oben angeführten Beispiel mit dem Verlust der Zuwendung angedeutet wird. Gleichzeitig und andererseits weisen die Qualitätsberichte der Organisationen eher Qualitätsverbesserungen aus. Diese wird man nicht allein als dem Marketing und dem Wettbewerb geschuldete Inszenierung abweisen dürfen; vielmehr treten ›qualitatives Werteempfinden‹ und quantifizierendes Messen dessen, was jeweils als Qualität bezeichnet wird, immer weiter auseinander. Solange wir hier nicht zu anderen Beschreibungs- und Bewertungsverfahren kommen, werden wir eine Qualitätsdebatte führen, die am Kern der Sache vorbeigeht.

Die Faktoren, die über die Versorgungsqualität entscheiden, sind vielfältig und bedürfen – gerade hinsichtlich der Auswirkungen von DRG im stationären Sektor – einer konzentrierten Forschung. So lässt sich einerseits beobachten, dass der Versicherungsstatus der Patienten mitentscheidend für Umfang und Qualität seiner Versorgung sein kann; auch die Hausgröße und die Trägerschaft spielen eine Rolle. Noch wichtiger scheinen aber die Bedingungen zu sein, unter denen das Personal seine Leistungen zu erbringen hat. Die WAMP-Studie kommt zu dem Ergebnis: »Der Wellenvergleich zeigt vor allem, dass unter DRG-Bedingungen eine Heterogenisierung der Versorgungsqualität stattgefunden hat: Während 2004 die Verteilung guter zu schlechten Arbeitsbedingungen (Ressourcen) einen Einfluss von 19 Prozentpunkten hatte, ist dieser Einfluss in 2007 auf 38 Prozentpunkte gestiegen. ... Dies bestätigt den Eindruck, dass der von dem neuen Entgeltsystem ausgehende zusätzliche wirtschaftliche Druck dazu führt, dass für etwa 30 Prozent der Häuser sich die Lage so verschlechtert hat, dass mit Nachteilen für die Versorgung der Patienten gerechnet werden muss« (Braun u. a. 2008, 266).

Die Faktoren für gute oder schlechte Arbeitsbedingungen lassen sich mit Blick auf die Professionellen unterscheiden, in solche der Selbst- oder Innensteuerung und solche der Außensteuerung – wobei beide Steuerungsformen in einem nicht monokausalen Wechselverhältnis stehen. Für die Innensteuerung sind etwa Momente wie Angst vor dem Arbeitsplatzverlust, Gefühle der Überforderung und eine professionelle Verunsicherung auszumachen. Diese Momente führen dazu, dass die Professionellen vor allem mit sich selbst beschäftigt sind und deshalb als Person immer weniger in Kontakt mit den Patientinnen und Patienten treten. Eine Interviewsequenz aus dem Forschungsprojekt Diakonie und Ökonomie von 2006 mag das verdeutlichen:

»Es wird immer enger und die Leute kriegen immer mehr Angst um ihren Arbeitsplatz. Das, denke ich, ist sicher nicht nur im Gesundheitswesen ein Problem, aber bei uns auch sicherlich. Und da die Leute Angst kriegen, geht ihr Handeln auch dementsprechend anders. Sie sind nicht mehr so offen für bestimmte Dinge. Sie machen mehrere Dinge zwar genauso wie sie es vorher gemacht haben, aber nicht mehr so – hat man das Gefühl – aus freiem Willen und weil sie es tun wollen, sondern weil sie es müssen. ›Ich muss ja meinen Job machen‹. Und es ist nicht mehr so lustbetont, d. h. der Spaß geht verloren. Und wenn der Spaß verloren geht, dann, wenn man die Leute anguckt, dann verschwindet das Lächeln und wenn das verschwindet dann merkt der Patient das. Und in dem Moment ist auch eigentlich der Patient nicht mehr im Mittelpunkt, sondern der Mitarbeiter sieht sich selber als Leittragender einer Situation und sieht nicht mehr so sehr auf das, was er eigentlich machen muss. Und somit gehen die Wege im Moment manchmal ein bisschen auseinander. Ich glaube, dass wir noch relativ gut dran sind. Ich glaube, dass viele Häuser da schon viel schlechter dran sind. Da geht es einfach darum, seinen Job zu machen und da geht es nicht mehr darum, Patienten in liebevoller Weise zu pflegen und zu umhegen. Ich glaube, dass das hier noch relativ gut gemacht wird. Aber da sehe ich ein ganz großes Problem, dass das schlechter wird« (OL_V_FI_060112_AM, 8; zit. n. Manzeschke 2006 u. 2010).

Der hier zitierte Oberarzt und DRG-*Controller* eines evangelischen Krankenhauses beschreibt den sehr subtilen Wandel in der Organisation. Auf der Oberfläche läuft alles weiter wie bisher. Wer aber nur ein wenig an dieser Oberfläche kratzt, wird eines fundamentalen Wandels ansichtig. Es »geht nicht mehr darum, Patienten in liebevoller Weise zu pflegen«. Die Professionellen erfahren sich selbst als »Leidtragende« – wörtlich übersetzt sind das *Patienten* –, die sich zu allererst einmal um sich selbst kümmern.

Weitere Momente steuern die Professionellen von außen. So lenken die DRG Wahrnehmen, Urteilen und Handeln der Professionellen weg von den Patientinnen hin zu den Erlösen, die mit ihnen erzielt werden können. Eine stationsleitende Pflegekraft schildert das so:

»Das steuern eigentlich die Ärzte, so dass wir das eigentlich nur am Rande so mitbekommen, aber dass eben schon einmal gesagt wird, ›Also wenn er jetzt stationär bleibt, dann muss er mindestens so viele Tage bleiben, damit man diese DRG abrechnen kann‹. Andersherum genauso wenn er da liegt ›Ja, also jetzt ist so langsam die DRG aufgebraucht‹. So ungefähr, man muss jetzt sehen, dass man den Patienten wieder in die häusliche Versorgung zurückschicken kann«.

Die Passage macht deutlich, dass für die Behandlung die originär medizinischen und pflegerischen Anforderungen hinter den Steuerungsimpulsen durch die DRG zurücktreten. Die DRG gibt vor, ob und wie lange ein Patient stationär aufgenommen wird und wann er wieder nach Hause geschickt wird. Davon mag in begründeten Einzelfällen ausnahmsweise abgewichen werden, doch in der Systematik steht nun der ökonomische Impuls und nicht das medizinisch-pflegerische Versorgungsinteresse im Vordergrund.

Die Kontakte mit den Patienten werden auch dadurch vermindert, dass Behandlungsstandards und *Pathways* eine möglichst effiziente Versorgung der Patientinnen garantieren sollen und die angestrebte Optimierung der Prozesse immer weniger ›zufällige‹ und nicht-funktionale Kontakte zulässt.

Die Kontaktzeiten zwischen Patienten bzw. ihren Angehörigen und dem Personal werden systematisch reduziert. Diese Zeiten lassen sich in den DRG nicht abbilden und müssen deshalb als unproduktive Zeit aus dem optimierten Ablauf ausgeschieden werden. Auch hierzu eine Interviewsequenz aus dem Forschungsprojekt »Diakonie und Ökonomie«, die stellvertretend für viele gleichlautende Stellungnahmen steht. Ein katholischer Seelsorger in einem kommunalen Haus der Maximalversorgung berichtet:

»Also ich habe jetzt mal mit einer Krankenschwester geredet, deren Patient gestorben ist und die jetzt, nachdem sie ihn länger begleitet hat, sehr durcheinander war und eigentlich momentan nicht mehr weiterarbeiten konnte, ja? Und wir haben vielleicht 'ne halbe Stunde geredet. Und das hat die Frau etwas stabilisiert. Und dann hat sie gesagt ›Das muss ich jetzt bei anderen Patienten wieder reinarbeiten‹. Und das ist, glaube ich, schon ein schwieriger Punkt« (AB_S_FR_051027, 4).

Als schwierig empfindet er, dass die von der Krankenschwester ›investierte‹ Zeit in die Sterbebegleitung und in ihre eigene Psychohygiene als unproduktive Zeit gewertet wird, die anschließend wieder ›reinzuarbeiten‹ ist. Für solche Kommunikation ist im DRG-Regime systematisch keine Zeit vorgesehen und das zeitigt Folgen, die ein katholischer Klinikseelsorger eines anderen kommunalen Krankenhauses der Maximalversorgung wie folgt beschreibt:

»Ich finde, die Kommunikation ist kürzer und aggressiver geworden. Ich finde, die Kommunikation ist unter einen größeren Druck geraten. In der Kommunikation äußert sich immer häufiger, finde ich, der Unterton von Vergeblichkeitserfahrung, von Frustration und in die Kommunikation fließt immer mehr mit ein die Enttäuschung: ›Dafür bin ich nicht Pfleger, Arzt, Krankengymnast geworden‹« (HS_S_IV_TP_051104, 4).

Hier kommen Außen- und Innensteuerung wieder zusammen. Der äußere ökonomische Impuls, sich nicht auf ›unproduktive‹ Weise den Patienten zuzuwenden, wird auf der Innenseite mit Frustration und Demotivierung beantwortet und mit Überlegungen wie: »Dafür bin ich nicht Pfleger, Arzt, Krankengymnast geworden«.

Es darf aber auch nicht übersehen werden, dass die Mitarbeitenden die veränderten Anforderungen auch mit noch mehr Engagement beantworten. So berichtet ein Oberarzt der Chirurgie in einem evangelischen Krankenhaus stellvertretend für viele:

»Also, ich mache mir schon ziemlich viele Gedanken über die Versorgung meiner Patienten, habe einen hohen Einsatz, ich denke auch eine hohe Motivation. Ich bringe auch einen hohen zeitlichen Aufwand mit. Das, was ich an Gesprächen mit Angehörigen und Patienten, die jetzt mal über das rein Medizinische hinausgehen, angeht, das findet in der Freizeit statt. Also das muss man schon sagen. Es ist schwierig, das dann auch abzubilden, wenn man es genauer nimmt, in der Anwesenheitsliste. Wenn ich das alles aufschreiben würde, was ich da mache – wobei das ja letztendlich auch zu meiner beruflichen Tätigkeit gehört – das ist praktisch nicht möglich. Also ich muss dann schon, ich investiere auch von meiner Freizeit, um solche Sachen dann auch zu machen« (OL_M_KO_060112, 3).

Die Folgen einer solchen Leistung, die über das Vereinbarte hinausgeht, sind allerdings nicht selten Gefühle der Überforderung und einer zu geringen Wertschätzung, weitere Folgen sind typische Stresssymptome wie *Burnout* und Herz-Kreislauf-Erkrankungen. Beides lässt sich im Bereich des medizinischen wie pflegerischen Personals beobachten.

4. Supererogation – mehr tun als gefordert werden kann

Betrachtet man die geschilderten Phänomene aus einer systemischen Perspektive, so ergibt sich ein paradoxer Befund. In den Krankenhäusern arbeiten viele Menschen, die ein hohes Maß an Engagement, Verantwortung und Ethos in ihre Arbeit einbringen wollen (vgl. Häfner 2007, 113), aber von den Strukturen und Anforderungen der Organisation (und ihrer Umwelt) daran gehindert werden. Andreas Heller spricht zutreffend von den intelligenten Individuen und den dummen Organisationen und fragt, wie diese dummen Organisationen intelligenter gemacht werden können (Heller 2003).

Im Folgenden möchte ich anhand der ethischen Kategorie der Supererogation ein Konfliktfeld zwischen ›intelligentem‹ Individuum und ›dummer‹ Organisation näher ausleuchten und damit zugleich ein zentrales moralisches Problem in der gegenwärtigen Struktur unseres Gesundheitswesens beleuchten. Als supererogatorisch wird in der Ethik ein Handeln bezeichnet, das moralisch gut ist, aber das hinausgeht über das, was billigerweise von einem Menschen gefordert werden kann (Wessels 2002). Das Tun des barmherzigen Samariters ist supererogatorisches Handeln *par excellence*. Er versorgt nicht nur den unter die Räuber Gefallenen in der größten Not, sondern bringt ihn obendrein in eine Herberge und lässt den Herbergswirt wissen: »Was immer nur du darüber hinaus tust, will ich dir bezahlen, wenn ich zurückkomme« (Lk 10, 35; in der Vulgata heißt es: »*Quodcumque supererogaveris*«). Auch Jesus scheint solche supererogatorischen Übererfüllung im Sinn zu haben, wenn er sagt: »Wenn dich jemand auf deine rechte Backe schlägt, dem biete die andere auch dar. Und wenn jemand mit dir rechten will und dir deinen Rock nehmen will, dem laß auch den Mantel. Und wenn dich jemand nötigt, eine Meile mitzugehen, so geh mit ihm zwei« (Mt 5, 39 ff.).

Ohne hier den historischen Kontext weiter entfalten zu können, soll doch auf zwei Momente hingewiesen werden. Zum einen ist die kalkulatorische Logik der Scholastik schon sehr bald der Kritik anheimgefallen. Am prominentesten hat wohl Luther den Gedanken verworfen, man könne sich durch über das Maß hinausgehende Leistungen bei Gott besondere Verdienste und Privilegien in Heilsdingen erwerben. Entsprechend hat die Supererogation in der evangelischen Geschichte wie auch in der säkularen Geschichte der Neuzeit kaum mehr eine Rolle gespielt. Stattdessen wurde der Gedanke vertreten, dass das, was leistbar ist, auch geleistet werden soll. Vereinfacht gesagt entgrenzten Utilitarismus und Pflichtenethik jedes Maß an moralischer Leistung. Wenn das höchste Glück das ist, was moralisch anzustreben ist, dann kann es kein Weniger geben, das moralisch ausreicht. Auch die Kant'sche Pflichtenethik hat keinen Sensus für supererogatorisches Handeln. Wenn das, was moralisch gefordert ist, in vollem Umfang der Pflicht entspricht, die moralische Subjekte zu erfüllen haben, lässt das keinen Raum mehr, mehr als das Geforderte zu leisten. In der Linie dieses Gedankens lassen sich meines Erachtens auch Konzepte wie Qualitätsmanagement und Kontinuierlicher Verbesserungsprozess verstehen: Das Beste ist gerade gut genug und wird in der nächsten Runde der Verbesserung von Leistungen zum Mindermaß, das man hinter sich gelassen hat. Der ›kategorische Komparativ‹, jede Leistung als eine immer weiter verbesserbare anzusehen, hat zur Folge, dass im Bereich der Gesundheitsversorgung die dort arbeitenden Menschen mit einer permanenten Forderung nach ›Mehr‹ und ›Besser‹ konfrontiert werden. Dieser Prozess muss natürlicherweise irgendwann an seine Grenzen stoßen.

Das einseitige Setzen auf immer mehr Effizienz werde irgendwann dazu führen, dass Systeme (und Menschen) übereffizient werden und dann kollabieren. Der belgische Finanzexperte Bernard Lietaer erklärt mit dieser Überoptimierung das Kollabieren der Finanzmärkte und merkt an: »Natürliche Flusssysteme werden nachhaltig lebensfähig, weil die Natur nicht nach maximaler Effizienz strebt, sondern nach einer optimalen Balance zwischen Effizienz und Belastbarkeit« (Lietaer 2009, 157). Vielleicht muss es kein klares Maß an Effizienz geben, das sich – ähnlich wie bei der Supererogation – bestimmen ließe. Aber es bedarf eines Gegenpols, hier der Belastbarkeit von Systemen, um nicht durch einseitige übermäßige Forderungen die Systeme und die Menschen zu gefährden.

Es ist aber noch ein zweiter Punkt, der mit der Kategorie der Supererogation erhellt werden kann. Supererogatorische Handlungen sind freiwillige Handlungen, die weder von anderen eingefordert noch von den Handelnden selbst intendiert werden können. Es ist für sie charakteristisch, dass Außenstehende diese Leistung als bewundernswert und – in den neueren Diskussionen – die Handelnden als ›moralische Helden‹ betrachten (vgl. Urmson 1958), während die Handelnden selbst ihre Leistung als ›selbstverständlich‹, ›nur meine Pflicht‹ oder Ähnliches qualifizieren.

Nach meiner Einschätzung hat das deutsche Gesundheitswesen lange von moralischen Ressourcen gelebt, die sich – bei aller (evangelischen und philosophischen) Kritik an einer Verknüpfung von moralischen Handlungen und heilswürdigen Verdiensten – wesentlich aus der christlich motivierten Nächstenliebe gespeist haben. So waren Diakonissen lange bereit um Gottes Lohn zu dienen, und auch heute noch ist der Gedanke unter Pflegekräften durchaus verbreitet, dass man bereit ist, um der Patienten willen, mehr zu tun als das, was vertraglich vereinbart wurde.

In dem Maße aber, in dem der Handlungsspielraum zu solchen außervertraglichen Mehrleistungen durch die (technische) Effizienzoptimierung einerseits und die (moralische) Forderung nach *best practice* immer kleiner wird, in dem Maße nimmt auch die Bereitschaft und die Möglichkeit der Pflegenden und

Ärzte zu solchen Leistungen ab. Gleichzeitig erfahren Pflegende und Ärzte aber, dass das, was sie tun, nicht genügt. Sie geraten zwischen die Mühlsteine einer permanenten technisch-ökonomischen Mehrforderung und einer gesellschaftlichen (und wohl auch verinnerlichten) moralischen Mehrforderung, die beide immer weniger erfüllt werden können.

Ich spreche hier von einer umgekehrten, ›pervertierten Supererogation‹, die charakteristisch für die heillose Überlagerung von ökonomischen und moralischen Forderungen im Gesundheitswesen ist. Die Professionellen tun schon mehr als das, was vertraglich vereinbart ist, aber auch das kann nicht genügen und erhöht einerseits das innere Gefühl der Überforderung, des Versagens und der Frustration, andererseits steigt von außen gleichzeitig der gesellschaftliche Anspruch an die Professionellen. Die öffentliche Skandalisierung von Mangelversorgung etwa in Pflegeheimen muss – bei aller berechtigten Kritik – auch als moralische Empörung und Forderung nach mehr Leistung verstanden werden, die man ökonomisch aber nicht bereit ist, entsprechend zu bezahlen. Damit landen wir wieder beim Ausgangsbild vom ›Verlust der Zuwendung‹ – und auch dieses Plakat lässt sich noch als moralisch-ökonomische Mehrforderung lesen.

5. Folgerungen

Die Ausgangsthese behauptet, dass im Zuge der gegenwärtigen Transformationsprozesse im Gesundheitswesen der Ermessens- und Handlungsspielraum der Akteure (Pflegekräfte, medizinisches Personal, Seelsorge und Sozialdienst) minimiert werden, zum Beispiel durch die Systematik der DRG, die eine ›nicht-funktional gebundene‹ Kommunikation nicht abbildet, ergo als unlukrativ bewertet und in den Behandlungsabläufen unterdrückt. Weiterhin tragen Formen der Standardisierung, des Qualitätsmanagements und der Prozessoptimierung dazu bei, dass die Zuwendungsanteile gegenüber den Patienten und Patientinnen weiter sinken – mit negativen Folgen für die Versorgungsqualität. Auf der Ebene der individuellen Akteure, so wurde gezeigt, gibt es bei weiterhin hohem Forschungsbedarf starke Indizien für die Stichhaltigkeit der These.

Auf der Ebene der Organisation ist damit ein Prozess impliziert, der sich, hier verkürzt dargestellt, als Veränderung der Organisation von der Fürsorgeanstalt zum Dienstleistungsunternehmen beschreiben lässt. Während in der Fürsorgeanstalt – idealtypisch gesprochen – der Fürsorgeaspekt gegenüber den Patientinnen und Patienten im Vordergrund stand und ökonomische Motive sekundär waren, gerät im Dienstleistungsunternehmen das Geld zum Leitmedium der Organisation, welches Wahrnehmen, Urteilen und Handeln seiner Akteure anleitet. Damit werden Erlösorientierung, Kundenattraktion und Kundenbindung, Patientenselektion nach Lukrativität und die Generierung von Fallzahlen zu zentralen Imperativen des unternehmerischen Handelns. Diese Parameter stehen aber diametral dem bisherigen Selbstverständnis der Professionellen und dem Bild von der Organisation gegenüber, das sie bisher geprägt hat und für das sie eingestanden haben.

Es mag sein, dass die derzeit wahrnehmbare Diskrepanz zwischen dem Anspruch der Organisation – pointiert formuliert heißt das fast unisono: ›Bei uns steht der Mensch im Mittelpunkt‹ – und der erfahrenen Realität auf der Ebene der Professionellen eine Generationenfrage ist, so dass eine neue Generation von Pflegekräften und Ärztinnen diese Diskrepanz so nicht mehr wahrnehmen werden. In diese Richtung äußert sich auch der Seelsorger in einem kleinen freigemeinnützigen Krankenhaus:

»Ja sicher, die Motivation hat in den letzten Jahren stark abgenommen. Ganz besonders bei denen, die länger in dem Beruf drin sind. Die, die neu reinkommen, die kennen es nicht anders. Darin liegt zwar eine gewisse Chance, aber sonst hat die [Motivation] stark abgenommen bis hin zu Ängsten, bis hin zu Resignation, bis hin zu Depression, bis hin zur Berufsunfähigkeit. Die haben es ja auch gar nicht erlebt, wie es anders sein kann. Dass sich so persönliche Beziehungen aufbauen in der Pflege und dass die über das hinaus, was sie unbedingt machen müssen, niemals nachgehen. Das kennen die nicht mehr. Oder kaum« (HO_S_HH_051130, 5).

Auf der Ebene der Organisation und der Gesellschaft wird der kulturelle und mentale Wandel sich vermutlich langsamer vollziehen, gleichwohl wird er auch hier spürbar werden. Betrachtet man Zuwendung nicht nur als eine bilaterale Form sozialer Beziehung, sondern erblickt in ihr einen Topos der symbolischen Kommunikation, die es einer Gesellschaft – neben anderen Kommunikationsformen – ermöglicht, sich darauf zu verständigen, was in ihr gelten soll und wie der gemeinsame Horizont der Sinndeutung beschaffen ist, so muss die Frage gestellt werden, ob mit dem Auswandern dieser Zuwendung aus der Institution Krankenhaus diese symbolische Kommunikation anderswo stattfinden wird, ob sie durch andere Formen ersetzt wird oder schlicht ausfällt. Im letzten Fall dürfen wir eine Verarmung der sozialen Beziehungen in jeder Hinsicht erwarten: zwischen den Mitarbeitenden, zwischen Personal und Patienten, zwischen den Professionellen und der Gesellschaft, was auch durch Effizienzsteigerung und Professionalisierung, durch Qualitätskontrollen und Behandlungsstandards nicht wird ausgeglichen werden können (vgl. Langer/Manzeschke 2009).

Vielmehr wird es darum gehen, eine produktive und nachhaltige Balance zwischen Effizienz und Belastbarkeit auf der Ebene der Individuen, der Organisation und des gesamten Systems anzustreben. Diese wird es nur geben, wenn auf allen drei Ebenen das Verhältnis von Freiheit im Handeln und Erwartbarkeit des Handelns gewährleistet ist. Auf der Mikroebene der Begegnung zwischen Professionellen und Patienten heißt das zum Beispiel, nach dem Verhältnis von Standardisierung und Individualisierung der Behandlung zu fragen: Bis zu welchem Grad lässt sich die Behandlung eines kranken Menschen in einem Prozess standardisieren und effizient gestalten? Bis zu welchem Grad muss das auch standardisiert und effizient gestaltet werden? Gibt es ein Maß für den Grad der Optimierung und wie kann das gewonnen werden – oder wird hier eine potentiell unendliche Steigerung angenommen? Auf der Mesoebene der Organisation lässt sich das gleiche Problem etwa folgendermaßen durchspielen: Welche Prozesse und Strukturen müssen eingerichtet werden, damit das Personal hinreichend Handlungsspielräume hat, um die Behandlungen zwischen Standard und Individualität fachlich effektiv, ökonomisch effizient und moralisch-symbolisch überzeugend durchzuführen? Bezogen auf die Patienten ist zu fragen, wie die Prozesse und Strukturen auf der Ebene der Organisation eingerichtet werden müssen, damit diese ein vertrauenswürdiges Maß an Erwartbarkeit hinsichtlich der Behandlungsprozeduren signalisiert bekommen.

Auf der Makroebene der sozialpolitischen und volkswirtschaftlichen Rahmenordnung stellen sich die für die anderen Ebenen bereits angedeuteten Fragen so, dass Gesetze, (Rahmen-)Ordnungen und Institutionen so gefasst werden, dass sie den nachgeordneten Ebenen ein nachhaltiges Wirtschaften zwischen Effizienz und Belastbarkeit erlauben. Es geht gerade um das Miteinander und die Gleichzeitigkeit von Ethik und Ökonomik, nicht die Vorordnung der einen vor der anderen. Angesichts der aktuellen Transformationen, die einseitig der Ökonomie und der Effizienz Vorschub leisten, scheint eine ethische Besinnung darauf, was eigentlich effizient geleistet werden soll, überfällig. Das impliziert, dass ein politischer Diskurs der Gesellschaft ermöglicht wird, wo und auf welche Weise sie sich über ihre so fundamentale Grundlage wie die Gesundheitsversorgung ihrer Mitglieder verständigen kann (vgl. Badelt 2001). Hierbei dürfte es auch darum gehen, Vertrauen in die Institutionen zu erhalten bzw. wieder zu gewinnen, das im anderen Fall ebenso wie die Zuwendung verloren zu gehen droht.

Literatur

Badelt, Christoph (2001): Wirtschaft an der Schwelle zum 21. Jahrhundert. Raum für soziale Anliegen? Wien.

Badura, Bernhard/Günter Feuerstein/Thomas Schott (1993) (Hg.): System Krankenhaus. Arbeit, Technik und Patientenorientierung. Weinheim.

Bartholomeyczik, Sabine (2007): Reparaturbetrieb Krankenhaus. DRGs und ihre Auswirkungen aus Sicht der Pflege. In: Dr. med. Mabuse. Zeitschrift im Gesundheitswesen. 32. Jg., H. 166, 57 – 60. – Vgl. auch: http://www.mabuse-verlag.de/zeitschrift/166 Bartholomeyczik.pdf.

Blasche, Siegfried (1989): Art. »Qualität, III. Neuzeit«. In: Historisches Wörterbuch der Philosophie, Bd. 9, hg. von Joachim Ritter und Karlfried Gründer. Darmstadt, Sp. 1766 – 1780.

Braun, Bernard u. a. (2008): Wandel von Medizin und Pflege im DRG-System. Arbeits-/ Endbericht für die Beratungen des Projektbeirats der Hans-Böckler-Stiftung am 15. Dezember 2008 in Berlin. In: http://www.wamp-drg.de/Publikationen.htm.

Foucault, Michel (1973): Die Geburt der Klinik. Eine Archäologie des ärztlichen Blicks. München.

Häfner, Sigrid (2007): Gesellschaftliche Bedingungen eines Ethos fürsorglicher Praxis. Ergebnisse des Workshops und weiterführende Reflexion. In: Senghaas-Knobloch, Eva/Christel Kumbruck (Hg.): Vom Liebesdienst zur liebevollen Pflege. Loccumer Protokolle 80/07, 113 – 118.

Heller, Andreas (2003): Wie werden kirchliche Krankenhäuser intelligentere Organisationen? In: Heller, Andreas/Thomas Krobath (Hg.): Organisationsethik. Organisationsentwicklung in Kirchen, Caritas und Diakonie. Freiburg i. Br., 249 – 267.

Hollis, Martin (1995): Soziales Handeln. Eine Einführung in die Philosophie der Sozialwissenschaft. Berlin.

Institut für Qualität und Wirtschaftlichkeit im Gesundheitswesen (IQWiG) (2006): Zusammenhang zwischen Pflegekapazität und Ergebnisqualität in der stationären Versorgung. Eine systematische Übersicht. Köln.

Klossowski, Pierre (1998): Die lebende Münze. Berlin.

Kühn, Hagen (1998): Industrialisierung der Medizin? Zum politisch-ökonomischen Kontext der Standardisierungstendenzen. In: Jahrbuch für Kritische Medizin, Bd. 29: Standardisierungen der Medizin. Berlin, 34 – 52.

Kühn, Hagen/Michael Simon (2001): Anpassungsprozesse der Krankenhäuser an die prospektive Finanzierung (Budgets, Fallpauschalen) und ihre Auswirkungen auf die Patientenorientierung. Forschungsprojekt des Berliner Forschungsverbundes Public Health gefördert vom Bundesministerium für Bildung und Forschung durchgeführt von der Arbeitsgruppe Public Health am Wissenschaftszentrum Berlin für Sozialforschung. Berlin.

Langer Andreas/Arne Manzeschke (2009): Professionelles Management in der Medizin und der Sozialen Arbeit. In: Pfadenhauer Michaela/Thomas Scheffer (Hg.): Profession, Habitus und Wandel. Frankfurt am Main (im Druck).

Liebsch, Burkhard (2001): Zerbrechliche Lebensformen. Widerstreit – Differenz – Gewalt. Berlin.

Lietaer, Bernard (2009): Erhöhte Unfallgefahr. In: brand 1, 11. Jg., H. 1, 154 – 161.

Manzei, Alexandra (2009): Neue betriebswirtschaftliche Steuerungsformen im Krankenhaus. Wie durch die Digitalisierung der Medizin ökonomische Sachzwänge in der Pflegepraxis entstehen. In: Pflege und Gesellschaft, 14. Jg., H. 1, 38 – 53.

Manzeschke, Arne/Michael Reiher/Eckhard Nagel (2005): Hochtechnologiemedizin und Ethik. Müssen wir Grenzen setzen? In: Niederlag, Wolfgang u. a. (Hg.) Hochtechnologie im Spannungsfeld zwischen Ökonomie, Politik, Recht und Ethik. Health Academy 01/2005. Dresden, 127 – 154.

Manzeschke, Arne (2006): »Wenn das Lächeln verloren geht«. Beobachtungen zu Profession und Ethos in den Gesundheitsberufen. In: Sozialer Sinn. Zeitschrift für hermeneutische Sozialforschung, 7. Jg., H. 2, 251–272.

Manzeschke, Arne (2008): DRG und die Folgen der Deprofessionalisierung. In: Bonde, Ingo u. a. (Hg.): Medizin und Gewissen. Im Streit zwischen Markt und Gewissen. Dokumentation des Internationalen IPPNW-Kongresses in Nürnberg vom 20.–22. Oktober 2006. Frankfurt a. M., 353–382.

Manzeschke, Arne (2010): Der pauschale Patient. Auswirkungen der DRG auf Professionsethos und Versorgungsqualität. Wiesbaden (im Druck).

Münch, Eugen (2007): e-health zwischen Sozial- und Konsumwirtschaft. In: Jähn, Karl/ Michael Reiher/Eckhard Nagel (Hg.): e-health im Spannungsfeld zwischen Entwicklung und Anwendung. Berlin.

Oelmüller, Willi/Ruth Dölle/Rainer Piepmeier (1978): Philosophische Arbeitsbücher, Bd. 2: Diskurs: Sittliche Lebensformen. Paderborn.

Pankoke, Eckart (2004): Art. »Sozialer Wandel«. In: Historisches Wörterbuch der Philosophie, Bd. 12, hg. von Joachim Ritter und Karlfried Gründer. Darmstadt, Sp. 318–320.

Porter, Roy (2007): Die Kunst des Heilens. Eine medizinische Geschichte der Menschheit von der Antike bis heute. Berlin, Heidelberg.

Streich, Waldemar (1993): Computerisierung der stationären Krankenpflege? In: Badura, Bernhard/Günter Feuerstein/Thomas Schott (Hg.): System Krankenhaus. Arbeit, Technik und Patientenorientierung. Weinheim, 227–238.

Urmson, James Opie (1958): Saints and Heroes. In: Melden, A. I. (Hg.): Essays on Moral Philosophy. Seattle.

O.V. (2009): Pflegesituation in Krankenhäusern offenbar deutlich verschlechtert, unter: http://www.aerzteblatt.de/v4/news/newsdruck.asp?id=35260.

Wessels, Ulla (2002): Die gute Samariterin. Zur Struktur der Supererogation. Berlin, New York.

Zachuber, Johannes/Michael Weichenhan (2004): Art. »Wandel, Veränderung«. In: Historisches Wörterbuch der Philosophie, Bd. 12, hg. von Joachim Ritter und Karlfried Gründer. Darmstadt, Sp. 310–318.

Lukas Slotala

Gute Pflege trotz Ökonomisierung? Ambulante Pflegedienste im Spannungsfeld zwischen wirtschaftlichen Zielvorgaben und Versorgungsbedarf

»Da brauche ich mir gar nichts vor zu machen, ich werde nach Zahlen beurteilt. Unserer, mein Pflegedienst schreibt seit Jahren die besten Zahlen. Aber jetzt kann ich nicht mehr.«

Pflegedienstleiterin eines ambulanten Pflegedienstes

1.   Einleitung

Marktsteuerung hat zunehmend Konjunktur im deutschen Gesundheitswesen (Bauer 2006, Kühn 2004). Seitdem »explodierende Kosten« und »Unwirtschaftlichkeit« mehr und mehr zu Synonymen eines staatlich-korporatistisch verfassten Krankenversorgungssystems avanciert sind, zielen gesundheitspolitische Reformen zusehends auf einen marktorientierten Umbau. Dieser seit nunmehr mittlerweile etwa 20 Jahren anhaltende gesundheitspolitische Paradigmenwechsel (Rosenbrock/Gerlinger 2006), der häufig als Ökonomisierung von Gesundheit umschrieben wird, hat heute bereits zu vielfältigen und teilweise auch radikalen Veränderungen in der Organisation der Krankenversorgung geführt. Während beispielsweise bis in die 1980er Jahre Krankenkassen keine Konkurrenz zueinander gekannt haben, werben diese heute wie selbstverständlich mit aufwendigen Marketingkampagnen, Beitragssätzen (zukünftig Zusatzbeiträge) und spezifischen Leistungsangeboten um Versicherte; viele Krankenhäuser kämpfen aufgrund budgetierter Finanzmittel mittlerweile um ihr wirtschaftliches Überleben oder werden nach und nach von privatwirtschaftlichen Investoren übernommen, und gesetzlich Krankenversicherte bezahlen inzwischen regelmäßig privat dazu, wenn sie Gesundheitsleistungen in Anspruch nehmen wollen. Die gebräuchlichsten Schlagworte zur Beschreibung des Gesundheitswesens von morgen – so scheint es – werden vor allem der Welt der Wirtschaft entliehen sein. Sie heißen »Konkurrenz«, »Wettbewerb«, »Gesundheitsmarkt« oder auch »Kunde«.

Auch die pflegerischen Versorgungsbereiche außerhalb der Grenzen des Krankenhauses bleiben von dem ökonomischen Wandel nicht ausgeschlossen.

Im Gegenteil: Allein der Blick auf die deutlichen Zuwachsraten und Anteile privater Trägerschaften in der ambulanten und heimstationären Pflege offenbart einen enormen Bedeutungsgewinn privatwirtschaftlicher Interessen in der Pflege innerhalb von nur wenigen Jahren (vgl. Tabelle 1 und 2).

Tabelle 1: Ambulante Pflegedienste und Trägerschaft im Zeitvergleich. Entwicklung zwischen 1999 und 2005.

Jahr	ambulante Pflegedienste Träger insgesamt		nicht-private ambulante Pflegedienste		private ambulante Pflegedienste	
	ambulante Pflegedienste	Pflegebe-dürftige	ambulante Pflegedienste	Pflegebe-dürftige	ambulante Pflegedienste	Pflegebe-dürftige
1999	10820	415289	5316	267485	5504	147804
2005	10977	471543	4650	268401	6327	203142
Trend	+2%	+14%	-13%	+0%	+15%	+37%

Quelle: Eigene Darstellung und Berechnung nach dem Statistischen Bundesamt (2002a, 2007a)

Tabelle 2: Pflegeheime und Trägerschaft im Zeitvergleich. Entwicklung zwischen 1999 und 2005.

Jahr	Pflegeheime Träger insgesamt		nicht-private Pflegeheime		private Pflegeheime	
	Pflegeheime	verfügbare Plätze	Pflegeheime	verfügbare Plätze	Pflegeheime	verfügbare Plätze
1999	8859	645456	5767	478819	3092	166637
2005	10424	757186	6450	511214	3974	245972
Trend	+18%	+17%	+12%	+7%	+29%	+48%

Quelle: Eigene Darstellung und Berechnung nach dem Statistischen Bundesamt (2002b, 2007b)

Unabhängig von der Trägerschaft sind der Finanzierung der Pflegeversorgung durch die solidarisch verfasste Soziale Pflegeversicherung (SPV) enge Grenzen gesetzt, da der finanzielle Leistungsanspruch in der SPV sich explizit nicht auf den gesamten jeweils anfallenden Versorgungsbedarf im Pflegefall erstreckt (Vorrang der Beitragssatzstabilität gegenüber der Bedarfsdeckung). Anbieter ambulanter oder heimstationärer Pflegeleistungen stehen damit nicht nur in regionaler Konkurrenz zueinander, sondern befinden sich grundsätzlich unter einem enormen Kostendruck und stehen nicht zuletzt aufgrund des teilweise kaufkraft*abhängigen* Zugangs zu professionellen Pflegeleistungen auch im Kostenwettbewerb mit anderweitigen Formen der Pflegeversorgung, wie der legalen oder »illegalen« Laien-Pflege.

Welche Effekte die fortschreitende Privatisierung der Pflege, der Kostendruck im Rahmen der SPV und die Kaufkraftabhängigkeit beim Zugang zu pflegeri-schen Leistungen letztendlich auf die Qualität und Effizienz der Pflege haben – Antworten auf diese Fragen kommen bislang aufgrund fehlender Forschungsergebnisse nicht über den Stand von Annahmen oder auch Anekdoten hinaus. Dies erscheint überaus überraschend. Denn die anhaltende Entfaltung der Logik des Marktes zur Steuerung der Pflege, wie auch des gesamten Gesundheitswesens, muss insgesamt als ein massiver Eingriff in die Leistungsstruktur des deutschen Gesundheitssystems betrachtet werden. Zunehmende Kostenprivatisierung steht beispielsweise unverbunden dem Anspruch gegenüber, dass jedem Kranken und Hilfsbedürftigen unabhängig von seinem sozialen oder ökonomischen Status eine bedarfsgerechte und an den je aktuellen Möglichkeiten orientierte Gesundheitsversorgung garantiert werden soll. Nicht weniger dringliche Fragen dürften mit Blick auf die klassischen Berufskonstruktionen im Gesundheitswesen entstehen: Einerseits sind Mediziner und Pflegekräfte an die Aufgabe gebunden, im Sinne des sachlichen Bedarfsprinzips allein zum Wohle des Kranken und Hilfsbedürftigen zu handeln und dabei jedwede ökonomischen Interessen dezidiert außen vor zu lassen. Andererseits findet die Arbeit von Pflegekräften und Medizinern in zusehends nach betriebswirtschaftlichen Maßstäben ausgerichteten Versorgungseinrichtungen statt. Wie also wird die betriebswirtschaftliche Logik in der Versorgungspraxis überhaupt sichtbar? Wie verträgt sich diese systemfremde Logik mit dem traditionellen Berufsverständnis des Gesundheitspersonals? Welche Konsequenzen haben die ökonomischen Bedingungen für die Qualität der Versorgung?

Der vorliegende Beitrag greift diesen Forschungsbedarf auf und widmet sich im empirischen Teil dem Versorgungsbereich *ambulante Pflege*. Ausgangspunkt der qualitativen Untersuchung bildet die Fragestellung, *welche Folgen die derzeitigen ökonomischen Bedingungen in der ambulanten Pflege für die Versorgungsqualität haben*. Bevor jedoch die empirischen Ergebnisse in den Vordergrund gestellt werden, sollen zunächst einige konzeptionelle Überlegungen zum Gegenstand »Ökonomisierung« dargelegt werden. Dabei wird es darum gehen, möglichst exakt die Forschungsperspektive zu bestimmen, aus der heraus die Praxis der ambulanten Pflegedienste analysiert und im Hinblick auf etwaige Ökonomisierungstendenzen vermessen werden soll. Im Idealfall kann dieser konzeptionelle Arbeitsschritt auch als ein kleiner Beitrag zu der noch sehr jungen Ökonomisierungsdebatte verstanden werden, die den marktwirtschaftlichen Wandel des deutschen Gesundheitswesens wissenschaftlich einzufangen versucht.

2. Was meint Ökonomisierung?

Seitdem nach und nach marktwirtschaftliche Steuerungselemente in das Gesundheitssystem eingeführt worden sind, erfährt dieser Trend, wenn auch erst mit zeitlicher Verzögerung, zunehmend eine breite Aufmerksamkeit innerhalb der Gesundheits- und Sozialwissenschaften. Der in diesem Zusammenhang prominenteste Begriff ist zweifelsohne »Ökonomisierung«.

Allerdings werden mit »Ökonomisierung« oftmals unterschiedliche Bezüge und Sachverhalte angesprochen. Das Spektrum reicht von der »Ökonomisierung«, verstanden als eine planvolle und zugleich notwendige Reform des Gesundheitswesens, die eine höhere Wirtschaftlichkeit und eine bessere Versorgungsqualität zum Ziel hat (Oberender 2007), über ein kritisches Verständnis von »Ökonomisierung«, bei dem die zunehmende Steuerung der Krankenversorgung (Kühn 2004), der Diakonie (Ulshöfer u. a. 2004) und der freien Wohlfahrtspflege (Liebig 2005) über ökonomische Anreize zum Thema erhoben wird. Im Mittelpunkt der Diagnosen steht oftmals auch ein Wertekonflikt zwischen ökonomischen Kalkülen und versorgungsethischen Aspekten, dessen Fortgang zu einer »Kulturwende« (Deppe 1999), »Entfremdung« und »Dehumanisierung« (Deutscher Ärztetag 2004) in der Krankenversorgung führen soll. Darüber hinaus wird unter »Ökonomisierung« auch die Tendenz subsumiert, Versorgungsabläufe nach wissenschaftsbasierten Kriterien zu standardisieren (Vogt 2004). Mitunter finden auch mehr oder weniger synonym verwandte Begriffe Eingang in die Ökonomisierungsdebatte, wie beispielsweise »Kommerzialisierung« (Kühn 2003), »Salutokapitalismus« (Bauer 2007) oder »Liberalisierung« (Gerlinger 2004).

Bauer (2007) konstatiert zudem, dass die wissenschaftliche Diskussion regelmäßig nicht über den Status reiner Problemerörterungen und -annahmen hinausgeht. Der Tenor einiger Beiträge ähnele ferner eher einer Pro- bzw. Kontrapositionierung gegenüber der »Ökonomisierung« bzw. dem damit verbundenen Wandel, als dass damit die sich faktisch vollziehende Transformation des Gesundheitssystems empirisch wie theoretisch in ihrer Eigenheit analysiert werde.

Jene Vorentschiedenheit bei der Einordnung und Bewertung von Ökonomisierungsprozessen verweist zugleich auf das dahinter liegende Theoriedefizit in der Gesundheitssystemdebatte. Daher erscheint es produktiv, abseits aller kritischen Argumente hinsichtlich des weit voranschreitenden Wandels im Gesundheitswesen, eine intensive Auseinandersetzung mit der »Innenseite« der Ökonomisierungsprozesse vorzunehmen. Das Erkenntnisinteresse einer solchen Perspektive liegt dann primär auf einer genauen Bestimmung dessen, was genau mit »Ökonomisierung« von Gesundheit gemeint sein soll und mit welchen strukturellen Folgen dieses Phänomen für die Funktionsweise des Gesundheitssystems einhergehen könnte. Bei den folgenden konzeptionellen Ausführungen wird deshalb auf die wenigen bisher vorliegenden theoretischen Arbeiten zum Gegenstand »Ökonomisierung« im Gesundheitsbereich zurückgegriffen. Diese, vorwiegend auf sozialwissenschaftlichen Theorien aufbauenden Diskurse, setzen sich mit der Ökonomisierung aus unterschiedlichen Perspektiven auseinander. Zugleich muss kritisch vermerkt werden, dass es sich hierbei insgesamt um einen noch sehr jungen Diskurs handelt. Einer geringen Zahl theoretischer Beiträge stehen nur wenige empirische Forschungsergebnisse gegenüber (vgl. Braun/Müller 2003, 2006, Buhr/Klinke 2006, Kühn/Simon 2001, Laaser u. a. 2000, Manzeschke 2006); noch kann nicht auf systematische Überblicksarbeiten zurückgegriffen werden. Mit anderen Worten: Es besteht ein großer Bedarf an theoretischer und empirischer Auseinandersetzung mit dem Gegenstand »Ökonomisierung«.

2.1 Materialistischer Ansatz

Zu den ersten Sozialwissenschaftlern, die eine Analyse der Ökonomisierung von Gesundheit vornehmen, zählt Hagen Kühn (1990, 2004, 2006). Ausgangspunkt sind hier die gesundheitspolitischen Steuerungsansätze der vergangenen beiden Jahrzehnte, die Kühn im Hinblick auf ihre Implikationen für das Angebot von Gesundheitsleistungen – genauer: für die Handlungslogik von Ärzten und Pflegenden – betrachtet. Das Besondere hierbei, so Kühn, ist der systematische Versuch, medizinische und pflegerische Entscheidungen immer stärker über ökonomische Anreize zu steuern. Kühn fokussiert in diesem Zusammenhang in erster Linie die neuen Finanzierungsinstrumente in den verschiedenen Versorgungssettings – allen voran im Krankenhausbereich (Budgets und prospektive Fallpauschalen) – und konstatiert, dass mit der Einführung dieser Instrumente der Versuch unternommen wird, die professionellen Akteure der Krankenversorgung immer stärker über das ökonomische Vorteilskalkül zu beeinflussen.

Die institutionelle Förderung einer an eine ökonomische Vorteilslogik angepassten Krankenversorgung stellt für Kühn eine wesentliche Bedingung für die Ökonomisierung des Gesundheitswesens dar. Letztlich ist jedoch die Ebene des konkreten Handelns und Entscheidens von Ärzten und Pflegenden ausschlaggebend. Von einer Ökonomisierung kann demnach erst dann gesprochen werden, wenn die Zielgröße »ökonomischer Erfolg« zunehmend zu einem dermaßen bedeutsamen Kriterium des ärztlichen und pflegerischen Handelns und Entscheidens avanciert, dass es das Versorgungshandeln bestimmt.

Kühn (2003) stellt zugleich klar, dass mit Ökonomisierung nicht der Bedeutungsgewinn einer jeden ökonomischen Logik innerhalb der ärztlich-pflegerischen Arbeit gemeint sein kann:

»Ökonomisierung ist keineswegs identisch mit ›Wirtschaftlichkeit‹, sondern meint die tendenzielle Überformung der professionellen (fachlichmedizinischen und ethischen) Entscheidungen und Handlungen durch wirtschaftliche Kalküle

und Ziele. Das kann empirisch ebenso zu höherer Wirtschaftlichkeit wie zu höherer Unwirtschaftlichkeit führen. ... Die Ökonomisierung lässt tendenziell das Versorgungsziel hinter einzelwirtschaftlichen und/oder sektoralen Wirtschaftszielen (Rentabilität, Budgets etc.) zurücktreten. Sie wird erst real, wenn die Dienstleistenden ihr individuelles Entscheiden und Handeln umorientieren.« (Kühn 2003, 3 f.)

Dieser Perspektive zu Folge bezeichnet Ökonomisierung also die Tendenz, bei der das Handeln der Akteure (in diesem Fall Ärzte und Pflegende) sich mehr und mehr primär an monetären Interessen orientiert und demgegenüber jedwede qualitativen Wertbezüge des Handelns (v. a. ethische Normen der Krankenversorgung) untergeordnet werden. Die gesellschaftliche Aufgabe der Krankenversorgung ist auf der Ebene der einzelnen Versorgungseinrichtung dann tendenziell nur noch ein Mittel, um bestimmte ökonomische Ziele (zum Beispiel Kapitalerträge) zu realisieren. Ausdrücklich meint Ökonomisierung indes nicht Maßnahmen zur Erhöhung der Wirtschaftlichkeit im Gesundheitswesen, der zufolge das Handeln sich daran bemessen soll, (1.) eine bedarfsgerechte Versorgung mit (2.) möglichst minimalem Ressourcenaufwand zu gewährleisten.

2.2   Differenzierungstheoretischer Ansatz

Schimank/Volkmann (2008) haben unlängst einen differenzierungstheoretischen Beitrag mit dem Titel »Ökonomisierung der Gesellschaft« vorgelegt und stellen die Frage nach dem gesellschaftlichen Kontext sowie den Folgen einer Ökonomisierung gesellschaftlich zentraler Teilsysteme, wie zum Beispiel im Wissenschaftsbereich oder auch im Gesundheitswesen.

In der Ökonomisierung von Teilsystemen sehen Schimank/Volkmann nichts weniger als das kontinuierliche Eindringen einer modernen kapitalistischen Logik in bislang autonome Teilsysteme. Der Vorgang der Ökonomisierung wird hier jedoch nicht im klassischen Verständnis der Systemtheorie begriffen, dem zufolge das Phänomen als ein eher einmaliges – dies gilt insbesondere für moderne westliche Gesellschaften – Eindringen einer fremden Systemlogik (in diesem Falle das der kapitalistischen Wirtschaftslogik) in ein anderes Teilsystem begriffen wird (vgl. hierzu auch Krönig 2007). Schimank/Volkmann, die hier teilweise auf den theoretischen Analysen von Pierre Bourdieu aufbauen, begreifen die Ökonomisierung von Teilsystemen vielmehr als ein strukturelles Phänomen moderner Gesellschaften.

Ausgehend davon – in gewisser Weise wird hier also die These einer neuen Indifferenz von Teilsystemen zu Grunde gelegt – wird eine Unterscheidung in insgesamt fünf Grade der Ökonomisierung eines Teilsystems vorgenommen.

Damit erfolgt eine Definition der Ökonomisierung, die durch genaue Bestimmung der empirisch relevanten ökonomischen Prinzipien (hier vor allem Verlustminimierung und Gewinnmaximierung) in einem Teilsystem nochmals graduell differenziert werden kann. Während dabei mit dem »autonomen Pol« jene Autonomie und spezifische Handlungslogik des Teilsystems im klassischen Verständnis der Systemtheorie gemeint ist (Motto: »Geld spielt keine Rolle«), bezeichnet der »weltliche Pol« eine primär an monetären Verwertungsprinzipien ausgerichtete Funktionsweise eines Teilsystems und damit die maximal mögliche Ausprägung der ökonomischen Logik in einem Teilsystem (vgl. Tabelle 3).

Tabelle 3: Fünf Stufen der Ökonomisierung. Quelle: Schimank/Volkmann (2008)

Stufe 1 (auton. Pol)	Überhaupt kein Kostenbewusstsein bei den Akteuren; Zahlungsfähigkeit ist problemlos gegeben; Akteure können völlig autonom handeln
Stufe 2	Verlustvermeidung als »Soll-Erwartung« an die Akteure; ansonsten handeln die Akteure autonom
Stufe 3	Verlustvermeidung als »Muss-Erwartung« an die Akteure; Autonomie der Akteure wird in Teilen beschnitten (z. B. in Form von Rationierung)
Stufe 4	Verlustvermeidung als »Muss-Erwartung« kombiniert mit Gewinnzielen als »Soll-Erwartung«; Akteure sollen ihr Handeln an die Marktgängigkeit anpassen
Stufe 5 (weltl. Pol)	Gewinnerzielung als einziges Ziel des Teilsystems

Pointiert zusammengefasst bezeichnet Ökonomisierung hier also das Eindringen der ökonomischen Logik in bislang autonome Teilsysteme; dies jedoch nicht zwangsläufig in Form einer Unterwerfung des Teilsystems unter die wirtschaftliche Rationalität, als vielmehr im Sinne der Einrichtung eines dauerhaften Spannungsverhältnisses zwischen dem autonomen Pol und dem weltlichen Pol in einem Teilsystem.

2.3 Forschungsperspektive und Reformulierung der Fragestellung: Bourdieus Feldkonzept

Sowohl der materialistische wie auch der differenzierungstheoretische Ansatz zeigen bereits, dass Ökonomisierung zwar durchaus als ein Strukturmerkmal eines immer stärker von Marktgesetzen bestimmten Gesundheitswesens verstanden werden kann, die konkrete Gestalt und Reichweite der Marktlogik sowie ihre Folgen für die Krankenversorgung bei genauerer Betrachtung aber viel widerspruchsvoller und wohl auch vielfach gebrochener zu sein scheinen, als es der Begriff »Ökonomisierung« im wörtlichen Sinne vielleicht suggeriert. So bleibt auf der Ebene des medizinisch-pflegerischen Handelns weitgehend noch offen, wie der ethisch-objektive Konflikt zwischen der Aufgabe der Bedarfsdeckung und der Befolgung ökonomischer Interessen im Zuge der Ökonomisierung (Kühn 2003) bewältigt wird und welche Gesetzmäßigkeiten diesen entsprechenden Handlungs- und Entscheidungsmustern dann zu Grunde liegen könnten. Der differenzierungstheoretische Blick lässt erkennen, dass mit Ökonomisierung nicht irgendein empirischer Endpunkt der Machtübernahme ökonomischer Funktionsprinzipien im Teilsystem Gesundheit bezeichnet werden kann, sondern der Verlaufscharakter und die Vielschichtigkeit der Vermarktlichung eines vormals autonomen Teilsystems in den Mittelpunkt der Überlegungen zu stellen ist (Schimank/Volkmann 2008).

Angelehnt an die zahlreichen Analysen von Bourdieu zu Vermarktungsprozessen in einzelnen gesellschaftlichen Feldern[1] (z. B. Bourdieu 1998, 103 ff.; 1999, 340 ff.) – bei Bourdieu wird der Prozess oftmals als »Intrusion« bezeichnet (vgl. auch Volkmann/Schimank 2006) – wird der folgenden Untersuchung deshalb ein weithin offenes Verständnis für Ökonomisierungsprozesse im Feld der Pflege[2] zu Grunde gelegt. Allgemein formuliert soll der Begriff Ökonomisierung hiernach die Auseinandersetzungen bzw. die Kämpfe im Feld der Pflege fokussieren, die vor dem Hintergrund eines strukturellen Machtzugewinns des ökonomischen Feldes im Feld der Pflege geführt werden und über die sich letztlich nicht weniger als die Frage der legitimen Versorgungsgestaltung in der Pflege entscheidet.

Ausgehend von der These eines dauerhaften marktförmigen Strukturwandels im Gesundheitswesen und damit einhergehend zunehmend marktförmigen Anforderungen an die Akteure im Feld der Pflege sollen demnach sowohl die Autonomieverluste eingefangen werden, welche die Marktsteuerung dem Feld

---

1 Als Felder bezeichnet Bourdieu einzelne soziale Teilbereiche der Gesellschaft, die jeweils eigenen Logiken/Grundgesetzen und Wertsphären folgen. Beispiele hierfür sind das ökonomische Feld (Grundgesetz hier: »Geschäft ist Geschäft«), das politisch-staatliche Feld (»Dienst an der Öffentlichkeit«) oder eben das Feld Gesundheit (»Gesundheit gewährleisten«) mit dem (Unter-)Feld Pflege. Allgemein gesprochen haben die Grundgesetze eines Feldes im Sinne eines *Kraft*feldes für die Akteure verbindlichen Charakter und formen ihre Denk-, Wahrnehmungs- und Bewertungsschemata: Die im Feld agierenden Akteure glauben an das »Spiel« und die dafür erforderlichen Einsätze (»illusio«) im jeweiligen Feld. Im Gegensatz zum klassischen systemtheoretischen Verständnis von Teilsystemen hat die Grundlogik eines Feldes bei Bourdieu jedoch keinen deterministischen Charakter. Die Akteure kämpfen stets um Macht und Position im Feld sowie gegen andere Felder und können damit die jeweils legitime Handlungslogik und Wertsphäre innerhalb eines Feldes erhalten bzw. verändern (vgl. Bourdieu 1998, 48 ff.; vgl. auch Barlösius 2006, 90 ff.).

2 Das Pflegefeld lässt sich als ein »in sich differenzierter (und in eine Vielzahl von Subfeldern untergliederter) gesellschaftlicher Teilbereich im Gesundheitssystem mit spezifischen und spezialisierten Akteuren umreißen, der über eigene materiale und soziale Ressourcen verfügt und nach eigenen Regeln und Logiken funktioniert.« (Schroeter 2008, 50). Für einen Überblick über einzelne Unterfelder im Pflegefeld vgl. Schroeter (2008); für das Unterfeld der gerontologischen Pflege vgl. auch Roth (2007, 84 ff.).

der Pflege zufügt, als auch die Übersetzungs- oder Brechungseffekte vermessen werden, die die spezifische Logik des Feldes den kommerziellen Einflüssen oder Anforderungen bereitet. Aufbauend auf den Stufen der Ökonomisierung (Schimank/Volkmann 2008), mit denen die konkrete Relevanz der ökonomischen Rationalität im Feld Gesundheit spezifiziert und damit auch eine strukturelle Schwächung der Feldautonomie gegenüber dem Markt empirisch markiert werden kann, soll die Aufmerksamkeit zugleich auch möglichen Widerständigkeiten der beteiligten Akteure gegen etwaige Marktgesetzmäßigkeit gewidmet sein, den dabei aufkommenden Spannungen zwischen feldinternen Kräften und feldexternen ökonomischen Anforderungen sowie letztlich etwaigen Kompromissvarianten einer Marktlichkeit im Feld Gesundheit. Aus pflege- und gesundheitswissenschaftlicher Perspektive muss dabei freilich die Frage nochmals herausgelöst und besonders beleuchtet werden, mit welchen Konsequenzen diese Transformationsprozesse im pflegerischen Feld für die Qualität der Versorgung einhergehen.

Ausgestattet mit dieser konzeptionellen Perspektive werden nun im Folgenden empirischen Teil des Beitrags die ökonomischen Bedingungen im *Setting ambulante Pflege* analysiert. Es soll untersucht werden, *wie autonom das Feld ambulante Pflege gegenüber der ökonomischen Logik ist:* Welche Handlungsrelevanz hat die ökonomische Rationalität für die Akteure in ambulanten Pflegediensten? Welche normative Bedeutung haben ökonomische Zielvorgaben für die Akteure in den Pflegediensten und welche konkreten Auswirkungen lassen sich in Bezug auf die Versorgung der Pflegebedürftigen nachweisen? Erste Antworten hierauf könnten Hinweise darauf geben, wie der Transformationsprozess speziell in der Pflege im Zuge des ökonomischen Wandels verläuft und mit welchen Konsequenzen für die professionellen Handlungs- und Versorgungsstandards der Krankenversorgung eine ökonomisch motivierte Rationalisierung im Allgemeinen einhergeht.

3   Die ökonomische Praxis ambulanter Pflegedienste: Untersuchungsergebnisse

3.1   Forschungsdesign

Aufbauend auf einer bereits abgeschlossenen Untersuchung zu den Folgen der Ökonomisierung im Krankenhausbereich für die Pflege (Slotala/Bauer/Lottmann 2008) soll mit der vorliegenden Untersuchung ein *erster* Zugang zum Bereich der ökonomischen Praxis von ambulanten Pflegediensten geschaffen werden. Damit verfolgt die Untersuchung ein exploratives Ziel. Im Zentrum der

noch laufenden qualitativen Studie stehen Pflegekräfte in ambulanten Pflegediensten, die entweder direkt in der Patientenversorgung arbeiten, in Lei-
tungsfunktionen beschäftigt sind oder beide Aufgabenbereiche übernehmen.
Der Zusammensetzung des Samples ging das Motiv voraus, ein möglichst breites
Spektrum an Wahrnehmungs-, Denk- und Handlungsmustern bei den Pflegeakteuren hinsichtlich der Auseinandersetzung mit sich verändernden ökonomischen Bedingungen im ambulanten Pflegefeld einzufangen. Im Einzelnen
ergibt sich folgende Zusammensetzung der Befragten:

Tab. 4: Pflegebefragung in ambulanten Pflegediensten: Sample

N	Alter, Geschlecht	Berufsausbildung	derzeitige Funktion (PDL = Pflegedienstleitung; GL = Geschäftsleitung)	Trägerschaft
1	51, weiblich	Arzthelferin	Pflegehilfskraft (25 %)	konfessionell
2	43, männlich	Krankenpfleger, Diplom-Pflegewirt	PDL und Pflegeversorgung (75 – 25 %)	konfessionell
3	39, weiblich	Kinderkranken-schwester, Diplom-Pflegewirtin	Qualitätsbeauftragte für mehrere ambulante Pflegedienste (100 %)	konfessionell
4	34, weiblich	Krankenpflegerin, Diplom-Pflegewirtin	PDL und Pflegeversorgung (50 – 50 %)	privat
5	29, weiblich	Kinderkranken-schwester	Pflegekraft (50 %)	privat
6	30, weiblich	Bürokauffrau	Pflegehilfskraft in Teilzeit (50 %)	konfessionell
7	48, weiblich	Kinderkranken-schwester	Pflegeversorgung (100 %)	privat
8	45, männlich	Krankenpfleger	PDL und Pflegeversorgung (75 – 25 %)	konfessionell
9	27, männlich	Krankenpfleger	Pflegeversorgung (25 %)	privat
10	45, weiblich	Krankenpflegerin und Diplom-Pflegewirtin	GL und Pflegeversorgung (90 – 10 %)	privat
11	55, weiblich	Krankenpflegerin	PDL und Pflegeversorgung (50 – 50 %)	konfessionell
12	45, männlich	Bauarbeiter, Altenpfleger	GL und Pflegeversorgung (90 – 10 %)	privat
13	44, weiblich	Krankenpflegerin	PDL (100 %)	privat
14	46, weiblich	Krankenpflegerin	GL (100 %)	konfessionell
15	41, weiblich	Krankenpflegerin	Pflegeversorgung (50 %)	konfessionell

Im Vordergrund der Datenerhebung standen die Tätigkeitsbereiche und die subjektiven Sichtweisen der Pflegenden auf ihren beruflichen Alltag und ihre damit in Verbindung stehenden Erfahrungen und Beobachtungen im Kontext ökonomischer Zielvorgaben. Es wurden teilstandardisierte Interviews durchgeführt. Der Leitfaden konzentrierte sich auf die aktuelle Arbeitssituation, allgemeine und ökonomisch bedingte Veränderungen in der pflegerischen Versorgung sowie den Umgang mit den neuen ökonomischen Bedingungen. Als Intervieweinstieg wurde eine allgemeine Frage nach den Veränderungen im Berufsalltag gewählt, da hiervon ein möglichst natürlicher Gesprächsverlauf erwartet werden konnte. Das Analyseverfahren erfolgte angelehnt an die dokumentarische Methode in Form einer themenbezogenen Interpretation (Bohnsack 2003).[3] Im Folgenden werden die ersten Ergebnisse aus der noch laufenden Untersuchung vorgestellt.

3.2 Relevanz wirtschaftlicher Zielvorgaben

Das vorliegende Datenmaterial legt nahe, dass die Praxis der häuslichen Pflegeversorgung in einem überaus hohen Maße von den allgemeinen wirtschaftlichen Rahmenbedingungen, aber auch von selbst gesteckten wirtschaftlichen Zielen der Pflegedienste abhängig ist. In allen Fällen wird berichtet, dass ambulante pflegerische Versorgung grundsätzlich im Rahmen eines Spannungsfeldes zwischen geringen Einnahmen auf der einen Seite und hohen Ausgaben (v. a. Personal und Materialeinsatz) auf der anderen Seite zu organisieren ist. Im Ergebnis erscheint es insbesondere für das Leitungspersonal als eine wirtschaftliche Notwendigkeit, sich auf dem Pflegemarkt vor allem durch möglichst günstige Versorgungskosten profilieren zu müssen. Zur Veranschaulichung der Bedeutung der bestehenden wirtschaftlichen Rahmenbedingungen für die Organisation der häuslichen Pflege wird die folgende Interviewpassage aus einem Interview mit einem Pflegedienstleiter präsentiert, die als repräsentativ für die in der Untersuchung eingeschlossenen Fälle betrachtet werden kann:

---

3 Die Entscheidung für das Analyseverfahren resultiert aus den gewonnenen Erfahrungen mit bereits durchgeführten und ausgewerteten qualitativen Erhebungen (Slotala/Bauer 2007). Demzufolge lassen sich bei Pflegenden, die sich mit Ökonomisierungstendenzen in ihrer beruflichen Praxis konfrontiert sehen, in der Regel heterogene und zum Teil sich widersprechende Orientierungsmuster erkennen. Ein zentraler Vorteil der dokumentarischen Methode besteht in diesem Zusammenhang darin, dass damit nicht nur die Wissensbestände eines Befragten als Experten innerhalb seines organisatorischen oder institutionellen Rahmens erfasst werden können, sondern auch mögliche Ambivalenzen und Widersprüche bei der Bearbeitung eines Themas (unterschiedliche Horizonte) in der Datenanalyse dezidiert zugelassen werden.

»Ja, sie sind natürlich in erster Linie gebunden als Pflegedienstleiter bzw. müssen
dafür Sorge tragen, dass sie auch primär ihren Betrieb oder ihre Sozialstation nach
wirtschaftlichen Kriterien führen ... Also die Bilanz muss dann so stimmen. Und da
gibt's schon manche Zeitvorgaben. Weil einfach das Budget dann nie mehr ausreicht ... Also es gibt genau definierte Zeitzonen, wie lange eine Ganzkörperpflege
zu dauern hat oder eine Teilkörperwäsche – sind schon definiert. Um eben das
wirtschaftlich zu gestalten. Man kann net jemandem 'ne Zeit geben und dann
kriegen wir ja das gar net bezahlt von den Pflegekassen bzw. von den Leistungs-
trägern.« (Int. 4: 180–188)

Im Mittelpunkt dieser Interviewsequenz steht die vom Pflegedienstleiter einer
Sozialstation thematisierte »wirtschaftliche« Führung des ambulanten Pflegedienstes. Dabei wird deutlich, dass die im Rahmen der SPV definierten Kos-
tenerstattungsgrenzen für Pflegeleistungen[4] unmittelbar Einfluss auf die konkrete Versorgungspraxis haben: Der Kostendruck in der ambulanten Pflege wird
primär über eine Begrenzung der Pflegezeiten vermittelt. Die praktische Aus-
gestaltung der »Zeitzonen« (in anderen Interviews auch »Zeitbudgets«) obliegt
der Hand des Pflegedienstleiters und erweist sich als eine zentrale Stellgröße zur
wirtschaftlichen Einflussnahme auf die Praxis des ambulanten Pflegedienstes.

   Ausgehend von dem allgemein wahrgenommenen Kostendruck in Form
zeitlich begrenzter Pflegeeinsätze muss die Situation der ambulanten Pflegedienste hinsichtlich der praktischen Folgen für die Versorgung jedoch als
überaus vielschichtig beschrieben werden. Auf der einen Seite existieren Pflegedienste, in denen das Leitungspersonal zwar einen Kostendruck wahrnimmt
und beklagt, sich gegenüber dem Einsatz von speziellen betriebswirtschaftlichen Methoden und Verfahren in ihren Pflegediensten jedoch sehr distanziert
verhält und lediglich das ökonomische Ziel verfolgt, den wirtschaftlichen Status
quo im Sinne der »Verlustvermeidung als Soll-Erwartung« zu halten (Stufe 2 der
Ökonomisierung). Das Leitungspersonal ist zwar bemüht, die Pflegekräfte zur
möglichst schnellen Arbeitsweise anzuhalten, um damit insgesamt die Personalkosten niedrig halten zu können. Gleichwohl werden im Einzelfall und nach
fachlicher Einschätzung auch nicht rentable – also zu lange – Einsatzzeiten
toleriert. Beispielgebend für die Handlungsstrategien des Leitungspersonals in
dieser Gruppe von Pflegediensten soll folgende Interviewsequenz mit einer
Geschäftsführerin angeführt werden, die mit einem Erzählimpuls meinerseits
beginnt:

---

4 In diesem Zusammenhang ist in erster Linie die allgemeine Begrenzung der Mittel im Sinne
   des »Teilkasko-Charakters« auf eine primär körperbezogene Pflegeversorgung der SPV zu
   nennen. In den Interviews immer wieder genannt wurden außerdem eine unzureichende
   Finanzierung von Beratungseinsätzen sowie eine als zögerlich beklagte Genehmigungspraxis
   bei Maßnahmen der Behandlungspflege (Sozialgesetzbuch V).

»Interviewer:
Gerade habe ich ein Gespräch geführt mit einer Pflegedienstleiterin. Bei ihr wurde eine Unternehmensberatung tätig und die kann jetzt auf dem Computerbildschirm sehen, bei welchem Patienten sie wie viel verdient.

Geschäftsleiterin:
Die ein, zwei Tage würde ich mich lieber in die Sonne legen ... Bei einem bist du in ein, zwei Minuten fertig, bei dem anderen brauchst du vielleicht zwanzig Minuten, und vergütet kriegst nur zehn oder zwölf Minuten. Wenn ich natürlich zu viele hab, wo es 20 Minuten dauert, das rechnet sich dann net mehr, aber das merk ich dann spätestens nach zwei, drei Monaten, aber ich spür das schon vorher. Weil meine Mitarbeiter wissen: du, ich mach da einen Verband, ich brauch da ne halbe Stunde dafür. Und das kommt vom Team und da bin ich dankbar, das sind wichtige Informationen. Dann halt, hier spreche ich dann mit der Kasse ... oder da muss ich dann halt sehen, was ich mir dann einfallen lasse. Aber irgendwas lasse ich mir dann auch einfallen, ja.«
(Int. 6: 578–604)

In dieser Interviewsequenz mit einer Geschäftsführerin eines privaten ambulanten Pflegedienstes wird deutlich, dass Kostenerwägungen in Form von möglichst kurzen Versorgungszeiten zwar ihre Relevanz haben. Zugleich wird auf den Einsatz von spezifisch betriebswirtschaftlichem *Know-how* in ihrem Pflegedienst jedoch mehr oder weniger kategorisch verzichtet – obschon eine systematische und differenzierte Kontrolle der Versorgungszeiten wohl zur betriebswirtschaftlichen Optimierung führen dürfte. Deutlich wird hier vielmehr der Versuch einer Weltentrennung zwischen der pflegerischen Rationalität und einer streng ökonomischen Zurichtung des Pflegedienstes vorgenommen. Die Befragte verlässt sich auf ihr Gespür und auf die Rückmeldungen ihrer Mitarbeiterinnen und Mitarbeiter, wenn die Versorgungszeiten und Einnahmen in einem wirtschaftlich ungünstigen Verhältnis zu einander stehen. Daneben gibt die Befragte an, nicht rentable Patienteneinsätze entweder anderweitig zu kompensieren (über einnahmeträchtige Patienten) und/oder im Einzelfall Verhandlungen mit der zuständigen Pflege- bzw. Krankenkasse zum Ziel der Budgetausweitung zu führen. Insofern sollen Versorgungs- und Kostenaspekte hier ständig im Einzelfall gegeneinander abgewogen werden. Offenbar wiegt dabei der sachliche Versorgungsbedarf mehr als wirtschaftliche Handlungszwänge.

Neben der Gruppe von Pflegediensten im Sinne der Ökonomisierungsstufe 2 (Verlustvermeidung als »Soll-Erwartung«) existieren auf der anderen Seite aber auch solche Pflegedienste, in denen betriebswirtschaftliches Denken und Handeln im hohen Maße Einzug erhalten und zu umfänglichen Restrukturierungsmaßnahmen im Pflegedienst geführt haben. Zu diesen Maßnahmen, die teilweise auch mit der Hilfe von Unternehmensberatungsfirmen implementiert wurden, gehören vor allem:

- Flexibilisierung von Arbeitszeiten und Absenkung von Gehältern
- Arbeitsverdichtung durch radikale Verkürzung der Einsatzzeiten
- Verlagerung der Versorgungsverantwortung auf die Nachfrageseite (Zuzahlungsbereitschaft)
- Erstellung von Verfahrensstandards (betriebswirtschaftliche Rationalisierung der häuslichen Versorgung)
- Vermehrter Einsatz von Hilfspersonal in der Pflege

In den meisten Fällen liegt diesen Maßnahmen das Motiv zu Grunde, die Kosten im Pflegedienst unbedingt senken zu müssen – es handelt sich hierbei also um das Ziel der Verlustvermeidung als »Muss-Erwartung«. Ein explizites Gewinnmotiv konnte zum gegenwärtigen Zeitpunkt der noch laufenden Untersuchung bisher in einem (privaten) Pflegedienst vorgefunden werden.

Allgemein kann für die Gruppe von Pflegediensten der Ökonomisierungsstufe 3 und 4 festgehalten werden, dass die wirtschaftliche Optimierung hier offenbar zu einer erheblichen Verkürzung der Versorgungszeiten führt, was mit einer systematischen Qualitätsproblematik in der Versorgung einhergehen kann. Beispielhaft für die Versorgungsproblematik in Folge des massiv zugenommenen Zeitdrucks in diesen Pflegediensten kann die folgende Aussage einer (nicht-examinierten) Pflegerin herangezogen werden:

»Aber das sind halt so bloß manchmal *die* fünf Minuten, die fehlen. Wo du sagst: wie geht's dir? Und, halt, und das sind manchmal bloß wirklich fünf Minuten.« (Int. 1/Sz: 29–31)

In dieser Interviewsequenz thematisiert die Befragte »die« fehlenden »fünf Minuten« und bringt damit einen grundsätzlichen Wandel in der Versorgungsrealität kritisch zum Ausdruck. Auch in allen anderen Interviews mit Pflegenden, die zum Befragungszeitpunkt in der praktischen Versorgung tätig waren, lässt sich eine solch kritische Einschätzung der Folgen des zunehmenden Zeitmangels in der häuslichen Pflege wiederfinden. Offenbar droht hier also eine Reduktion der häuslichen Pflege auf die rasche Verrichtung von so genannten grundpflegerischen Tätigkeiten. Für eine bedarfsgerechte Pflege »fehlen« dann eben immer »die fünf Minuten«. Anders als in der ersten Gruppe der Pflegedienste mit geringer betriebswirtschaftlicher Durchdringung führen hier die radikalen wirtschaftlichen Umstrukturierungsmaßnahmen zu einer zusätzlichen und organisatorisch bereits vorentschiedenen Verschärfung der Qualitätsproblematik in der häuslichen Pflege.

3.3 Kämpfe des Leitungspersonals um die legitime Versorgungsgestaltung

Auf Grundlage des hier einbezogenen Datenmaterials lässt sich also die erste Schlussfolgerung ziehen, dass die heutige Praxis ambulanter Pflegedienste durchaus in einem hohen Maße von einer ökonomischen Rationalität beeinflusst wird. Alle befragten Leitungskräfte berichten von mehr oder minder enormen Kostenzwängen im Rahmen der Sozialversicherungssysteme, unter denen professionelle häusliche Pflegeleistungen refinanziert werden können. Insofern kann dem Ziel »Kostenminimierung« eine hohe empirische Relevanz zugesprochen werden. In einem Fall erstreckt sich die Relevanz ökonomischer Zielvorgaben zudem auf das Ziel, mit der häuslichen Pflege einen möglichst hohen Gewinn zu erzielen.

Die empirische Situation zeigt dabei ein denkbar breites Spektrum an Handlungsstrategien, mit denen das Leitungspersonal jeweils versucht, die pflegerische Versorgungspraxis an die ökonomischen Vorgaben anzupassen. Dieses Spektrum reicht von einer grundsätzlichen Distanzwahrung gegenüber dem betriebswirtschaftlichen *Know-how*, mit dem der Pflegedienst angepasst werden könnte, über den Besuch spezifischer betriebswirtschaftlicher Fortbildungen, bis hin zu dem kontinuierlichen Einsatz externer betriebswirtschaftlicher Berater. Dabei scheint bei einer konsequent ökonomischen Reorganisation des Pflegedienstes die Qualität der Pflege in einem hohen Maße gefährdet: Kostensenkungsmotive werden dann offenbar vor allem vermittels eines systematischen Zeitmangels im Patientenkontakt operationalisiert. Dem realen Pflegebedarf kann auf Grund der fehlenden Zeit oftmals nicht mehr entsprochen werden.

Allerdings würde die (vermeintlich nahe liegende) Formel »Je ökonomisch orientierter die Leitung, desto schlechter die Versorgungsqualität« an dieser Stelle überaus simplifizieren und entspräche nicht der empirischen Realität. Zum einen zeigt auch das befragte Leitungspersonal in ambulanten Pflegediensten mit einer hohen betriebswirtschaftlichen Durchdringung (Stufe 3 und 4 der Ökonomisierung) eine Sensibilität gegenüber Versorgungsproblemen in Folge des ansteigenden Zeitdrucks. Dem Leitungspersonal – es handelt sich in allen Fällen um examinierte Pflegekräfte – ist also oftmals bewusst, dass die von ihnen angeordneten Maßnahmen zum Zweck der Kostenreduktion/Gewinnerzielung eigentlich zu Lasten des pflegerischen Bedarfs durchgesetzt werden müssten. Im Arbeitsalltag der Leitungskräfte findet dieser Widerspruch zwischen den ökonomischen und pflegerischen Erfordernissen auf eine überaus prägnante Art und Weise seinen praktischen Ausdruck. Sind die Geschäftsleitungen/Pflegedienstleitungen neben ihrer Leitungstätigkeit in der direkten häuslichen Pflegeversorgung tätig, dann nehmen sie sich dafür – ähnlich wie das gesamte Pflegepersonal – nämlich oftmals mehr Zeit, als in den von ihnen selbst definierten und sehr knappen Zeitbudgets eigentlich vorgesehen ist.

Zum anderen wird die betriebswirtschaftliche Reorganisation der Pflegedienste von einer beträchtlichen Irritation des eigenen beruflichen Selbstverständnisses beim Leitungspersonal begleitet. Zwar sehen sie keine Alternative zur radikalen Kostensenkung im Betrieb – hier wird das Kostensenkungsmotiv als Muss-Erwartung von den Akteuren also quasi naturalisiert –, dem gegenüber bleibt der wahrgenommene sachliche pflegerische Versorgungsanspruch als normatives Versorgungsziel jedoch unverbunden. Kurz, die Leitungskräfte befinden sich in einem Dilemma zwischen wirtschaftlichen und pflegerischen Anforderungen. Stellvertretend für die Zerrissenheit des Leitungspersonals stehen die folgenden beiden Interviewsequenzen aus Gesprächen mit Pflegedienstleitungen aus konfessionellen Pflegediensten (die nach einander gedruckt werden):

»Ich setze auf meine Fortbildung, *Palliativcare*, die ich mir so als Hintertür offen gehalten habe, wenn ich hier ganz versage in Anführungszeichen oder wenn die roten Zahlen kommen sollten. Dass ich dann sage: ich sehe jetzt mehr den humanistischen Wert ... Denn irgendwann ist, sind sie diesen, halten Sie diese Diskrepanz oder Belastungen zwischen Wirtschaftlichkeit und Gerecht-werden im eigentlichen fachlichen Sinne – da kommen sie sehr oft an ihre Grenzen als Pflegedienstleitung.« (Int. 8: 167–177)

»Da brauche ich mir gar nichts vorzumachen, ich werde nach Zahlen beurteilt. Unserer, mein Pflegedienst schreibt seit Jahren die besten Zahlen. Aber jetzt kann ich nicht mehr. Ich mag meine Leute nie mehr Auto fahren lassen ... Und deswegen sag ich ja: ich halt meine Klappe net. Ich hab das auch zum Personalchef gesagt, der soll mir mal meine Abfindung ausrechnen. Wäre doch ne Möglichkeit, da junges Blut einzustellen. Ich bin so richtig gefrustet nach den Jahren.« (Int. 10: 101–128)

Im Mittelpunkt beider Interviewsequenzen steht die erlebte »Diskrepanz« zwischen ökonomischen und pflegerischen Zielen. Dies mag zunächst überraschen, denn beide Befragten leiten Pflegedienste mit einer wirtschaftlich positiven Ertragslage und könnten angesichts der erfolgreichen wirtschaftlichen Lage ihrer Pflegedienste Zufriedenheit äußern. Es wird statt dessen deutlich erkennbar, dass wirtschaftliche Zielvorgaben aus Sicht der Befragten tendenziell auf Kosten der pflegerischen Versorgungsqualität umgesetzt werden. Diese Dissonanz wird als berufliche Belastung und als Anlass für einen Berufsausstieg bzw. -umstieg thematisiert. Während im ersten Fall ein reales Ausstiegsszenario aus der derzeitigen Berufsposition bereits vorbereitet wird (der Befragte ist mit 43 Jahren erst seit wenigen Jahren in der Leitungsposition), bringt sich die

Befragte im zweiten Fall, die mit Mitte 50 über weitaus mehr Berufserfahrung in der Leitungsposition verfügt, in Stellung gegen die (hier regional zentralisierte) Geschäftsführung bzw. einen weiter steigenden Druck zum Personalabbau. Wie die Befragte in einer vorherigen Gesprächssequenz berichtet hat, verweigert die Geschäftsführung die Neubesetzung einer frei gewordenen Personalstelle im Pflegedienst, woraufhin die Befragte die dadurch weiter ansteigende Arbeitsbelastung ihrer Mitarbeiter nicht mehr verantworten möchte – sie will ihre »Leute nie mehr Auto fahren lassen« (d. h. nicht mehr zu den Patienten schicken müssen). Ihre Kündigungsoption dient dabei nicht nur zur persönlichen Entlastung angesichts der steigenden Probleme in der Pflegeversorgung, sondern wird, gekoppelt an die dann anfallenden Abfindungsansprüche an den Arbeitgeber, als Kampfmittel gegen weiteren Personalabbau in ihrem Pflegedienst ins Feld geführt.

Zusammenfassend kann festgehalten werden, dass die systematische Kategorisierung der Relevanz wirtschaftlicher Zielvorgaben in den Pflegediensten nach den Ökonomisierungsstufen von Schimank/Volkmann (2008) überaus fruchtbare Ergebnisse zeigt. Zum einen konnte die wichtige Erkenntnis gewonnen werden, dass in allen befragten Fällen die Pflegedienste keine Autonomie gegenüber ökonomischen Zugriffen im Sinne der »Stufe 1« behaupten können; zum anderen konnte ein relativ breites Spektrum an empirisch relevanten wirtschaftlichen Zielvorgaben identifiziert werden (Stufe 2 bis 4). Zugleich zeigen die ersten Untersuchungsergebnisse bereits deutlich, dass die ökonomische Reorganisation in den Pflegediensten keineswegs reibungslos und auch nicht konsequent nach ökonomisch-rationalen Maßstäben abläuft. In der Perspektive Bourdieus erweisen sich die Versuche der streng ökonomischen Restrukturierung der Pflegedienste vielmehr als konfliktträchtige Prozesse; die beteiligten Akteure sehen sich mit widersprüchlichen Handlungslogiken und Wertsphären konfrontiert und verweigern sich insbesondere dann eines weiteren Machtzugewinns der ökonomischen Rationalität im Pflegefeld, wenn dadurch die Qualität der Versorgung gefährdet scheint. Die Auseinandersetzung mit den ökonomischen Zielvorgaben innerhalb der Pflegedienste scheint also längst nicht einseitig entschieden zu sein.

4. Schlussbetrachtung

Geld spielt bei gesundheitspolitischen Entscheidungen schon lange eine entscheidende Rolle – dieser Zusammenhang gleicht heute wohl einem Allgemeinplatz. Weitaus weniger bekannt ist indes, inwieweit die direkte Organisation der Krankenversorgung von wirtschaftlichen Erwägungen bestimmt wird, welchen Einfluss Geld derzeit auf den Zugang zu Gesundheitsleistungen hat, oder wie medizinisches und pflegerisches Handeln von ökonomischen (und damit von nicht-fachlichen) Motiven determiniert wird. Diese empirische wie theoretische Leerstelle überrascht um so mehr, blickt man auf die derzeit überaus deutlich sichtbaren strukturellen Veränderungen im deutschen Gesundheitswesen, die mehr und mehr auf eine marktwirtschaftliche Steuerung der Krankenversorgung abzielen.

Der vorliegende Beitrag hat diesen Forschungsbedarf aufgegriffen und das Versorgungssetting ambulanter Pflege hinsichtlich des ökonomischen Einflusses auf die Patientenversorgung näher beleuchtet. Dabei konnte gezeigt werden, dass es insbesondere in Folge der knappen Finanzierungsmittel im Rahmen der SPV zu vielfältigen und spannungsreichen Anpassungsprozessen in den Pflegediensten gekommen ist. Für die professionellen Pflegeakteure erscheint es dabei oftmals als unhinterfragbar, dass sie die Kosten der Pflegeversorgung auf einem Minimum halten müssen.

Kostensenkungsmotive in der professionellen Pflegeversorgung sind demnach evident. Wird die Versorgungsqualität in der ambulanten Pflege also durch das ökonomische Interesse nach möglichst geringen Kosten determiniert? Kann bereits von einer Ökonomisierung der ambulanten Pflege gesprochen werden? Ausgehend von der dieser Analyse zu Grunde gelegten konzeptionellen Perspektive auf die Ökonomisierung muss die Antwort hierauf sehr vorsichtig formuliert werden. Einerseits scheint jedwede Autonomie gegenüber der Ökonomie beschnitten. Die ökonomische Handlungslogik und Wertsphäre gewinnt im pflegerischen Feld zusehends an Bedeutung und wird aus Sicht des Personals oftmals auf Kosten der Versorgungsqualität durchgesetzt. Andererseits hat der erste Einblick in die Datenanalyse gezeigt, dass die ökonomische Rationalisierung der Pflegedienste keineswegs reibungslos erfolgt. Den meisten Pflegenden fällt es vielmehr sehr schwer, die Konsequenzen der Kostensenkungsmaßnahmen in der Pflegeversorgung zu legitimieren, wenn dadurch ihr professioneller Versorgungsanspruch unterwandert wird: Es werden in der Patientenversorgung Überstunden angehäuft, unbezahlte Pflegeleistungen erbracht und es wird mitunter auch aus Gründen der Versorgungsqualität Stellung gegen weitere Kostensenkungsmaßnahmen im Pflegedienst bezogen. Die Brisanz in diesem Befund liegt darin, dass das Versorgungsziel »Bedarfsgerechtigkeit« als innerer Anspruch von den Pflegeakteuren zwar geteilt wird, zusehends aber von neuen marktförmigen Spielregeln im ambulanten Pflegefeld verdrängt zu werden scheint. Inwieweit dieser Widerspruch zwischen wirtschaftlichen Zielen und Versorgungsbedarf dauerhaft durch eine hohe Arbeitsbelastung der Pflegenden kompensiert werden kann, bleibt freilich abzuwarten.

Literatur

Bauer, Ullrich (2006): Die sozialen Kosten der Ökonomisierung von Gesundheit. In: Aus Politik und Zeitgeschichte. Beilage zur Wochenzeitung »Das Parlament«, H. 8-9, 17-24.

Bauer, Ullrich (2007): Gesundheit im ökonomisch-ethischen Spannungsfeld. In: Jahrbuch für kritische Medizin, 44. Jg., 98-119.

Barlösius, Eva (2006): Pierre Bourdieu. Frankfurt a. M.

Bohnsack, Ralf (2003): Rekonstruktive Sozialforschung. Einführung in qualitative Methoden. 5. Aufl., Opladen.

Bourdieu, Pierre (1998): Praktische Vernunft. Zur Theorie des Handelns. Frankfurt a. M.

Bourdieu, Pierre (1999): Die Regeln der Kunst. Frankfurt a. M.

Braun, Bernard/Rolf Müller (2003): Auswirkungen von Vergütungsformen auf die Qualität der stationären Versorgung. Ergebnisse einer Längsschnittanalyse von GKV-Routinedaten und einer Patientenbefragung. Schwäbisch Gmünd.

Braun, Bernard/Rolf Müller (2006): Versorgungsqualität im Krankenhaus aus der Perspektive der Patienten. Ergebnisse einer wiederholten Patientenbefragung und einer Längsschnittanalyse von GKV-Routinedaten. Schwäbisch Gmünd.

Buhr, Petra/Sebastian Klinke (2006): Qualitative Folgen der DRG-Einführung für Arbeitsbedingungen und Versorgung im Krankenhaus unter Bedingungen fortgesetzter Budgetierung. Eine vergleichende Auswertung von vier Fallstudien. Berlin.

Deppe, Hans-Ulrich (1999): Vor einer Kulturwende in der Medizin. In: Soziale Sicherheit, 48. Jg., H. 5, 183-185.

Deutscher Ärztetag (2004): Dokumentation/107. Deutscher Ärztetag. Entschließung zum Tagesordnungspunkt VI. In: Deutsches Ärzteblatt, 106. Jg., H. 32, 1584-1600.

Gerlinger, Thomas (2004): Privatisierung – Liberalisierung – Re-Regulierung. Konturen des Umbaus des Gesundheitssystems. In: WSI- Mitteilungen, 57. Jg., H. 9, 501-506.

Krönig, Frank Kasper (2007): Die Ökonomisierung der Gesellschaft. Systemtheoretische Perspektive. Flensburg.

Kühn, Hagen (1990): Ökonomisierung der Gesundheit am Beispiel des US-amerikanischen Gesundheitswesens. Berlin.

Kühn, Hagen (2003): Ethische Probleme der Ökonomisierung von Krankenhausarbeit. In: Büssing, André/Jürgen Glaser (Hg.): Dienstleistungsqualität und Qualität des Arbeitslebens im Krankenhaus. Göttingen u. a., 77-98.

Kühn, Hagen (2004): Die Ökonomisierungstendenz in der medizinischen Versorgung. In: Elsner, Gine/Thomas Gerlinger/Klaus Stegmüller (Hg.): Markt versus Solidarität. Gesundheitspolitik im deregulierten Kapitalismus. Hamburg, 25-41.

Kühn, Hagen (2006): Der Ethikbetrieb in der Medizin. Korrektur oder Schmiermittel der Kommerzialisierung. Berlin, SP I 2006-303.

Kühn, Hagen/Michael Simon (2001): Anpassungsprozesse der Krankenhäuser an die prospektive Finanzierung (Budgets, Fallpauschalen) und ihre Auswirkungen auf die Patientenorientierung. Abschlussbericht. Berlin.

Laaser, Ulrich u. a. (2000): Der Einfluss von Fallpauschalen auf die stationäre Versorgung. In: Pflege, 13. Jg., H. 1, 9-15.

Liebig, Reinhard (2005): Wohlfahrtsverbände im Ökonomisierungsdilemma. Freiburg i. Br.

Manzeschke, Arne (2006): Diakonie und Ökonomie. Die Auswirkungen von DRG und fallpauschaliertem Medizin- und Qualitätsmanagement auf das Handeln in Krankenhäusern. Eine sozialwissenschaftliche Untersuchung und sozialethische Bewertung, Thesen zum Forschungsprojekt »Diakonie und Ökonomie«. Hannover.

Oberender, Peter (2007): Gesundheitswirtschaft im Umbruch. F&W (führen und wirtschaften im Krankenhaus), 24. Jg., H. 6, 650–651.

Rosenbrock, Rolf/Thomas Gerlinger (2006): Gesundheitspolitik. Eine systematische Einführung. 2. vollst. überarb. Aufl., Bern.

Roth, Günter (2007): Dilemmata der Altenpflege. Die Logik eines prekären sozialen Feldes. In: Berliner Journal für Soziologie, 17. Jg., H. 1/07, 77–96.

Volkmann, Ute/Uwe Schimank (2006): Kapitalistische Gesellschaft. Denkfiguren bei Pierre Bourdieu. In: Florian, Michael/Frank Hillebrandt (Hg.): Pierre Bourdieu. Neue Perspektiven für die Soziologie der Wirtschaft. Wiesbaden, 221–242.

Schimank, Uwe/Ute Volkmann (2008): Ökonomisierung der Gesellschaft. In: Maurer, Andreas (Hg): Handbuch der Wirtschaftssoziologie, 382–393.

Schroeter, Klaus R. (2008): Pflege in Figurationen. Ein theoriegeleiteter Zugang zum ›sozialen Feld der Pflege‹. In: Bauer, Ullrich/Andreas Büscher (Hg.): Soziale Ungleichheit und Pflege. Beiträge sozialwissenschaftlich orientierter Pflegeforschung. Wiesbaden, 49–77.

Slotala, Lukas/Ullrich Bauer (2007): Ökonomisierungstendenzen im Gesundheitswesen. Erste Erkenntnisse der Befragung von Pflegekräften im Krankenhaus. In: Heckenhahn, Markus/Charlotte Berendonk (Hg.): Aufbruch unter Vorbehalt. Tagungsband der 11. studentischen Fachtagung der OstiPuG – Fulda 2006. Fulda, 59–76.

Slotala, Lukas/Ullrich Bauer/Kathrin Lottmann (2008): Pflege unter Bedingungen des ökonomischen Wandels. In: Gerhardt, Moritz/Stephan Kolb u. a. (Hg.): Medizin und Gewissen. Im Streit zwischen Markt und Solidarität. Kongressdokumentation Nürnberg 20.–22. Oktober 2006. Frankfurt a. M., 383–396.

Statistisches Bundesamt (2002a): 4. Kurzbericht: Pflegestatistik 1999. Pflege im Rahmen der Pflegeversicherung – Ländervergleich: Ambulante Pflegedienste. Bonn.

Statistisches Bundesamt (2002b): 3. Kurzbericht: Pflegestatistik 1999. Pflege im Rahmen der Pflegeversicherung – Ländervergleich: Pflegeheime. Bonn.

Statistisches Bundesamt (2007a): Pflegestatistik 2005. Pflege im Rahmen der Pflegeversicherung. 3. Bericht: Ländervergleich – Ambulante Pflegedienste. Wiesbaden, 14. März 2007.

Statistisches Bundesamt (2007b): Pflegestatistik 2005. Pflege im Rahmen der Pflegeversicherung. 3. Bericht: Ländervergleich – Pflegeheime. Wiesbaden, 14. März 2007.

Ulshöfer, Gotlind u. a. (Hg.) (2004): Ökonomisierung der Diakonie. Kulturwende im Krankenhaus und bei sozialen Einrichtungen. Haag/Herchen, Frankfurt a. M.

Vogt, Werner (2004): Evidence-based Medicine und Leitlinienmedizin. Feindliche Übernahme durch die Ökonomie oder wissenschaftliche Professionalisierung der Medizin. In: MMW-Fortschritte der Medizin, 146. Jg., H. 1, 11–14.

Marianne Tolar

Computer und Pflege. Eine widersprüchliche Beziehung

1.   Computer und Arbeitspraxis im Krankenhaus

Computer werden heutzutage im Krankenhaus in den unterschiedlichsten Bereichen und zu verschiedenen Zwecken eingesetzt. Sie unterstützen die Diagnose und Therapie und werden nicht zuletzt zur Datensammlung in Form von Dokumentationssystemen (EPR *electronic patient records*) verwendet. Strauss u. a. (1985) beschreiben die Entwicklung des Einsatzes von Technologie im Krankenhaus im Zusammenhang mit dem Ansteigen chronischer Krankheiten. Sie argumentieren: »The diagnosis and treatment of the chronic illnesses have contributed to the widespread use of a great array of drugs, rapidly increasing numbers and types of machinery (clinical laboratory tests are now thoroughly dependent on machinery), and, of course, various surgical and other procedures. ... New occupations are growing up around servicing and utilization of this machinery (bioengineers, safety engineers, respiratory therapists, physiotherapists, radiology technicians), and many of the medical specialties are centrally dependent on its use« (ebd., 3). Im Zuge dieser Entwicklung kommt es also zu einer verstärkten Ausdifferenzierung medizinischer Verfahren, was zu einer Veränderung der Organisationsstrukturen im Krankenhaus führt. Computer als Medien der Dokumentation werden in dem Zusammenhang zunehmend wichtig, einerseits zum Austausch von Patientendaten zwischen den verschiedenen befundenden und behandelnden Institutionen, andererseits zur Sicherstellung einer effizienten Organisation aus der Perspektive des Krankenhausmanagements. Es stellt sich die Frage, was diese Veränderungen für die tägliche Arbeitspraxis des Personals im Krankenhaus bedeuten. So argumentieren Berg u. a. (2003): »As any technology, information technologies affect the contexts in which they are introduced« (ebd., 299). In diesem Sinne ist es für das Verständnis der mit dem Computereinsatz verbundenen Veränderungen notwendig, die Arbeitspraxis der Benutzenden zu untersuchen. Generell kann man sagen, dass Computer Arbeitsroutinen ändern und zwar in einer Weise, die nicht immer geplant und im Vorhinein abschätzbar ist.

Der folgende Artikel untersucht anhand ausgewählter Beispiele, inwiefern Pflege bzw. die Arbeit des Pflegepersonals im Krankenhaus von Veränderungen durch den Einsatz von Computern betroffen ist. Die meisten Computersysteme sind auf die medizinische Behandlung von Patienten ausgelegt, nur wenige unterstützen spezifisch pflegerische Leistungen. Prominente Ausnahmen sind die Pflegedokumentationssysteme, die im pflegerischen Alltag immer wichtiger werden. Dennoch ist auch die Arbeitspraxis des Pflegepersonals nicht nur im Bereich der Dokumentation der eigenen Leistungen durch den Einsatz von Computern geprägt. Während die Pflegetätigkeit oft als besonders interaktiv und emotional, stark erfahrungsgeleitet, intuitiv, unmittelbar und vorwiegend lokal (am Krankenbett) organisiert angesehen wird, macht in der Praxis die Administration und die Organisation von Untersuchungen und Behandlungen einen großen Teil der Arbeit aus. Diese organisatorischen Aufgaben sind wesentlich an den Computer und an das moderne Krankenhaus als komplexe Organisation gebunden. Dabei geht es sowohl um die Regelung der Beziehungen zwischen den verschiedenen Institutionen, die an der Behandlung der Patienten beteiligt sind, als auch die Aktivitäten der Berichtlegung. Pflegearbeit bzw. die Arbeit des Pflegepersonals ist damit nicht auf die Beziehung zwischen Pflegenden und Patienten einzuschränken, sondern sie ist in hohem Maße kooperativ: Zusammengearbeitet wird mit anderem Pflegepersonal (im Schichtbetrieb und mit Hilfspersonal) sowie mit Ärzten und koordinierenden Instanzen, wie der Krankenhausaufnahme, oder mit externen Einheiten, wie der Apotheke, dem Labor und anderen Institutionen, wie Röntgenabteilungen, Blutbanken etc. Dabei kann es, wie Wagner (1995) argumentiert, zum *disembedding* von Informationen kommen, indem an unterschiedlichen Stellen im Krankenhaus Befunde für Patienten erhoben werden, die jeweils nur eine partielle Sicht auf den Patienten oder die Patientin repräsentieren. »A medical diagnosis is usually the result of a pooling of local and distant knowledges (e. g. lab results that have been produced by a distant laboratory technician who herself has never seen the patients whose specimen she is testing and may have no access to their medical histories)« (ebd., 297–298). Die Arbeit des Pflegepersonals vor Ort ist damit eingebunden in ein Netz von Institutionen, die untereinander Daten austauschen. »In a modern hospital, nurses work with a great variety of screen-based or paper-based information. They provide nurses with situationally created documents of action which takes place in locally distant terrains« (ebd., 298).

Gleichzeitig ist die Arbeit des Pflegepersonals wesentlich durch Mobilität und die Bewegung im Raum geprägt. Denn nicht nur Informationen müssen zur richtigen Zeit am richtigen Ort verfügbar sein, auch der Transport von Patienten bzw. deren Blut-, Gewebe- oder sonstige Proben zur jeweils untersuchenden Instanz müssen organisiert werden. Bardram und Bossen (2005) führen das wiederum auf die Entwicklung des modernen Krankenhauses zurück und argumentieren: »A consequence of this specialization of knowledge and techno-logy is the continuous subdivision of hospitals into dedicated departments, which implies a need for moving around between people, things and places in order to accomplish work« (ebd., 132). Damit geht es bei der Arbeit des Pfle-gepersonals wesentlich darum, innerhalb eines Netzwerks von kooperierenden Institutionen die richtige Konfiguration von Personen, Ressourcen und Infor-mationen herzustellen (ebd.).

Computer spielen also auf verschiedenen Ebenen eine zentrale Rolle für die Arbeit des Pflegepersonals. Einige Aspekte möglicher Veränderungen sollen im Folgenden anhand von Fallbeispielen des Einsatzes von Computersystemen aufgezeigt werden. Alle zitierten Beispiele beruhen auf ethnographischen Un-tersuchungen der Arbeitspraxis von pflegerischem Personal. Diese Studien sollen hier zunächst kurz vorgestellt werden, um anschließend genauer nach den Wechselwirkungen zwischen Computereinsatz und pflegerischer Arbeit zu fragen.

Aanestad (2003) schildert die Übertragung von chirurgischen Eingriffen (*minimal-invasive surgery*) über Multimediakanäle an ein Publikum außerhalb des Operationssaals. Das *Setting* ist in diesem Fall auch ohne die zusätzliche Ausrüstung schon stark von technischen Hilfsmitteln geprägt. So operieren die Ärzte auf der Basis des Bildes, das die Kamera aus dem Körperinneren liefert. Weitere Kameras und Mikrophone ermöglichen es nunmehr Personen in einem zweiten entsprechend ausgerüsteten Raum, die Operation mitzuverfolgen. Dazu können auch andere Informationen über den Patienten oder die Patientin wie zum Beispiel Röntgenbefunde angezeigt werden. Außerdem ist die Kommuni-kation zwischen den beiden Orten in beide Richtungen möglich. Eine andere Studie von Balka und Kahnamoui (2004) beschreibt ein System zur automati-sierten Medikamentenausgabe (*automatic drug dispensing system* ADS), das vom zentralen Apothekenmanagement eingeführt wurde. Die speziellen Medi-zinschränke sind auf jeder Station postiert. Sie sind mit einem Touchscreen und einer Tastatur ausgerüstet. Für den Zugriff muss sich das Personal jeweils ein-loggen und persönlich identifizieren. Das System wurde eingeführt, um die Kontrolle über den Bestand an Medikamenten zu verbessern und Medikati-onsfehler zu vermeiden. Um ein kabelloses Rufsystem (*wireless call system*) geht es in einem weiteren Fall, der von Balka und Wagner (2006) analysiert wird. Das System ist einerseits als Telephon zu verwenden, zum Beispiel für Patienten, um Hilfe herbeizuholen, andererseits ist es mit verschiedenen Geräten verbunden, die Alarme auslösen können, wie Infusionen oder elektronisch ausgerüstete Krankenbetten. Jede Pflegeperson erhält ein Handset. Durch das individuali-sierte Rufsystem sollen die Alarme nunmehr an die jeweils zuständige Person gehen und nicht wie bisher für alle hörbar sein. Weitere Fallbeispiele beschäf-tigen sich mit elektronischen Dokumentationssystemen bzw. computerisierten

Patientenakten (vgl. Berg und Goorman 1999, Berg 1999, Fitzpatrick 2000 sowie Cabitza u. a. 2007). Dazu zählen auch computerisierte Systeme für ärztliche Anordnungen (vgl. Ash u. a. 2003) und Pflegedokumentationssysteme (vgl. Bowker/Star 1999).

Die ausgewählten Beispiele beleuchten damit verschiedene Aspekte des Einsatzes von Computern im Krankenhaus und betreffen pflegerische Tätigkeiten in unterschiedlicher Hinsicht. Es geht um die Assistenz bei ärztlicher Tätigkeit im OP, die Ausführung ärztlicher Anweisungen, die Administration von Medikamenten, die Kommunikation unter dem Pflegepersonal und mit Patienten sowie schließlich die Pflegedokumentation.

2. Dimensionen der Wechselwirkung zwischen Computereinsatz und pflegerischer Arbeit

2.1 Aufwand und Nutzen

> Durch die Einführung von Computersystemen entsteht oft zusätzliche Arbeit. Es entstehen neue Aufgaben oder es ändern sich Routinen so, dass es zu einer Umverteilung der Aufgaben und damit zu einer Entlastung der einen auf Kosten einer anderen Berufsgruppe kommt. Zu fragen ist jeweils danach, wer den Nutzen aus der investierten Mehrarbeit zieht.

Anhand des Beispiels der Übertragung von Operationen über Multimediakanäle (vgl. Aanestad 2003) wird deutlich, dass die technische Infrastruktur der Wartung bedarf und jeweils auf ihren Einsatz vorbereitet werden muss. Die installierten Mikrophone und Kameras sowie das Netzwerk zur Übertragung der Daten müssen entsprechend justiert, und ihre Funktionstüchtigkeit muss überprüft werden. »These inherent inscriptions in the technology required changes in the work practice by introducing new work tasks, mostly for nurses and technicians. The nurses had to connect the imaging equipment to the network, turn on the cameras, and ensure adequate positioning of microphones. These tasks became included in the nurses' general preparation work of surgical procedures when a transmission was to take place« (ebd., 9). Damit wurde der Aufgabenkreis insbesondere des Pflegepersonals erweitert, und es kam zu einer intensiveren Zusammenarbeit mit dem technischen Personal, zum Beispiel auch im Rahmen der notwendigen Bild- und Tonkontrollen. In ähnlicher Weise führte auch die Einführung der Handsets im Beispiel des kabellosen Rufsystems zu zusätzlichem Arbeitsaufwand, und zwar durch die notwendigen Prozeduren der

Konfiguration sowie der An- und Abmeldung, die zu Beginn und zum Ende jeder Arbeitsschicht durchzuführen waren (Balka/Wagner 2006).

Das Beispiel der automatisierten Medikamentenausgabe (vgl. Balka/Kahnamoui 2004) führt vor Augen, wie sich Routineprozeduren durch den Einsatz von Computersystemen verändern können und durch die nötige Eingabe von Informationen erheblich aufwändiger werden. Die Medikamente waren in dem neuen System erst nach der Eingabe verschiedener Daten entnehmbar: persönliches Passwort, Daten des Patienten oder der Patientin, benötigte Substanz und Dosis. Kritisch wurden die veränderten Prozeduren vor allem in den Abteilungen, in denen zusätzlich ein Kühlschrank in das System integriert war. Auch dieser konnte erst nach der entsprechenden Dateneingabe geöffnet werden, was dazu führte, dass weder das Pflegepersonal noch die für die Anlieferung zuständigen Mitarbeiter der Apotheke die Einlagerung der zu kühlenden Medikamente übernehmen wollten, und diese also häufig über längere Zeit außerhalb des Kühlschranks gelagert wurden. Zusätzlich erforderte das neue System umfangreichere Berichte. Im Gegensatz zu vorher wurden nun für alle Medikamente – nicht mehr nur für narkotische Substanzen – ausführliche Berichte über Unregelmäßigkeiten (*discrepancy reports*) verlangt. Balka und Kahnamoui (2004) kommen zu dem Schluss: »The failure to situate the ADS technology within its social context (in which nurses lack time, pharmacy was not adequately staffed during the transition to the ADS, and new monitoring procedures were introduced that added demands to both nursing and pharmacy roles) resulted in a situation where the potential of the ADS was, at best, only partially realized« (ebd., 229). Berg (1999) macht darauf aufmerksam, dass man sich die Frage stellen muss, wer von der Einführung einer neuen Technologie profitiert und wer investieren muss, z. B. Zeit in die Dateneingabe. Für ein System der Medikamentenausgabe, ähnlich dem oben beschriebenen, kommt er zu dem Schluss: »Because the nurses spend a bit more time entering the orders, the pharmacy obtains closer control over its stocks. In this case, the benefits of this alignment are routed away, out of the hands of those whose activities enable the emergence of these benefits« (ebd., 393).

In Bezug auf elektronische Dokumentationssysteme weisen Berg und Goorman (1999) auf einen weiteren entscheidenden Faktor hin, der zur Entstehung von Mehrarbeit auf Seiten des Pflegepersonals beiträgt. Viele Daten werden für die sekundäre Nutzung (zu Forschungs- oder Managementzwecken) gebraucht, die Eingabe wird allerdings meist dem Pflegepersonal überlassen. Elektronische Dokumentationssysteme erfordern damit die zusätzliche Eingabe von Daten oder die Eingabe der Daten in einer Form, die nicht den Bedürfnissen der klinischen oder pflegerischen Arbeit entspricht. Berg und Goorman (1999) schließen: »When the goal is to support the secondary utilization of data outside the context of the care process itself, this additional burdening of the actual care providers is highly problematic« (ebd., 58). Zudem beschreiben die Autoren den aufwändigen Prozess der »Übersetzung«, der nötig ist, um die Daten aus ihrer Form, in der sie für die medizinische Praxis nützlich sind, in die zu übersetzen, die für die sekundäre Nutzung geeignet ist bzw. die die Dokumentationssysteme jeweils verlangen. In der täglichen Praxis im Krankenhausalltag kann ein fehlender Wert durchaus aussagekräftig sein, indem zum Beispiel alle Beteiligten wissen, das Fehlen bedeutet, dass die Werte im normalen Bereich liegen. Das erhöht die Lesbarkeit der entsprechenden Dokumente und trägt zu einem besseren Überblick bei: »Given the severe constraints on resident's time … everyone considers it a sign of good practice to be brief where brevity is wise« (ebd., 54). In einem anderen Kontext allerdings können fehlende Werte eine ganz andere Bedeutung haben, nämlich die eines unvollständigen Datensatzes oder nur oberflächlich erhobener Daten. Weiterhin beschreiben Berg und Goorman (1999), dass viele Daten erst in der gemeinsamen Betrachtung Sinn ergeben. Während der Behandlung eines Patienten, also zum Beispiel solange er auf der Station liegt, sind die aufgezeichneten Werte und Daten eher als Teil einer sich entwickelnden Geschichte zu sehen, denn als einzeln zu interpretierende Fakten. Die gleichen Blutdruckwerte können in einem Fall stabilen Blutdruck bedeuten, während sie in einem anderen Fall einen beginnenden Anstieg signalisieren und so zuvor gefasste Hypothesen bestätigen oder widerlegen. Es kommt also zu einer ständigen Reinterpretation der älteren Werte aufgrund neu erhobener Daten: »medical data are tied to the purpose of their generation and they are part of an evolving array of medical data which continually reshapes their meanings« (ebd., 55). Die jeweiligen Interpretationen werden aber in der Dokumentation nicht unbedingt explizit angeführt. Die meisten elektronischen Dokumentationssysteme hingegen folgen einer anderen Logik, die sich der Nutzbarkeit für sekundäre Zwecke verdankt. Die Daten sollen jeweils für sich stehen können. Die Eingebenden, also in der Regel das medizinische oder pflegerische Personal, sind damit an eine Ordnung gebunden, die nicht der ihrer eigenen Arbeit entspricht. »Too often, current electronic record designs implicitly or explicitly make them responsible for the production of standardized, ›transportable‹ data. They have to fill in long, coded forms, to write elaborate explications, and to be, from their viewpoint, overly complete« (ebd., 58). Diese Arbeit der Übersetzung der Daten in einen anderen Kontext wird oft übersehen.

Die Einführung von Computersystemen bedeutet jedoch nicht per se eine Mehrbelastung des Pflegepersonals. Ein Beispiel für Arbeitsersparnis auf Seiten der Pflegenden sind Computersysteme zur Übermittlung von ärztlichen Anweisungen für Labor- und andere Untersuchungen (*computerized physician order entry* CPOE). Ash u. a. (2003) berichten: »Nurses and pharmacists particularly like the improved legibility and the fact that they do not have to perform order entry interpretation and transcription themselves« (ebd., 317). Zudem bieten die meisten Systeme die Möglichkeit, typische Kombinationen von Anforderungen zu bündeln, ohne die immer wieder gleichen Blutwerte beispielsweise einzeln eintippen zu müssen.

2.2   Veränderte (räumliche) Situation

> Computersysteme verändern die räumliche Situation nicht nur durch ihre
> physische Präsenz und ihre Anordnung im Raum, sondern auch durch die
> veränderten Möglichkeiten der Kommunikation und des Zugriffs auf Daten.

Die Installation der Infrastruktur für Übertragungen aus dem Operationssaal
(vgl. Aanestad 2003) hatte erhebliche Auswirkungen auf die Situation vor Ort.
»Several disturbances were introduced, e. g. noise and sound through the audio
lines and a generally ›messy‹ situation with cables on the floor and presence of
technicians in the operating theatre during the operation« (ebd., 9). Diese
Veränderungen führten zu einer allgemein unruhigeren Situation und
schränkten die Möglichkeiten der Bewegung im Raum ein.

Dass Computersysteme die Bewegung im Raum verändern, zeigt sich auch
deutlich am Beispiel des kabellosen Rufsystems (vgl. Balka/Wagner 2006). Zum
einen führte das neue System bei manchen zu Störungen bzw. Irritationen durch
die Handsets, die größer als Mobiltelefone waren und in Umhängetaschen getragen werden sollten. Das war einigen unangenehm, weil dadurch Bauch und
Brüste betont wurden. Zum anderen veränderten sich die Möglichkeiten der
Kontaktaufnahme. Durch die Einführung der Handsets wurde es dem administrativen Personal möglich, Pflegepersonal zu kontaktieren, ohne das Büro zu
verlassen, indem Anrufe direkt weitergeleitet wurden. Dies führte allerdings
dazu, dass Pflegepersonen in ihrer Arbeit – zum Beispiel bei Patienten – öfter
unterbrochen wurden, da keine Rücksicht mehr auf die momentane Beschäftigung genommen werden konnte. Auch der direkte Kontakt unter den Pflegenden
wurde durch die Handsets ermöglicht. So konnten Schwestern nun Hilfe anfordern, ohne vorher zu einem zentralen Ort gehen zu müssen. »This suggests
that reconfiguring connectivity also alters movement in space« (ebd., 234).
Weiterhin ermöglichte das System den Kontakt zu Patienten über die Handsets.
Ein Patient oder eine Patientin konnte über das System die jeweils zuständige
Pflegekraft kontaktieren. Allerdings wurde das in den meisten Fällen vom
Pflegepersonal so beantwortet wie auch bisher üblich, nämlich in dem Sinne,
dass der im System ausgelöste Alarm gelöscht wurde, und statt die Handsets zur
Kommunikation zu nutzen, begaben sich die Schwestern wie bisher lieber direkt
zu den Patienten. Balka und Wagner (2006) kommentieren: »Although we re-

main uncertain about exactly why nurses seldom responded to patient calls via the handsets, we do know that patient contact and visual assessment are important aspects of nursing care, which are not supported as effectively via telephone as they are in person. ... Put simply, space matters, and in some cases, proximity is an important aspect of work and technological substitutes for proximity may not be appropriate« (ebd., 234).

Bardram und Bossen (2005) beschreiben die Veränderungen durch den Wechsel von einem papierbasierten Dokumentationssystem zu elektronischen Patientenakten (*electronic patient records* EPR). Die Daten für einen Patienten oder eine Patientin waren nun jederzeit über das Netzwerk zugänglich, und es musste nicht mehr nach der einen spezifischen Akte gesucht werden. Allerdings waren die Daten nicht in allen Situationen verfügbar, in denen sie benötigt wurden, beispielsweise am Bett eines Patienten oder einer Patientin. Papierdokumente konnte man hingegen leicht überallhin mitnehmen. Bardram und Bossen (2005) schließen daraus: »In its own peculiar way, this immobility of desktop PCs has created yet more mobility because the nurses are oscillating between patients and the desktop PCs in the office, in order to document what they are doing in the EPR« (ebd., 156).

2.3   Neue Akteure und Zuständigkeiten

> Neue Akteure treten mit der Einführung von Computersystemen auf den Plan. Die Entwickler der Systeme müssen bei der Installation entsprechende Einstellungen und Anpassungen vornehmen, bzw. es kommt zu Überarbeitungen und neuem Design nach einer ersten Phase des Einsatzes. Dazu kommt das für den Betrieb, die Wartung und die Problembehebung zuständige technische Personal.

Für das Beispiel des Multimediaeinsatzes im Operationssaal (vgl. Aanestad 2003) wurden die Techniker als neue Interaktionspartner in der Situation der Operation und in der Vorbereitung der Infrastruktur für die Übertragung bereits erwähnt. Beim kabellosen Rufsystem (vgl. Balka/Wagner 2006) waren die Benutzer zum einen bei der Einschulung mit Vertretern des Herstellers und Personal aus der internen Serviceabteilung konfrontiert, die für die Konfiguration des Systems zuständig waren. Zum anderen musste geklärt werden, wer bei technischen Problemen die Verantwortung übernehmen bzw. als Ansprechperson zur Verfügung stehen würde.

Deutlich wird die notwendige Konfrontation mit neuen Akteuren auch im Zusammenhang mit computerisierten Patientenakten. Während papierbasierte

Dokumentationssysteme es dem medizinischen und Pflegepersonal erlauben, neue Formulare selbst zu entwickeln und sie geänderten Bedürfnissen rasch und einfach anzupassen (Fitzpatrick 2000), müssen im Falle von elektronischen Dokumentationssystemen die jeweiligen Entwickler kontaktiert werden, um die Software entsprechend zu verändern.

2.4 Festschreibung oder Konfigurierbarkeit

> Die Einführung von Computersystemen kann dazu verwendet werden, bestimmte Vorgehensweisen durchzusetzen und damit bisherige »inoffizielle« Praktiken zu unterbinden.

Die Einführung des Systems zur automatisierten Medikamentenausgabe (vgl. Balka/Kahnamoui 2004) brachte insbesondere zwei Praktiken ans Licht: Zum einen war es vor der Systemeinführung üblich, dass das Pflegepersonal, wenn die entsprechende Dosis eines Medikaments nicht vorhanden war, das höher dosierte aufteilte, also zum Beispiel Pillen halbierte und die verbliebene Hälfte entgegen der offiziellen Anweisung des Managements nicht entsorgte, sondern aufbewahrte, um sie später noch zu verwenden. Zum anderen wurden in vielen Abteilungen Medikamente, die für die Nachtschicht benötigt wurden, im Vorhinein »gehortet«, sodass sie vorrätig waren, wenn die Apotheke in der Nacht geschlossen war. Beide Praktiken waren nach Einführung des Systems nicht mehr möglich, durch die implementierte strenge Kontrolle über den Inhalt des Medikamentenschranks. Wie wichtig diese Praktiken für eine reibungslose Abwicklung der Arbeit waren, wurde erst im Nachhinein deutlich. Balka und Kahnamoui (2004) schließen: »This type of work is invisible from the linear work design models that were used as the basis of system design in the Tower, and the extent to which such practices were necessary to the smooth performance of nursing care (e. g., insuring the availability of an adequate supply of medications at times the pharmacy was closed) only became evident when they were no longer practiced« (ebd., 229).

Weitere Beispiele für die Festschreibung von offiziellen Praktiken liefert der Fall des kabellosen Rufsystems (vgl. Balka/Wagner 2006). Bei seiner Einführung beharrten die Entwickler darauf, dass das System so konfiguriert werden müsse, dass es die gleichen Funktionen erfülle, wie das zuvor eingesetzte. Was die Entwickler dabei nicht bedachten, war allerdings, dass die tatsächliche Praxis der Verwendung von den offiziellen Beschreibungen des Systems erheblich abwich. Sie gingen davon aus, dass das System vor allem und zunächst eine Sprechverbindung zwischen Patienten und Pflegepersonal herstellen sollte, wobei es in Wirklichkeit im Sinne eines Alarmsystems genutzt wurde, um eine Schwester oder einen Pfleger herbeizurufen. »In spite of the vendor's insistence that the wireless phones were identical to the older nurse call system, staff clearly did not understand in which sense the old and new systems were the same. Staff failed to recognize the supposedly well-known functions from the older system because that system had never been used as the vendor or the IT-department expected it would be« (ebd., 233). Computersysteme können in scheinbar kleinen Details Abläufe verändern oder erzwingen, die bisher etablierte und positiv erlebte Arbeitspraktiken unmöglich machen und so zur Unzufriedenheit beitragen. So forderte das neue Rufsystem von jeder Benutzerin bzw. jedem Benutzer gleich zu Beginn der Schicht eine Angabe darüber, wer in den künftigen Pausen jeweils übernehmen sollte. Zuvor wurde das jeweils ad hoc ausgehandelt. »Hence the wireless handsets in a sense interrupted the ways that staff members were accustomed to interacting with one another« (ebd., 232).

Mitunter wird die Kritik geäußert, Computersysteme führen dazu, dass vorgegebene Strukturen abgearbeitet werden müssen, die Logik bzw. die Entscheidungskompetenz in das System verlegt werde und es damit zu einer Beschränkung der Möglichkeiten des benutzenden Personals und in weiterer Folge zu einem Verlust von Fertigkeiten und Kompetenzen komme. Cabitza u. a. (2007) beschreiben für die Einbeziehung von *clinical pathways* in elektronische Dokumentationssysteme, dass es eine bewusste Designentscheidung ist, welche Abläufe das System zwingend vorschreibt und wie viel Spielraum die Benutzenden haben. Cabitza u. a. unterscheiden drei Modi der Interaktion: Der erste erlaubt den Benutzenden alle Aktionen, das System gibt nur graphische Hinweise; der zweite Modus erlaubt alle Aktionen, erfordert aber für Abweichungen von den vorgegebenen Richtlinien Rechtfertigungen; der dritte Modus schließlich schränkt die Aktionen teilweise ein und begründet diese Einschränkungen (ebd., 46). Die Einschränkungen, die ein System mit sich bringen kann, sind also abhängig von der jeweiligen Realisierung. Insbesondere stellt sich die Frage der Konfigurierbarkeit. Balka und Wagner (2006) beschreiben verschiedene Dimensionen der Konfigurierbarkeit von Computersystemen. Diese Konfigurierbarkeit bezieht sich nicht nur auf die technischen Systeme, sondern wie die Autorinnen argumentieren, »the activity of configuring engages a reciprocal relationship, between the technology that has to be made to work and organisational as well as spatial relations« (ebd., 233).

2.5   Zugang und Kontrolle

> Computersysteme können den Zugang verändern, den Menschen zu be-
> stimmten Situationen haben – sowohl asynchron, zum Beispiel über die
> gesammelten Gesundheitsdaten, die sie einem potentiell größeren Publi-
> kum zugänglich machen, als auch über veränderte Möglichkeiten der Teil-
> nahme an Situationen über sychrone Kommunikationsmedien.

Deutlich wird der veränderte Zugang zu Situationen am Beispiel des Einsatzes von Multimediasystemen im Operationssaal (vgl. Aanestad 2003). Zum einen konnten über die installierten Übertragungskanäle nun Personen die Geschehnisse im OP verfolgen, dabei aber selbst unbemerkt bleiben. Das wiederum führte zu einem Kontrollverlust der direkt Beteiligten über ihre eigene Arbeitssituation. »The presence of cameras and microphones in the operating theatre that were linked to screens and loudspeakers in the external room created uncertainty over surveillance issues. The new technology provided a possibility of ›invisible spectators‹, as technically knowledgeable personnel (and others present in the room) could watch and listen to the activities in the operation theatre without themselves being seen or heard. This new possibility contributed to a shifting of control over the work situation« (ebd., 9). Gelöst wurde das Problem, indem Regeln zur Verwendung des Multimediasystems aufgestellt wurden und unter anderem dem Personal vor Ort ermöglicht wurde, das System selbst ein- und auszuschalten, wobei eine rote Lampe den jeweiligen Status anzeigte, das heißt aufleuchtete, sobald der Operationssaal ›on air‹ war. »The feeling of less control also led to increased efforts to create a shared awareness in the department through organisational measures« (ebd., 13). Geplante Übertragungen und Aufnahmen wurden jeweils am Arbeitsplan vermerkt und in den wöchentlichen Treffen angekündigt. Zum anderen stellten sich Fragen des Persönlichkeitsschutzes von Patienten in diesem *Setting* neu. Auch hier gab es zunächst keine Regelung, wie zum Beispiel mit der Aufnahme und Übertragung nackter Patienten umzugehen ist. Schließlich einigten sich Pflegepersonal und Techniker darauf, die Kamera erst einzuschalten, nachdem der Körper der Patienten bedeckt und nur noch der für den Eingriff relevante Bereich sichtbar war. Großaufnahmen der Gesichtszüge wurden vermieden, Röntgenbilder und andere Befunde wurden vor der Übertragung anonymisiert.

Mit der vermehrten Aufzeichnung von Daten, die auch am Beispiel der automatisierten Medikamentenausgabe (vgl. Balka/Kahnamoui 2004) deutlich wird, und der Möglichkeit des systematischen Zugriffs stellen sich weitere Fragen der Kontrolle eben über diese Daten. Wie bereits beschrieben, kommt der Impuls zur Datenerhebung oft aus einer Managementperspektive und nicht aus der Notwendigkeit der Arbeitspraxis des pflegerischen oder medizinischen Personals. Diejenigen, die die Daten erfassen, sind also nicht unbedingt auch diejenigen, die davon profitieren. Zum fehlenden Nutzen kann dazu noch die fehlende Transparenz der Verwendung von Daten kommen, wenn nicht klar dargelegt wird, aus welchem Grund die jeweiligen Daten aufgezeichnet werden. Schließlich können die Daten auch verwendet werden, um diejenigen zu kontrollieren, die sie produzieren, indem sie die Aktionen Einzelner nachvollziehbar machen. Wie Berg (1999) für alle Systeme der Dokumentation argumentiert: »These same artifacts might also afford a situation of increased, bureaucratic and centralized control: through the very data nurses and doctors painstakingly help produce, a more direct and tight supervision of their work is made possible« (ebd., 396). Allerdings macht der Autor darauf aufmerksam, dass Computersysteme nicht notwendigerweise zu einem Verlust der Kontrolle über die Daten führen müssen, sondern dass sie – im Gegenteil – auch so konzipiert sein können, dass sie diese Kontrolle unterstützen und damit zu einem bewussten Umgang mit der Weitergabe der Daten führen. Er beschreibt das anhand des Beispiels von elektronischen Patientenakten (*electronic patient records* EPR) praktischer Ärzte in den Niederlanden. »EPRs can also be designed so that the decision to whom what type of data are sent becomes a decision of the nurses and doctors themselves. This is no idle fantasy: the EPR of Dutch general practitioners, for example, is construed in exactly this way. They create their own tables and overviews of ›the work done‹; their EPR allows them to decide what data to convey to government and insurance companies, and what issues the negotiations with these third parties will address« (ebd., 396).

2.6   Sichtbarkeit und Abbildung

> Die Tatsache der Abbildung einerseits und die Art der Abbildung in einem Computersystem andererseits spiegeln Hierarchien und Relevanzen wieder. Arbeitsabläufe werden in spezifischer Weise abgebildet und damit sichtbar gemacht. Insbesondere geht es dabei um die Frage, wie die unterschiedlichen Berufsgruppen und die Beziehungen zwischen ihnen dargestellt werden.

Computersysteme unterstützen immer nur bestimmte Arbeitsprozesse, und sie unterstützen diese auf spezifische Art. Es stellt sich also die Frage, auf wessen Initiative die Einführung eines Systems zurückgeht und welche Interessen jeweils dahinter stehen. Diese werden sich in der Auswahl und Art der vom System angebotenen Funktionen wiederfinden. Besonders deutlich wird die Frage der

Abbildung bestimmter Abläufe am Beispiel des Multimediaeinsatzes im Operationssaal (vgl. Aanestad 2003). In diesem Fall ist die Kamera auf den chirurgischen Eingriff gerichtet, sei es in Form des Bildes, das der Arzt oder die Ärztin selbst für die Operation verwendet, oder des Bildes, das die Arbeit der Ärzte aus der Perspektive mehrerer im Raum angebrachter Kameras zeigt. Während ein großer Teil der Arbeit des Pflegepersonals und der Techniker in vorbereitenden Tätigkeiten und unterstützender Arbeit hinter der Kamera passiert, liegt der Fokus des übertragenen Bildes auf dem medizinischen Prozess. Damit wird diese Tätigkeit einem größeren Publikum zugänglich und im direkten Wortsinn »sichtbarer«. In anderer, aber dennoch vergleichbarer Weise werden die in einem System gleichsam implementierten Relevanzen für die sichtbar, die das System verwenden. Zum Beispiel ist im Fall der automatisierten Medikamentenausgabe (vgl. Balka/Kahnamoui 2004) klar, dass das System vom zentralen Apothekenmanagement angeschafft wurde und nach deren Bedürfnissen gestaltet ist. Für das Pflegepersonal auf den Stationen, die das System täglich benutzen, bedeutet das, dass durch die verlangte Form der Berichte und die zu durchlaufenden Prozesse bei jeder Nutzung die Perspektive und die Anforderungen des Apothekenmanagements ins Bewusstsein gerufen werden.

In der Art der Implementierung von Computerunterstützung werden auch Beziehungen zwischen den Berufsgruppen abgebildet. Zum Beispiel argumentiert Berg (1999), dass in der Form der Umsetzung von Bestellsystemen zur Anordnung von Untersuchungen die hierarchische Beziehung zwischen Ärzten und Pflegepersonal zum Ausdruck kommt. Die Ärzte machen ihre Einträge für Anordnungen. »Nurses are performed as those who execute the demands made by someone in a higher hierarchical position. They are not seen to themselves order tests, or change medications, or even to pose such a suggestion. The order form is a one-way communication device, through which doctors instruct, and nurses simply come to know what order to execute next« (ebd., 395). Dabei ist ein alternatives System durchaus denkbar. Das Bestellformular könnte auch für die bidirektionale Kommunikation ausgelegt sein, »in which the subtle, informal reminders and suggestions for ›orders‹ that nurses constantly give doctors ... could be facilitated« (ebd., 396).

Die Abbildung von Prozeduren in einem System bedeutet immer auch eine Legitimierung der jeweiligen Tätigkeiten. Bowker und Star (1999) beschreiben diesen Effekt anhand von Pflegedokumentationssystemen, die auf einem Klassifikationsschema für Pflegetätigkeiten beruhen (NIC *Nursing Intervention Classification*). In diesem Fall ging es explizit um das Sichtbarmachen von pflegerischer Arbeit, das zu einer Professionalisierung des Pflegeberufs beitragen sollte. Eine entscheidende Frage in diesem Zusammenhang ist, welche Tätigkeiten durch die Klassifizierung sichtbar gemacht und welche nicht berücksichtigt werden sollten. Im Sinne der Professionalisierung sollten im Mittelpunkt Aktivitäten der direkten Pflege im engeren Sinn stehen, also der Arbeit an den Patienten selbst. Allerdings würde damit ein großer Teil der Arbeit, die in administrativen Tätigkeiten und in der Organisation von Aktivitäten rund um den Patienten bzw. die Patientin besteht, unsichtbar bleiben. Ein weiteres Problem stellen all die Aspekte der pflegerischen Tätigkeit dar, die sich nicht leicht eingrenzen lassen, wie am Beispiel der in der zweiten Ausgabe der NIC enthaltenen Definition für Humor deutlich wird: »Facilitating the patient to perceive, appreciate, and express what is funny, amusing, or ludicrous in order to establish relationships, relieve tension, release anger, facilitate learning, or cope with painful feelings« (zitiert nach ebd., 236).

3. Zusammenfassung und Diskussion

Wie wir gesehen haben, greift der Computereinsatz massiv in pflegerische Tätigkeiten ein, bzw. in die Tätigkeiten des Pflegepersonals, und zwar nicht nur dann, wenn die Systeme explizit für die Pflege entworfen sind. Anhand der Beispiele von Systemen zur Übertragung von Operationen, zur automatisierten Medikamentenausgabe, zur Unterstützung der Kommunikation sowie von Systemen für die medizinische und pflegerische Dokumentation ist deutlich geworden, wie sich Arbeitsroutinen durch die Einführung von Computern verändern können.

Es entstehen neue Aufgaben, wie die Wartung und das Aufsetzen der technischen Infrastruktur, die räumliche Situation ändert sich durch die neuen Geräte, neue Akteure (z. B. technisches Personal oder die Entwickler der Software) treten als Kooperationspartner auf. Zudem können Computersysteme Arbeitsabläufe mehr oder weniger stark festschreiben und vorgeben, der Zugang zu Situationen bzw. der Zugriff auf Informationen muss neu verhandelt werden, und schließlich machen Computersysteme immer bestimmte Arbeitspraktiken bzw. Arbeitspraxis in spezifischer Weise sichtbar.

Dabei wird auch deutlich, dass sich keine einheitliche Richtung für die Auswirkungen von Computersystemen festmachen lässt. Ob Computersysteme zum Beispiel hauptsächlich einen erhöhten Aufwand bedeuten und wenig Nutzen für das Pflegepersonal bringen, hängt wesentlich von der jeweiligen Umsetzung ab. Insbesondere muss danach gefragt werden, welche Motivation hinter der Einführung eines Systems steht. Viele Systeme sind aus der Perspektive des Managements entworfen und dienen der Erhebung von Daten zur effizienteren Administration. Die Unterstützung der Arbeitspraxis von Pflegepersonal und Ärzten wird damit oft nicht mitbedacht.

Literatur

Aanestad, Margunn (2003): The Camera as an Actor. Design-in-Use of Telemedicine Infrastructure in Surgery. In: Computer Supported Cooperative Work, 12. Jg., 1 – 20.

Ash, Joan S. u. a. (2003): Perceptions of Physician Order Entry. Results of a Cross-Site Qualitative Study. In: Methods of Information in Medicine, 42. Jg., H. 4, 313 – 323.

Balka, Ellen/Nicki Kahnamoui (2004): Technology Trouble? Talk to Us – Findings from an Ethnographic Field Study. In: Proceedings Participatory Design Conference. Toronto, 224 – 234.

Balka, Ellen/Ina Wagner (2006): Making Things Work. Dimensions of Configurability as Appropriation Work. In: Proceedings CSCW. Banff, Alberta, 229 – 238.

Bardram, Jakob E./Claus Bossen (2005): Mobility Work. The Spatial Dimension of Collaboration at a Hospital. In: Computer Supported Cooperative Work, 14. Jg., 131 – 160.

Berg, Marc (1999): Accumulating and Coordinating. Occasions for Information Technologies in Medical Work. In: Computer Supported Cooperative Work, 8. Jg., 373 – 401.

Berg, Marc/Jos Aarts/Johan van der Lei (2003): ICT in Health Care. Sociotechnical Approaches. In: Methods of Information in Medicine, 42. Jg., H. 4, 297 – 301.

Berg, Marc/Els Goorman (1999): The contextual nature of medical information. In: International Journal of Medical Informatics, 56. Jg., 51 – 60.

Bowker, Geoffrey C./Susan Leigh Star (1999): Sorting Things Out. Classification and Its Consequences. Cambridge, Massachussetts.

Cabitza, Federico/Marcello Sarini/Carla Simone (2007): Providing Awareness through Situated Process Maps. The Hospital Care Case. In: Proceedings of GROUP'07, November 4 – 7. Sanibel Island, Florida, 41 – 50.

Fitzpatrick, Geraldine (2000): Understanding the Paper Health Record in Practice. Implications for EHRs. In: Pradhan, Malcolm u. a. (Hg.): CD-ROM Proceedings of HIC'2000 Integration Information for Health Care. Brunswick, Victoria, 323 – 331.

Strauss, Anselm u. a. (1985): Social Organization of Medical Work. Chicago, London.

Wagner, Ina (1995): Hard Times. The Politics of Women's Work in Computerised Environments. In: The European Journal of Women's Studies, 2. Jg., 295 – 314.

Die Autorinnen und Autoren

Sabine Bartholomeyczik, Prof. Dr., Professorin am Institut für Pflegewissenschaft, Fakultät für Medizin der Universität Witten/Herdecke. Forschungsschwerpunkte: Entwicklung der Pflegewissenschaft in Deutschland, Pflege und Arbeitsbedingungen im Krankenhaus, Qualität und Qualitätsinstrumente in der Pflege (v. a. Ernährung, Demenz), Assessmentinstrumente in der Pflege. Publikationen u. a.: mit Mühlum, A./E. Göpel: Sozialarbeitswissenschaft, Pflegewissenschaft, Gesundheitswissenschaft. Freiburg 1997; mit Halek, M./C. Riesner u. a.: Rahmenempfehlungen zum Umgang mit herausforderndem Verhalten bei Menschen mit Demenz in der stationären Altenhilfe. Berlin 2007; mit Halek, M.: Assessmentinstrumente in der Pflege. 2. völlig überarb. Aufl. Hannover 2009.

Barbara Duden, Prof. Dr., Professorin am Institut für Soziologie und Sozialpsychologie – Fach Soziologie der Leibniz Universität Hannover. Forschungsschwerpunkte: Geschichte der Sinne, Analyse der symbolischen Wirkmacht medizinvermittelter Praxis, Körpergeschichte, Geschichte und Sozialanalyse des Geschlechterverhältnisses. Publikationen u. a: Die Gene im Kopf, der Fötus im Bauch. Historisches zum Frauenkörper. Hannover 2002; Per analogiam carnis. Zeitgeschichte diesseits und jenseits der Haut. In: Rehberg, Karl-Siegbert (Hg.): Die Natur der Gesellschaft. Verhandlungen des 33. Kongresses der Deutschen Gesellschaft für Soziologie in Kassel 2006. Frankfurt a. M. 2008, Teil 1, 91–108; mit Silja Samerski: ›Pop-Genes‹. An Investigation of ›the Gene‹ in Popular Parlance. In: Burri, Regula Valérie/Joseph Dumit (Hg.): Biomedicine as Culture. Instrumental Practices, Technoscientific Knowledge, and New Modes of Life. New York 2007, 167–189.

Manfred Hülsken-Giesler, Dr., Wissenschaftlicher Mitarbeiter im Fachgebiet Pflegewissenschaft, Fachbereich Humanwissenschaften der Universität Osnabrück, Forschungsschwerpunkte: Intersubjektivität in der Pflege (sprachliche, körperliche und leibliche Expressionen als Bezugspunkte pflegerischen Handelns), Pflege und Technik, E-Learning in der Pflegebildung, Lehrerbildung in

Gesundheit und Pflege. Publikationen u. a: Der Zugang zum Anderen. Zur theoretischen Rekonstruktion von Professionalisierungsstrategien pflegerischen Handelns im Spannungsfeld von Mimesis und Maschinenlogik. Göttingen 2008; Pflege und Technik. Annäherung an ein spannungsreiches Verhältnis. Zum gegenwärtigen Stand der internationalen Diskussion, Teil 1 und 2. In: Pflege, 20. Jg. (2007), H. 2, 103 – 112 und H. 3, 164 – 169; Die Pflege und die Sprache der Wissenschaft. In: Abt-Zegelin, A./M. W. Schnell (Hg.): Die Sprachen der Pflege. Interdisziplinäre Beiträge aus Pflegewissenschaft, Medizin, Linguistik und Philosophie. Hannover 2006, 79 – 87.

Susanne Kreutzer, Dr., Habilitandin und Lehrbeauftragte im Fachgebiet Pflegewissenschaft, Fachbereich Humanwissenschaften der Universität Osnabrück, Leiterin des von der Robert Bosch Stiftung geförderten Forschungsprojektes »Geschichte der Krankenpflege – Interviews mit Zeitzeuginnen«, Forschungsschwerpunkte: Historische Pflegeforschung, Biographieforschung/Oral History, Historische Anthropologie, Alltagsgeschichte, Geschlechtergeschichte, Zeitgeschichte. Publikationen u. a.: Vom »Liebesdienst« zum modernen Frauenberuf. Die Reform der Krankenpflege nach 1945, Frankfurt a. M., New York 2005; Freude und Last zugleich. Zur Arbeits- und Lebenswelt evangelischer Gemeindeschwestern in Westdeutschland. In: Hähner-Rombach, Sylvelyn (Hg.): Alltag in der Krankenpflege. Geschichte und Gegenwart/Everyday Nursing Life. Past and Present. Stuttgart 2009, 81 – 99; »Before, We Were Always There – Now, Everything Is Separate«. On Nursing Reforms in Western Germany. In: Nursing History Review, 16. Jg. (2008), 180 – 200.

Arne Manzeschke, Dr. habil., Privatdozent, Akademischer Oberrat und Leiter der Arbeitsstelle für Theologische Ethik und Anthropologie der Universität Bayreuth, Forschungsschwerpunkte: Auswirkungen von Ökonomisierungs- und Technisierungsvorgängen auf Individuen und Organisationen, ethische und anthropologische Grundfragen. Publikationen u. a: Der pauschale Patient. Auswirkungen der DRG auf Professionsethos und Versorgungsqualität. Wiesbaden 2010; Ethische Aspekte von AAL. Ein Problemaufriss. In: Tagungsband 2. Deutscher Ambient Assisted Living Kongress, 27./28. 2. 2009, hg. vom VDE und BMBF. Berlin/Offenbach 2009, 201 – 205; Neues Leben, geschenktes Leben. Die religiöse Dimension der Organtransplantation. In: Nehring, Andreas/Joachim Valentin (Hg.): Religious Turns, Turning Religions. Veränderte kulturelle Diskurse, neue religiöse Wissensformen. Stuttgart 2008, 294 – 318.

Karen Nolte, Dr., Wissenschaftliche Assistentin am Institut für Geschichte der Medizin der Julius-Maximilians-Universität Würzburg. Forschungsschwerpunkte: Alltagsgeschichte, Geschlechtergeschichte, Medizingeschichte, Psychiatriegeschichte, Geschichte der Krankenpflege vom 18. bis 20. Jahrhundert. Publikationen u. a.: Gelebte Hysterie. Erfahrung, Eigensinn und psychiatrische Diskurse im Anstaltsalltag um 1900. Frankfurt a. M, New York 2003; Vom Umgang mit Tod und Sterben in der klinischen und häuslichen Krankenpflege des 19. Jahrhunderts. In: Braunschweig, Sabine (Hg.): Pflege – Räume, Macht und Alltag. Beiträge zur Geschichte der Pflege. Zürich 2006, 165 – 74; Telling the Painful Truth. Nurses and Physicians in the Nineteenth Century. In: Nursing History Review, 16. Jg. (2008), 115 – 134.

Hartmut Remmers, Prof. Dr., Professor für das Fachgebiet Pflegewissenschaft, Fachbereich Humanwissenschaften (zurzeit Dekan) der Universität Osnabrück, Forschungsschwerpunkte: Ethik im Gesundheitswesen, Wissenschaftstheorie, theoretische Grundlagen pflegerischen Handelns, Qualifikations- und klinische Pflegeforschung. Publikationen u. a.: Pflegewissenschaft im interdisziplinären Dialog. Eine Forschungsbilanz. Göttingen (Hg., in Vorbereitung); mit Holtgräwe, M./C. Pinkert: Stresses and Strains and the Needs of Breast Cancer Patients in the Phase of Surgical Primary Therapy. In: European Journal of Oncology Nursing (im Druck); Ethische Aspekte der Verteilungsgerechtigkeit gesundheitlicher Versorgungsleistungen. In: Bittlingmayer, H./D. Sahrai/ P.–E. Schnabel (Hg.): Normativität und Public Health. Dimensionen gesundheitlicher Ungleichheit. Wiesbaden 2009, 111 – 133.

Lukas Slotala, Diplom-Pflegewirt (FH), MPH, Doktorand in der Arbeitsgruppe Versorgungsforschung/Pflegewissenschaft, Fakultät für Gesundheitswissenschaften der Universität Bielefeld. Publikationen u. a.: mit Ullrich Bauer: »Das sind bloß manchmal die fünf Minuten, die fehlen.« Pflege zwischen Kostendruck, Gewinninteressen und Qualitätsstandards. In: Pflege & Gesellschaft, 14. Jg. (2009), H. 1, 54 – 66.

Gunnar Stollberg, Prof. Dr., Professor an der Fakultät für Soziologie der Universität Bielefeld. Forschungsschwerpunkte: Globalisierung auf dem Feld der Medizin. Publikationen u. a.: Medizinsoziologie. Bielefeld 2001; mit Tamm, Ingo: Die Binnendifferenzierung in deutschen Krankenhäusern bis zum Ersten Weltkrieg. Stuttgart 2001; mit Frank, Robert: Conceptualising Hybridisation. On the Diffusion of Asian Medical Knowledge to Germany. In: International Sociology, 19. Jg. (2004), 71 – 88; Acupuncture in Western Europe. In: Thieme Almanac 2007. Acupuncture and Chinese Medicine. Stuttgart 2007, 137 – 150.

Marianne Tolar, Dr., Postdoktorandin an der School of Communication der Simon Fraser University in Burnaby, Kanada, Forschungsschwerpunkte: Technik und Gesellschaft (STS *Science and Technology Studies*), Einsatz des Computers zur Unterstützung von Gruppenarbeit (CSCW *computer supported co-operative work*), ethnographische Studien und qualitative Methoden, Publikationen u. a.: Work Practices with Paper-Based and Electronic Documentation Systems. Case Studies in an Oncology Setting, Dissertation am Institut für Gestaltungs- und Wirkungsforschung, Technische Universität Wien, April 2008; mit Schmidt, Kjeld/Ina Wagner: Permutations of Cooperative Work Practices. A Study of Two Oncology Clinics. In: Proceedings of the 2007 International ACM Conference on Supporting Group Work, Sanibel Island, Florida, USA, November 4 – 7, 2007, 1 – 10.